普通高等教育“十三五”规划教材
全国高等医药院校规划教材

输血医学概论

主　　审　贺志安

主　　编　张晨光　卢金海

副 主 编　李建斌　李玉云　钱开诚

编委名单　（按姓氏笔画排序）

于淑红　烟台毓璜顶医院
马　丽　广东医科大学
王　林　湖南医药学院
邓小燕　广州医科大学
卢金海　天津医科大学
吕先萍　郑州大学
刘　湘　湖北中医药大学
闫海润　牡丹江医学院
孙连桃　包头医学院
李玉云　蚌埠医学院
李建斌　河南省红十字血液中心
李　萍　河北北方学院
张绍基　遵义医学院
张晨光　新乡医学院
武其文　皖南医学院
庞桂芝　新乡市中心血站
袁忠海　吉林医药学院
钱开诚　上海市血液中心
黄吉娥　贵州医科大学
黄远帅　西南医科大学
黄青松　新乡医学院
傅琼瑶　海南医学院

秘　　书　马　芳　孙瑞利

科学出版社
北　京

内 容 简 介

本教材共十七章，涉及输血医学的主要领域和内容。本书强调理论与实践有机结合，以“基本知识、基本理论和基本技能”为主线，注重学生创新思维和综合应用能力的培养。全书内容包括红细胞血型系统，白细胞抗原系统，血小板血型系统，血液成分及其代用品的制备和临床应用，自身输血，输血治疗，输血不良反应与输血传播疾病，献血和输血的安全管理，血栓弹力图的临床应用以及输血护理等。各章节有精选的临床典型案例及思考题，概述了输血医学的新进展、新方法。

本书是高等医药院校医学检验技术专业的本科教材，也适用于医疗专业本科生教学，还可作为临床医师、医学检验人员、护士以及血液中心（血站）、输血科（血库）和相关研究人员的专业参考书。

图书在版编目（CIP）数据

输血医学概论 / 张晨光，卢金海主编. —北京：科学出版社，2018.2

普通高等教育“十三五”规划教材 · 全国高等医药院校规划教材

ISBN 978-7-03-055967-8

Ⅰ. ①输… Ⅱ. ①张… ②卢… Ⅲ. ①输血–医学院校–教材 Ⅳ. ①R457.1

中国版本图书馆 CIP 数据核字(2017)第 315391 号

责任编辑：朱 华 / 责任校对：郭瑞芝

责任印制：赵 博 / 封面设计：陈 敬

科 学 出 版 社 出版

北京东黄城根北街 16 号

邮政编码: 100717

http://www. sciencep. com

石家庄继文印刷有限公司 印刷

科学出版社发行 各地新华书店经销

*

2018 年 2 月第 一 版 开本：787×1092 1/16

2018 年 2 月第一次印刷 印张：15

字数：437 000

定价：49.80 元

(如有印装质量问题, 我社负责调换)

前　言

近年来随着医务工作者和社会对输血传播疾病关注度的不断提高，血液安全成为医疗实践中备受关注的重要问题之一并引起社会高度关注。世界卫生组织和国家卫计委也将输血安全问题列为卫生工作重点之一，不断提高输血安全性，降低输血风险成为医疗实践中持之以恒的重点工作，为此，2016年中国国家标准化管理委员会发布标准公告，在“临床医学”下增设“输血医学”二级学科，并在输血医学下设立基础输血学、临床输血学、输血技术学、献血服务学、输血管理学和输血医学其他学科等三级学科，在国家学科标准层面凸显出输血医学的重要性，为其快速发展奠定了基础。

输血医学是由医学领域中的免疫学、分子生物学、遗传学、病毒学、低温生物学、临床医学等学科交叉融合而发展形成的一门新兴学科，围绕安全献血、合理输血进行研究、开发、应用，从而保证临床安全输血和治疗效果。

为适应现代医学科学发展的需要并满足医学临床应用需求，力求新世纪输血医学的教学改革能取得突破性进展，有幸邀请到全国部分从事教学、临床和血站科研工作的具有较高学术造诣和实践经验的专家、教授共同编写了《输血医学概论》教材。本教材涉及输血医学的主要领域及内容，以基本知识、基本理论和基本技能为主线，强调理论与实践的有机结合，适当介绍输血医学的新进展、新方法，每章节适当穿插临床典型案例和思考题，注重学生创新思维和综合应用能力的培养。全书共十七章，涉及红细胞血型系统，白细胞抗原系统，血小板血型系统，血液成分及其代用品的制备和临床应用，自身输血，临床多种疾病的输血治疗（内科输血、外科输血、妇产科输血、儿科输血、移植输血等），输血不良反应与输血传播疾病，献血和输血的安全管理，血栓弹力图的临床应用，以及输血护理等内容。本教材以培养应用型人才为目标，具有重点突出、概念准确、特色鲜明、简明实用等特点，不仅是高等医药院校医学检验技术专业的本科教材，也适用于临床医学及其相关专业本科生教学，还可作为临床医师、检验人员、护士，以及血液中心、输血科和相关研究人员的专业参考书。

虽然在编写和审阅过程中经过反复讨论和集体定稿，因限于编者水平，恐有疏漏或不当之处，敬请各位专家和广大读者拨冗批评指导，以便再版时更臻完善，在此深表感谢。

张晨光　卢金海

2017年12月

电子资源

目　录

第一章 绪 论

输血作为一种特殊的临床治疗手段，已发展成为临床医学中的一门独立学科—输血医学。输血医学是多学科的发展和交叉，它涉及血液学、细胞生物学、免疫学、遗传学、分子生物学、病毒学、临床医学、生物工程学和卫生管理学等学科，并与之相互渗透，运用科学技术手段和管理措施，围绕将合格的血液及血液制剂安全有效地输给患者进行临床救治这一中心，进行研究、开发和应用，极大地降低或防止了输血传播性疾病和输血不良反应发生的风险。

第一节 输血医学的发展史

输血作为临床上重要的治疗手段有百余年的历史，已广泛用于临床各种疾病的抢救中，在手术、外伤、分娩、大面积烧伤、器官移植等方面发挥着不可替代的作用。目前，输血作为一种安全有效的治疗手段，在促进伤口愈合、挽救患者生命，以及加快输血医学发展等方面做出了卓越的贡献。

血液对人生命的维持有着十分重要的作用，但人类对输血知识的认识和深入理解却经历了漫长而曲折的过程，许多前辈为输血学科的发展付出了艰辛的努力和巨大的代价。与发达国家相比，我国的输血医学起步较晚发展相对迟缓，20 世纪 70 年代才有明显的改善。2016 年 7 月中国国家标准化管理委员会将输血医学纳入了临床医学，使之成为与内科、外科、妇产科等并列的二级学科，并在其下设立基础输血学、临床输血学、输血技术学、献血服务学、输血管理学和输血医学其他学科等三级学科，在国家学科标准的层面凸显出输血医学的重要性，为我国输血医学未来的快速发展奠定了基础。

一、国外输血发展史

（一）血液神秘性

人类对输血的认识是从饮血和放血开始的，古罗马时代，斗剑士在竞技场上争相饮食受伤濒临死亡的人的鲜血，想从中获得力量和勇气。1492 年，罗马教皇英诺森八世（Innocent Ⅷ）患中风，群医束手无策，一名医生提出饮用人血来治疗，结果病没治好，3 位年轻人因放血过多白白丧失性命。西方医学之父希波克拉底（Hippocrates）所创建的体液学说统治西方医学实践数千年，把疾病的发生归因于体液的失衡，而恢复平衡的主要手段则是呕吐、发汗、泻下和放血。15 世纪后期，曾认为精神错乱、抑郁、癫狂等病症都是血中“有毒”所致，因而放血疗法一度盛行，一直延续到 16 世纪。直到 1616 年，英国解剖学家威廉·哈维（William Harvey）发现血液在体内密闭管道中循环流动，提出血液循环理论，这一发现启发了人们在血管内注射药物，借助流动的血液把药物带到全身治疗疾病，这就是现在临床常用的输液，为输血治疗奠定了基础。

（二）动物输血疗法

1665 年，英国生理学家理查·罗维尔（Richard Lower）将一条放血后濒临死亡狗的静脉与另一条健康狗的动脉用鹅毛管连接起来，受血狗竟然从濒死状态中恢复过来，这一发现证明了输血能够救命，开创动物输血的先河。1667 年，法国国王路易十四的御医吉·巴蒂斯特·丹尼斯（Jean-Baptiste Denys）用同样的方法，把羊血输给一位有病男孩也取得了成功，随后他又给一位愿意尝试输血的健康人输羊血，仍安然无恙。同年冬天，著名精神病人莫里（Antoine Mauroy）因疯病发作被送至 Denys 医生住处，实施牛血输注治疗，虽然莫里出现了剧烈的免疫反应，但他竟战胜了严重高烧和休克，幸运地活了下来。

Denys 医生奇迹般的治疗结果，在欧洲引起了极大震动，输血疗法一度成为时尚。某些医生甚至认为，通过交换怨偶彼此的血液可以彻底解决婚姻中的不和谐。Denys 医生被公认是第一位施行人类输血治疗的成功者。然而，将动物血液输给人是非常凶险的，死亡难以避免。随后，他将小牛动脉血输给一位梅毒患者却发生了意外，患者出现发热、腰痛、尿色变黑等症状，输血当晚死亡。死者家属以“过失致人死亡”将 Denys 医生告上了法庭，法庭虽未判决 Denys 有罪，但认定输血可危及受血者生命，于是禁止输血，不久，英国和欧洲曾经开展过输血的国家也先后出台了禁止输血的法案。在此后的 150 年间，带有人体实验性质的动物-人类输血被全面禁止。

（三）人与人的输血

1817～1818 年，英国妇产科医生詹姆士·布朗德尔博士（James Blundell）经常见到产妇失血死亡，因而想到输血挽救患者生命，结合此前动物输血的成功经历，他开始将健康人的血液输给大出血而濒临死亡的产妇，一共治疗了 11 例，其中 5 人因输血成功救治。当时，在不知道人类血型存在差异的情况下，Blundell 给大出血患者实施输血治疗，当然也不知道输血反应是患者致死的原因。尽管如此，1818 年 12 月他在伦敦内科学会上所做的输血报告还是引起了医学界的轰动，激起医学界对输血的兴趣，输血疗法再次兴起，但批评和反对并存。波兰医生基塞留斯（G. Gesellius）在统计此前数十年的输血记录时发现，44%的濒临死亡患者因输血而获救，这一结果使支持输血的声音在医学界占据了上风。此后，Blundell 又改进输血器材，利用重力来做输血时的推动力，首创重力输血器，这种输血方法一直沿用了 100 多年。Blundell 开创了直接输血法，并作为先驱者把人血成功输给人而载入史册。1867 年，英国外科医生约瑟夫·李斯特（Joseph Lister）采用消毒法对输血器具进行消毒，并在手术中应用无菌操作，进一步推动了输血医学的发展。

1908 年，兰伯特博士（Adrian V.S. Lambert）女儿出生后不久出现原因不明的口鼻持续渗血，无法止血，绝望的 Lambert 想到了洛克菲勒医学研究中心的卡雷尔博士（Alexis Carrel）正从事血管吻合术研究，于是他自己充当供血者，邀请 Carrel 把自己左手的桡动脉和婴儿身上唯一可利用的腘静脉吻合在一起，手术成功，婴儿获救，Carrel 也迅速成名，血管吻合术在输血疗法中被竞相模仿。Carrel 因血管吻合术于 1912 年获诺贝尔生理学奖。1840 年，英国塞缪尔·阿姆斯壮·莱恩医生在 Blundell 医生的帮助下，首次成功地用全血输血治疗血友病。

（四）血型的发现

在欧洲、北美，人们在为 Carrel 博士所取得的成就欢呼时，一项对输血疗法具有革命性贡献的科学研究已经完成。1900 年，奥地利维也纳年轻的病理学家兰德斯坦纳（Karl Landsteiner）首次发现人类红细胞上有 A、B、O 三种血型，这一划时代的发现，为以后按血型输血、避免不同血型输血引起的致死性输血反应、保证输血安全提供了理论指导。为此，Landsteiner 于 1930 年获得了诺贝尔生理学奖，并享有“血型之父”的美誉。两年后，他的两名学生又在红细胞上发现了 AB 血型。在红细胞 ABO 血型系统的基础上，1927 年，Landsteiner 与菲利普·列文共同发现血液中的 M、N 和 P 因子，较好地解释了多次输血发生的溶血反应和妇产科中的新生儿溶血病（hemolytic disease of newborn，HDN），同时也促进了 MNS 血型系统的发展。1939～1940 年，Landsteiner 和亚历克斯·威纳（Alex Weiner）、菲利普·莱文以及 R.E.斯泰森（R. E. Stetson）共同发现了 Rh 血型系统。随后，又陆续在红细胞上发现了 Duffy、Kidd 等血型系统。Landsteiner 在人类血型上的杰出研究成果，不仅为安全输血和治疗 HDN 提供了科学的理论基础，而且对免疫学、遗传学、法医

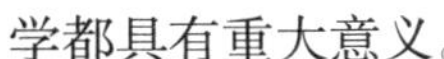

学都具有重大意义。

（五）血液成分的发展历程

1. 血液的抗凝贮存与初步分离　1907 年，Hektoen 建议通过献血者和受血者之间的交叉配血提高输血安全性，随后奥藤伯格博士（Reuben Otternberg）首次使用血型和交叉配血试验，还观察到血型的孟德尔遗传规律，并认识到 O 型血的通用性。此后，Otternberg 的同事卢因森博士（Richard Lewisohn）开始向血液凝固发起了进攻，并在 1915 年发现 0.2%的枸橼酸（柠檬酸）既可以防止血液凝固又对人体无害，同时还证明添加抗凝剂的血液可以进行冷藏储存。1914 年，比利时人于斯坦（Hustin）也发现枸橼酸盐有抗凝作用，并首次提出将枸橼酸盐与葡萄糖混合方便稀释血液。1926 年，英国红十字会开创了世界上最早的人类输血服务。

1940 年，哈佛医学院生化专家 Edwin Cohn 设计了一种酒精低温分馏法，血浆被加工成各种成分和制品。1941 年，美国费城外科医生 Isodor Ravdin 发现，白蛋白被注射到血管后能够吸收周围组织中的液体，从而防止血管破坏，此后，白蛋白被用于治疗休克。直到 1943 年第二次世界大战时，Loutit 和 Mollison 共同研制出枸橼酸-枸橼酸盐-葡萄糖（acid-citrate-dextrose，ACD）抗凝保存液，使离体血液保存时间延长到 21 天，才使得人源性大批量输血工作得以顺利迅速开展。这些发现解决了血液离体后的抗凝固和保存问题，为血液储存和血库建立奠定了基础。1947 年，美国成立了美国血库协会（American Association of Blood Bank，AABB）。1950 年，Audrey Smith 应用甘油冷冻保护剂成功将红细胞冻结，同年 Carl Walter、W. P. Murphy 和 Jr.共同采用塑料袋采集血液。

2. 血液成分的制备与筛查　为解决血液的贮存和运输问题，方便急救随时应用，人类不断探索血液红细胞、血浆、血小板等成分的分离方法和技术，为此后成分输血治疗奠定了基础。1952 年，Adams 等试用血浆置换术治疗高黏滞血症，第一台初级血细胞分离机问世；1959 年，Gibson 首先提出成分输血，直到 20 世纪 60 年代末，成分输血才真正发展起来。1964 年，血浆单采法作为一种分馏采浆法被采用。1965 年，美国研制出第一台连续流动离心式血细胞分离机。1967 年，Rh 免疫球蛋白在商业上用来预防新生儿溶血病。1969 年，S. Murphy 和 F. Gardner 论证了室温储存血小板的可行性，使血小板输血疗法有了较大进展。20 世纪 70 年代中期，人类真正进入了成分输血新时代。

1971 年，美国开始进行献血员的乙肝表面抗原（HBsAg）检测。1972 年，开始单采血液中的某种细胞成分，并将血液的其余部分回输献血员体内。1985 年，最早在全美血库开始实施 HIV 病毒的血液筛查。1987 年，用于间接证明丙肝病毒存在的筛查试验乙肝核心抗体（anti-HBc）和丙氨酸氨基转移酶（alanine aminotransferase，ALT）开始检测。1989 年，美国开始检测人类 T 淋巴细胞病毒 1 型抗体（anti-HTLV-1）。1990 年，开始了丙肝病毒的特效检测。1992 年，献血者开始实施 HIV-1 和 HIV-2 抗体检测。1999 年，血液制造业开始使用核酸检测技术。

二、中国输血发展历程

（一）血库血站初建

1938 年，白求恩在五台县松岩口军区后方医院第一次开展输血技术培训。1939 年，在灵丘县杨家庄医院组织建立一支自愿义务献血队，以保证手术用血。1944 年，为适应抗日战争救治需要，在昆明建立了第一个独立血库，易见龙教授任主任。1947 年，南京原中央医院组建了血库，罗伯特林先生任主任，开始在冷藏箱内保存全血。随后，南京、上海大型医院也相继组建了血库。1952 年，在著名外科医生沈克非教授的领导下，国内众多著名专家和优秀科技工作者组建了一个大型中心血库，发动无偿献血，制定献血员健康标准和血液质量标准。1957 年，著名血液学家邓家栋教授在天津成立了军事医学科学输血研究所。1958 年，中国医学科学院成立了第一个血站。1960 年以后，南京、北京、武汉、西安等血站相继成立。

（二）输血研究逐渐规范

1965 年，成都成立了国家独立的输血医学专业研究机构——中国医学科学院输血研究所，肖星甫教授任所长，从事血型学、输血传染病学、血液制剂和血液代用品、输血器材与新技术学、血液保存学、成分输血学等输血相关学科的研究，并负责培养输血医学专业硕士、博士，承担在职中高级科技人员的教育与培训。1988 年，上海血液中心被中国卫生部和世界卫生组织（WHO）定为“世界卫生组织输血服务发展和研究合作中心”，在引进国外先进的血液质量管理、输血管理经验和组织人才培养等方面发挥着重要作用。1980～1990 年，上海、北京等城市也相继建立了区域性输血研究所，在发动无偿献血、提高临床输血技术水平、制定输血相关标准、保障输血安全和临床输血服务，以及培养人才和推动我国输血医学发展等方面做出了重大贡献。1990 年，中国输血协会成立，随后组建了地方输血协会，在组织国内外输血学术交流、协助政府起草输血法规、培养人才、发动无偿献血、推动输血教育与编写教材等方面均做了大量工作。1991 年，中国医学科学院输血研究所建立了 HLA 参比实验室及 HLA 定型供者计算机检索库。1996 年，中国医学科学院建立了输血系统艾滋病确认实验室。1998 年 10 月正式颁布了《中华人民共和国献血法》，1999 年卫生部颁布了《医疗机构临床用血管理办法（试行）》和 2000 年印发了《临床输血技术规范》，标明我国献血输血事业走上了法制化、规范化、标准化轨道。

第二节 输血医学的主要领域

输血作为一种特殊的临床治疗手段，在现代医疗实践发展中发挥着重要作用，其学科研究领域涉及基础输血、临床输血、输血技术、献血服务、输血管理等。随着输血基础研究的不断深入和临床输血实践经验的不断积累，临床对输血指征的掌控也更加严格和规范，输血不良反应及其并发症也越来越少。

一、基础研究

人类红细胞 ABO 血型的发现是现代输血的开端，开启了输血医学的大门，确立了输血在临床治疗上的地位。人类血型极其复杂，除红细胞 ABO 血型外，还有 Rh、MNS、Lewis、Duffy、Kell 等 30 多个红细胞血型系统，以及人类白细胞抗原系统、血小板血型系统和血清蛋白型，这些血型系统抗原均可诱发机体产生抗体，导致临床输血不良反应的发生。随着医学科学的进步，输血医学的研究方法也从原来的血型血清学发展到应用分子生物学，从细胞血清水平发展到基因分子水平，阐述人类血型在输血免疫学中的病理生理过程，其理论与技术已广泛应用于移植医学、法医学、亲子鉴定和血型遗传学等领域。

二、临床输血

随着现代输血事业的迅速发展，血型学、血液免疫学和病毒学等研究的深入，传统输血的观念和手段发生了根本变革，输血医学作为一门独立的医学科学已进入成分输血时代，血液成分为急诊抢救、临床治疗等提供了有力的保证。成分输血不但使宝贵的血液资源得到充分利用，达到“一血多用”的目的，而且提高了输血疗效和安全性，其先进性、科学性和合理性目前普遍得到认可，是输血史上的创造性革命。临床输血相关科室严格掌握输血适应证，实现了合理成分输血，按“缺什么补什么”原则，可不输的血坚决不输，避免了血液滥用，使成分输血治疗更加科学化，降低了输血不良反应和输血传播疾病的风险。

三、输 血 技 术

随着人类血型和输血医学研究的不断深入，分子生物学和分子免疫学方法已广泛应用于输血医学的研究和实践中，各种自动化的仪器设备和高新技术也不断地向输血领域渗透，使血液及其成分制剂更加安全。例如，红细胞血型基因分型、HLA 分型、血小板基因分型和病毒检测等技术的应用，血液中心（或中心血站）更安全地为临床提供相配合的血液成分；各种晶体液和人工合成的胶体液代替血浆维持血容量；白细胞滤器、辐照仪、血液单采机、自体血回输机等的使用提高了输血疗效，保证了输血安全。尤其近年来，随着基因工程和细胞工程药物的出现，多种重组细胞因子（如白细胞介素、促红细胞生成素等）和造血干细胞（如骨髓干细胞、脐带血干细胞等）应用于临床治疗，使输血医学基础研究和临床应用有了更为广阔的拓展空间。

（张晨光）

本 章 小 结

历经漫长的发展过程，输血医学已发展成为临床医学中的一门独立学科，包括基础输血学、临床输血学、输血技术学、献血服务学、输血管理学和输血医学其他学科。它涉及免疫血液学、输血安全、成分输血和输血质量管理等研究领域，与血液学、免疫学、遗传学、分子生物学、病毒学、生物工程学等多学科相互交叉和渗透，围绕将合格血液及其制剂安全有效地输给患者这一中心，进行研究、开发和应用，有效地降低或防止了输血传播性疾病及输血不良反应。目前，血液代用品的研发、输血新技术的应用和输血安全管理等均面临着新的挑战，血液预警系统的实施保证了临床输血的规范化管理。

第二章 红细胞血型系统

20 世纪初，Landsteiner 首先发现红细胞 ABO 血型系统，人类才开始了解血型、认识血型，随后新的红细胞血型不断被发现，人类逐渐揭开了血型的奥秘。随着输血新技术的不断涌现，人类血型遗传学、免疫血液学等相关学科也得到进一步发展，输血前沿研究成果逐步被应用和推广，同时也促进和推动了输血医学的发展，使输血成为安全性较高的临床治疗手段。

第一节 概 述

人类红细胞血型系统极为复杂，迄今已确认红细胞血型系统 36 个，如 ABO、Rh、MNS、P1PK、Kell、Lewis、Duffy、Kidd、Diego 等，国际输血协会也对其进行了规范分类和命名。红细胞血型系统中，ABO 和 Rh 血型系统最为重要，与临床输血密切。红细胞血型的发现使人类真正认识了红细胞免疫学反应，对临床避免溶血性输血反应（hemolytic transfusion reaction，HTR）具有非常重要的意义。

一、红细胞血型分类和命名

（一）血型抗原分类

人类红细胞血型分类方法主要有三种，即传统分类、器官和组织血型分类及国际输血协会（international society of blood transfusion，ISBT）分类。

1. 传统分类 传统分类是以简单的方式记述，如 ABO 血型的 A 抗原、B 抗原。

2. 器官组织血型分类 根据生化性质可将人红细胞血型抗原分为糖分子和多肽两类。糖分子抗原主要分布在红细胞、血管内皮细胞、初级感觉神经和呼吸系统上皮细胞上，以及除脑脊液外的各种体液和分泌液中，因此称之为组织血型；多肽抗原绝大多数只分布在人体红细胞或骨髓造血干细胞（hemopoietic stem cell，HSC）来源的血细胞膜上，因此称之为器官血型。与组织血型抗原结构类似的多糖物质，也广泛存在于自然界各种细菌、真菌、植物和动物细胞表面，而器官血型抗原及其类似物只存在于少数高级哺乳动物的细胞表面。

3. ISBT 分类 根据红细胞血型抗原的生化特性、遗传学特性、血清学表现等特点进行分类，将人类红细胞血型分为血型系统、血型集合、高频抗原组和低频抗原组。

（1）血型系统：一系列等位基因的产物，由单一基因位点或多个紧密连锁基因位点上的等位基因编码的一个或多个抗原组成。血型系统基因独立遗传，如 *ABO* 与 *MN* 血型基因独立遗传，基因编码产生的抗原分属于不同的血型系统，而 *MN* 与 *Ss* 是紧密连锁的等位基因，基因编码产生的抗原是一个血型系统。控制两种抗原的等位基因可以在不同染色体上，也可以在同一染色体上，但基因位点不同，遗传时可自由组合，即独立遗传。例如，Rh 血型抗原在 ABO 血型 A、B、O 和 AB 型个体间的分布频率是相同的，说明这 ABO、Rh 血型抗原独立遗传，属于两个血型系统。红细胞血型系统的具体特征见表 2-1。

表 2-1　红细胞血型系统

系统名称	ISBT 编号	ISBT 符号	抗原数目	基因座位	染色体位置	CD 编号
ABO	001	ABO	4	*ABO*	9q34.2	
MNS	002	MNS	46	*GYPA*、*GYPB*、*GYPE*	4q31.21	CD235
P1PK	003	P1PK	3	*A4GALT*	22q13.2	CD77（P^k）
Rh	004	RH	54	*RHD*，*RHCE*	1p36.11	CD240
Lutheran	005	LU	22	*LU*，*BCAM*	19q13.32	CD239
Kell	006	KEL	35	*KEL*	7q34	CD238
Lewis	007	LE	6	*FUT3*	19p13.3	
Duffy	008	FY	5	*FY*，*DARC*	1q23.2	CD234
Kidd	009	JK	3	*JK*，*SLC14A1*	18q12.3	
Diego	010	DI	22	*DI*，*SLC4A1*	17q21.31	CD233
Yt	011	YT	2	*YT*，*ACHE*	7q22.1	
Xg	012	XG	2	*XG*	Xp22.33	CD99
Scianna	013	SC	7	*SC*，*ERMAP*	1p34.2	
Dombrock	014	DO	10	*DO*，*ART4*	12p12.3	CD297
Colton	015	CO	4	*CO*，*AQP1*	7p14.3	
Landsteiner-Wiener	016	LW	3	*LW*，*ICAM4*	19p13.2	CD242
Chido/Rodgers	017	CH/RG	9	*CH/RG*、*C4A*、*C4B*	6p21.3	
H	018	H	1	*FUT1*	19q13.33	CD173
Kx	019	XK	1	*XK*	Xp21.1	
Gerbich	020	GE	11	*GYPC*	2q14.3	CD236
Cromer	021	CROM	18	*CROM*，*CD55*	1q32.2	CD55
Knops	022	KN	9	*KN*，*CR1*	1q32.2	CD35
Indian	023	IN	4	*IN*，*CD44*	11p13	CD44
Ok	024	OK	1	*OK*，*BSG*	19p13.3	CD147
Raph	025	RAPH	1	*RAPH*，*CD151*	11p15.5	CD151
John Milton Hagen	026	JMH	6	*JMH*，*SEMA7A*	15q24.1	CD108
I	027	I	1	*GCNT2*	6p24.2	
Globoside	028	GLOB	2	*B3GALT3*	3q26.1	
Gill	029	GIL	1	*GIL*，*AQP3*	9p13.3	
Rh-associated glycoprotein	030	RHAG	4	*RHAG*	6p21.3	CD241
Forssman	031	FORS	1	*GBGT1*	9q34.2	
JR	032	JR	1	*JR*，*ABCG2*	4q22.1	CDw338
LAN	033	LAN	1	*LAN*，*ABCB6*	2q36	
Vel	034	VEL	2	*SMIM1*	1p36.32	
CD59	035	CD59	1	*CD59*	11p13	CD59
Augustine	036	AUG	1	*SLC29A1*	6p21.1	
T/Tn*			2	*C1GALT1*，*C1GALT1C1*	7p14-p13	

*ISBT 未命名的血型系统

（2）血型集合：在血清学、生物化学、遗传学特征方面具有相关性，但达不到血型系统命名标准，归为血型集合，如 Cost、Ii、Er 等。

（3）高频抗原和低频抗原：不能归为血型系统和血型集合的抗原，按其在人群中的分布频率进行归类，发生频率大于99%者为高频抗原，小于1%者为低频抗原。

（二）血型抗原命名

1. 传统命名

（1）大写英文字母：红细胞血型被发现时，血型和抗原数量较少，用单个字母表示血型抗原，如ABO血型抗原用A、B表示，MNS血型抗原用M、N、S等表示。

（2）发现者姓氏：Rh血型抗原最初命名为LW抗原，主要是纪念发现者Landsteiner和Wiener。

（3）患者姓氏：首次在患者血清中发现了抗体，用患者姓氏进行血型命名。例如，一名男婴发生了HDN，在其母亲血清中发现了Kidd血型抗体，开始了Kidd血型抗原命名。Kidd血型Jk^a、Jk^b、JK3等抗原，Lewis血型Le^a、Le^b等抗原，Duffy血型Fy^a、Fy^b、Fy3等抗原也是通过这种方式进行命名的。

（4）对偶抗原：起初，采用不同字母表示等位基因编码的对偶抗原，如A和B、M和N等；以后又用同一字母的大小写表示对偶抗原，如S和s、K和k等。随着新发现血型及其抗原的增多，可用的字母越来越少，又采用字母和上标a、b等来表示对偶抗原，如Fy^a和Fy^b、Jk^a和Jk^b、Le^a和Le^b等，甚至采用字母和（或）数字来表示抗原，如Duffy血型Fy^a、Fy^b、Fy3、Fy4、Fy5等。

2. ISBT命名 1996年，ISBT血型命名委员会确定了红细胞基因、基因型、血型抗原和表型的命名方法。

（1）血型基因和基因型：基因和基因型用斜体大写字母和数字表示，大写字母表示血型系统，数字表示基因所编码的抗原，如Lu^a基因可写成*LU* 1或*LU**1，Lu^a/Lu^b基因型可写成*LU* 1/2或*LU**1/2。

（2）血型抗原：①6位数字方式：前3位数字表示某一血型系统（001～036）、血型集合（205～212）或血型系列（700低频抗原，901高频抗原），后3位数字表示抗原的特异性。例如，001001、001002、001003分别表示ABO血型系统的A、B、AB抗原。②字母/数字方式：血型系统符号用2～5个大写字母表示，血型抗原用字母加数值表示，如Rh血型系统D抗原（RH1），Kell血型系统K抗原（KEL1）、k抗原（KEL2）。

（3）血型表型：在血型系统符号后加一个冒号，再一一列出表示抗原特性的数字，各抗原编码号用逗号隔开，抗原阴性（缺失的）则在该抗原编号前加一个减号（“–”），如Lu（a–b+）表示为LU：–1，2。

二、红细胞血型抗原与抗体

（一）血型抗原

红细胞血型抗原为一组表达在人红细胞表面呈立体排列的化学基团，根据其生化性质可分为糖分子抗原和多肽分子抗原。ABO、H、Lewis、P1PK、I等红细胞血型系统为糖分子抗原，并且这些抗原结构和分布存在着相关性，其抗原决定簇（又称表位）位于同一条糖链分子中的不同部位；Rh、Kell、Kidd、Duffy等红细胞血型系统为多肽抗原，抗原分子为蛋白质、糖蛋白或脂蛋白（见图2-1）。人出生时，抗原决定簇为多肽的红细胞膜血型抗原已发育成熟，而抗原决定簇为糖分子的血型抗原则在出生后逐渐发育成熟。

（二）血型抗体

血型抗体是免疫球蛋白（immunoglobulin，Ig）的一部分，根据Ig重链C区抗原性差异可将重链分为γ、μ、α、δ和ε 5种，对应的Ig为IgG、IgM、IgA、IgD和IgE 5类，其中IgG、IgM抗体与临床输血密切关联。根据抗体特性和产生原因的不同，可将红细胞血型抗体进行分类（表2-2）。

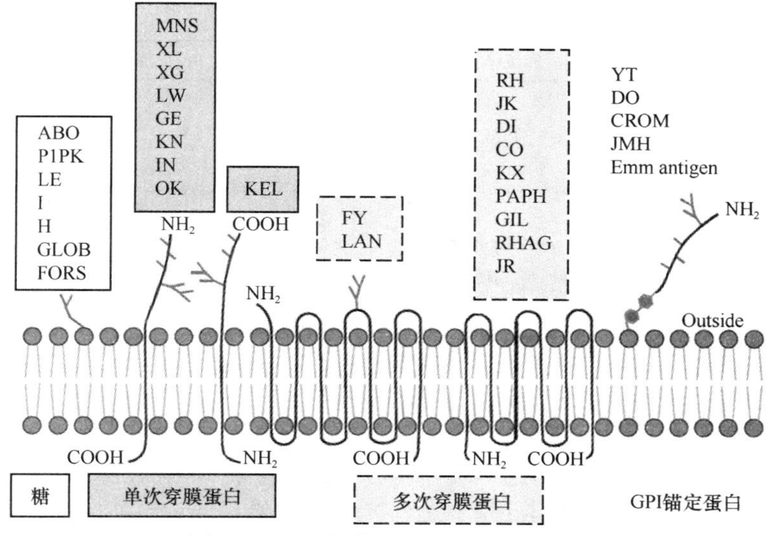

图 2-1　红细胞膜上的血型抗原模式图

表 2-2　红细胞血型抗体的分类和差异性比较

种类	类型	产生原因	抗体举例
天然抗体	IgM、IgG	自然产生	抗-A、抗-B、抗-AB 和自身冷抗体抗-I 等
免疫抗体	IgM、IgG	免疫产生	Rh、Kidd、Kell、MNS 等血型抗体，如 IgG 型抗-D、抗-Jk^a、抗-K 等，IgM 型抗-M、抗-P 等
完全抗体	IgM	自然产生和免疫产生	抗-A、抗-B、抗-I 和抗-M、抗-P 等
不完全抗体	IgG	免疫产生	抗-D、抗-E、抗-Ce、抗-N、抗-Jk^a、抗-K 等
规则抗体	IgM、IgG	自然产生 ABO 抗体	抗-A、抗-B、抗-AB
不规则抗体	IgM、IgG	ABO 血型以外的抗体	抗-M、抗-P、抗-D、抗-cE、抗-Jk^a、抗-K 等
同种抗体	IgM、IgG	免疫产生	抗-M、抗-P、抗-D、抗-cE、抗-Jk^a、抗-K 等
自身抗体	IgM、IgG	针对自身抗原产生	红细胞抗体

1. 天然抗体与免疫抗体　机体未出现明显的免疫学反应，血清中却存在缺乏相应抗原的抗体，为“天然抗体”，如 ABO 血型系统抗-A、抗-B。“天然抗体”可能是人体遭受到与红细胞血型抗原类似物质刺激产生的，如自然界中微生物、花粉、粉尘，或者接种的疫苗等，通过隐性刺激机体产生了血型抗体，多以 IgM 为主，主要存在于 ABO、MNS、P1PK 等血型系统中。免疫抗体是机体经输血、妊娠、移植等特定抗原免疫刺激后产生的抗体，主要为 IgG 抗体，常见于 Rh、MNS、Kell、Duffy、Kidd 等血型系统中。两种抗体的主要区别见表 2-3。

表 2-3　天然抗体和免疫性抗体的差异

特性	天然抗体（IgM）	免疫性抗体（IgG）
血型系统	ABO	Rh、MNS、Kell、Kidd、Duffy 等
相对分子质量	90 万（五聚体）	15 万（单体）
抗原刺激	无察觉	有察觉（如妊娠、输血反应等产生抗体）
亚类	IgM1、IgM2	IgG1、IgG2、IgG3、IgG4
能否通过胎盘	不能	能
耐热性（70℃）	不稳定	稳定
被 2-Me 或 DDT 破坏	能	不能

续表

特性	天然抗体（IgM）	免疫性抗体（IgG）
被血型物质中和	能	不能
与红细胞反应的温度	4～25℃	37℃
与红细胞反应情况	盐水中凝集	盐水中不凝集；酶、抗人球蛋白等介质中凝集

2. 完全抗体与不完全抗体 在电解质和（或）其他因素参与下，与抗原结合后能出现凝集、沉淀、补体结合等肉眼可见的反应，称为完全抗体，如红细胞血型系统 IgM 抗体。在盐水介质中，能与红细胞结合并致敏在其表面，但不能出现肉眼所见的凝集反应，需要通过抗人球蛋白、酶等介质增强反应的敏感性，此种抗体为不完全抗体，主要是 IgG 抗体。

3. 规则抗体与不规则抗体 红细胞表面存在某种抗原，血液中规律性地存在着缺乏相应抗原的抗体，此种符合 Landsteiner 规则的抗体称为规则抗体，如 ABO 血型中的 A 型个体血液中存在着抗-B，B 型个体血液中存在着抗-A。凡是不符合 Landsteiner 规则的血型抗体，也就是 ABO 血型系统以外的抗体，称为不规则抗体（又称意外抗体），主要是通过输血、妊娠等免疫刺激产生，多为 IgG、IgM 抗体。ABO 亚型、变异型等个体机体也可产生不规则抗-A_1、抗-B 等抗体。

4. 自身抗体与同种抗体 针对自身抗原产生的抗体，或者是外来抗原与机体内某些成分结合后诱导机体产生的抗体，称为自身抗体，可引起自身免疫性疾病。自身免疫性溶血性贫血（autoimmune hemolytic anemia，AIHA）患者体内产生的自身抗体，可以破坏自身红细胞和输入的红细胞，此类患者应尽可能避免输血治疗。同种抗体是指同种属、不同个体之间因抗原刺激产生的抗体，如 Rh 阴性个体怀上 Rh 阳性胎儿，或者输注了 Rh 阳性血液，因免疫反应产生的抗-D 即属此类。

5. 外源凝集素 某些植物含有抗体样物质，能与人红细胞发生凝集反应，称为植物血凝素，又称为外源性凝集素（lectin），如双花扁豆含有抗-A_1 特异性凝集素，欧洲荆豆含抗-H 特异性凝集素，禾豆含有抗-M 特异性凝集素，加纳豆科籽含有抗-B 特异性凝集素，葡萄蜗牛的蛋白腺体内含有抗-A 特异性凝集素。凝集素物质为糖蛋白，比血清抗体分子量小，比较耐高温，性质稳定，与抗原反应时间较短，可用于红细胞血型抗原鉴定。

（傅琼瑶）

第二节　ABO 血型系统

ABO 血型系统是人类发现的第一个红细胞血型系统，也是临床上最重要的血型系统之一，因 ABO 血型不合的输血或妊娠可以引起 HTR 和 HDN。

一、ABO 血型遗传

ABO 血型基因位于人类第 9 号染色体（9q34.2）上，常染色体显性遗传。ABO 血型受控于 3 个等位基因，即 *A*、*B*、*O* 基因，其中 *A*、*B* 是显性基因，*O* 是隐性基因。*ABO* 基因不能直接形成 ABO 血型抗原，而是通过编码糖基转移酶转移并链接糖分子到前体物质上才形成 ABO 抗原。*A* 基因和 *B* 基因仅有 7 个核苷酸的差别，形成仅有 4 个氨基酸差异的不同糖基转移酶。ABO 血型遗传符合孟德尔遗传学规律，子代从亲代各获得一半的遗传基因，产生相应的血型抗原，因此可以根据双亲血型推断子女可能的血型。以 A 型与其他血型婚配为例，简要介绍 ABO 血型的遗传规律（表 2-4）。

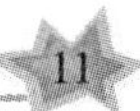

由于基因突变，ABO 血型遗传可以出现一些特殊情况，如 ABO 亚型、顺式 AB（又称 CisAB 型）等，可通过家系调查和基因分型进一步印证。

表 2-4　ABO 血型遗传规律

亲代血型	亲代可能的基因型	子代可能的基因型	子代血型
A×A	AO×AO	AA、AO、OO	A、O
	AA×AO	AA、AO	A
	AA×AA	AA	A
A×AB	AO×AB	AA、AO、AB、BO	A、AB、B
	AA×AB	AA、AB	A、AB
A×O	AA×OO	AO	A
	AO×OO	AO、OO	A、O
A×B	AO×BO	AB、AO、BO、OO	AB、A、B、O
	AA×BO	AB、AO	AB、A
	AO×BB	AB、BO	AB、B
	AA×BB	AB	AB

二、ABO 血型抗原

（一）ABO 抗原的生化合成

ABO 血型抗原是糖蛋白，其血清学特异性取决于糖链末端 3 个糖分子的结构。*ABO* 基因通过编码糖基转移酶控制 ABO 血型抗原的生物合成。H 抗原是 A、B 抗原的前体物质。H 抗原受控于 19 号染色体上的 *H* 基因，*H* 基因编码产生的 *L*-岩藻糖基转移酶（简称 H 酶）将一个岩藻糖分子连接到糖蛋白前体物质链末端的半乳糖上，形成 H 抗原（体液中称为 H 物质）。*A* 基因编码产生 *N*-乙酰基半乳糖胺转移酶（简称 A 酶），将一个 *N*-乙酰基半乳糖胺分子连接到 H 抗原末端的半乳糖上，形成 A 抗原。*B* 基因编码产生 *D*-半乳糖基转移酶（简称 B 酶），将一个半乳糖分子连接到 H 抗原末端的半乳糖上，形成 B 抗原（图 2-2）。

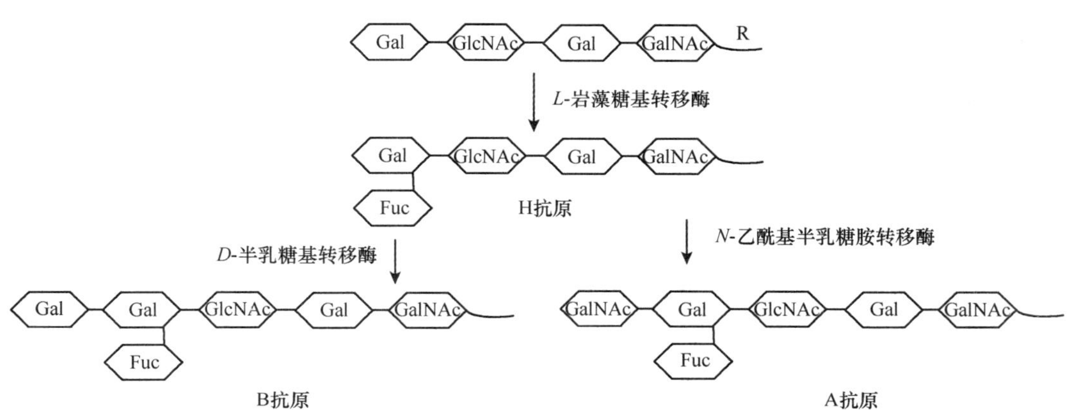

图 2-2　ABO 血型抗原的生化合成

Gal：*D*-半乳糖；GalNAc：*N*-乙酰基半乳糖胺；GlcNAc：*N*-乙酰葡萄糖胺；R：锚定在细胞蛋白质或脂质的结构

一般情况下，*A* 基因产生的糖基转移酶多于 *B* 基因，红细胞上的 A 抗原数量多于 B 抗原。AB 型个体可以产生 A 酶和 B 酶，红细胞上同时存在 A 和 B 抗原。O 型个体 *O* 基因编码的糖基转移酶无活性，无法转移糖分子到前体物质 H 抗原上，所以红细胞上有大量的 H 抗原。正常 A 型和（或）B 型成人，红细胞上的 H 抗原大部分被转化成 A 和（或）B 抗原，红细胞上 H 抗原量较少。

（二）ABO 血型定型

根据红细胞上是否含有 ABO 抗原进行 ABO 血型定型。红细胞上含有 A 抗原即为 A 型，含有 B 抗原即为 B 型，含有 A、B 两种抗原即为 AB 型，不含有 A、B 抗原即为 O 型。ABO 血型系统抗原、抗体存在着规律性，A 型个体血清中存在抗-B，B 型个体血清中存在着抗-A，临床必须采用 ABO 血型正反定型，以避免误定血型。正定型：采用特异性抗体（标准血清）检查红细胞上的未知血型抗原；反定型：采用已知血型的标准红细胞检查血清中的未知血型抗体。ABO 血型鉴定判断标准详见表 2-5。

表 2-5 ABO 血型鉴定和结果判断

正定型（标准血清+被检红细胞）			反定型（标准红细胞+被检血清）			血型
抗-A	抗-B	抗-AB	Ac	Bc	Oc	
+	−	+	−	+	−	A
−	+	+	+	−	−	B
−	−	−	+	+	−	O
+	+	+	−	−	−	AB

ABO 抗原几乎存在于人体各种细胞上，大部分抗原存在于红细胞、粒细胞、淋巴细胞或血小板中的某种成分上，其表达与人体的生命周期有关。在胚胎 5～6 周时，心血管上皮细胞即可检测出 ABO 抗原，妊娠期胎儿抗原量增长较慢，只有成熟器官表达较强。新生儿 ABO 抗原的抗原性相当于成人的 25%～50%，出生 18 个月后抗原性逐渐增加，20 岁达高峰，以后逐渐降低，个别老年人 ABO 抗原减弱。因此，应特别注意新生儿和老年人的 ABO 血型鉴定。

（三）ABO 亚型

ABO 亚型隶属于 ABO 血型系统，但因其抗原结构或抗原位点数有所改变，红细胞上 A 和（或）B 抗原表达数量减少，临床常出现 ABO 正反定型不符，甚至无法检出弱反应的抗原，需要采用吸收放散试验或者分子生物学试验予以验证。ABO 亚型鉴定的具体定型方式详见第二章第六节。ABO 血型系统中 A 亚型较多见，主要为 A_1 和 A_2，约占 A 型个体的 99.9%。B 亚型相对较少。ABO 亚型的血清学特征见表 2-6。

1. A 亚型 红细胞上 A 抗原数量减少，H 抗原表达水平强于正常 A 或 B 型，但弱于 O 型，有时血清中存在抗-A_1。

（1）A_1 与 A_2：用血清学方法最早确认的亚型。A 型人群中 A_1 最为常见，白种人 A_1 亚型约占 80%，亚洲人 A_1 亚型较多见。A_1 和 A_2 亚型的抗原性都很强，在盐水介质中能与抗-A 发生很强的凝集现象，但二者却存在着质和量的差异：①A_1 型红细胞上有 A_1 和 A 抗原，A_2 型红细胞上只有 A 抗原。②个别 A_2 型血清中存在有抗-A_1。③A_1 型的抗原性明显强于 A_2 型。

（2）A_{int}：红细胞上 A 抗原强度介于 A_1 和 A_2 亚型之间，同时有增强的 H 抗原，血清中一般情况下存在抗-A_1。A_{int} 亚型在黑人中的占比多于白人。

（3）A_3：红细胞抗原与血清抗体反应呈混合视野凝集（既有小凝块，又有较多游离红细胞）。主要特征：①红细胞表面无 A_1 抗原，有较强 H 抗原，容易被误定成 O 型。②多数 A_3 亚型血清中无抗-A_1，仅个别偶见。③分泌型个体唾液中含有 A 物质、H 物质。白血病患者可引起抗原减弱，呈现出类似 A_3 的反应。

（4）A_{end}：红细胞抗原抗体反应也表现出混合视野凝集，但其凝集程度弱于 A_3。分泌型个体

唾液中仅有 H 物质，无 A 物质。

（5）A_x：红细胞 A 抗原极弱，与多数 B 型人血清不出现凝集反应，但与 O 型人血清（或抗-AB）可发生肉眼所见的凝集反应。红细胞和体液中有较强的 H 抗原，血清中存在抗-A_1，可通过吸收放散辅助定型。

（6）A_m：红细胞与抗-A、抗-AB 均不出现凝集反应或凝集极弱，能吸收抗-A，放散能力较强；分泌型唾液中含有正常的 H 和 A 物质；血清中一般不含抗-A_1。

（7）A_y：红细胞抗原抗体反应现象类似 A_m，红细胞吸收抗-A 后，其放散能力弱于 A_m；分泌型个体唾液中 A 物质较 A_m 少，H 物质略多。

（8）A_{el}：红细胞不被抗-A、抗-AB 凝集，只能通过吸收放散试验证实红细胞上有 A 抗原；分泌型个体唾液中只含有 H 物质，无 A 物质；血清中可有抗-A_1。

表 2-6　ABO 亚型血清学特征

血型	正向定型试验					血清中抗体	唾液血型物质	血清糖基转移酶
	抗-A	抗-A_1	抗-B	抗-AB	抗-H			
A_1	4+	4+	0	4+	1+	抗-B	A、H	pH6.0 阳性
A_2	4+	0	0	4+	3+	抗-B、偶有抗-A_1	A、H	pH7.0 阳性
A_{int}	4+	2+	0	4+	3+	抗-B	A、H	阳性
A_3	2+/mf	0	0	2+/mf	3+/4+	抗-B、可有抗-A_1	A、H	弱阳性
A_x	0/w	0	0	1+/2+	4+	抗-B、可有抗-A_1	A（少见）、H	弱阳性
A_m	0/w	0	0	0/w	4+	抗-B	A、H	pH6.0、7.0 均阳性
A_{end}	mf/w	0	0	mf/w	4+	抗-B、偶有抗-A_1	H	阴性
A_y^*	0	0	0	0	4+	抗-B	A、H	弱阳性
A_{el}^*	0	0	0	0	4+	抗-B、抗-A_1	H	阴性
B	0	0	4+	4+	2+	抗-A、抗-A_1	B、H	阳性
B_3	0	0	2+/mf	2+/mf	4+	抗-A、抗-A_1	B、H	弱阳性
B_x	0	0	0～w	w ～1+	4+	抗-A、抗-A_1、弱抗-B	B（少见）、H	阴性
B_m^*	0	0	0/w	0/w	4+	抗-A、抗-A_1	B、H	弱阳性
B_{el}^*	0	0	0	0	4+	抗-A、偶有弱抗-B	H	阴性

+：凝集；0：不凝集；w：弱凝集；mf：混合凝集视野；*：用吸收放散试验检出

2. B 亚型　较少见，如 B_3、B_x、B_m 和 B_{el} 等，其判断标准与 A 亚型类似。

（1）B_3：B_3 频率很低。红细胞上未检出 B 酶，红细胞抗原抗体反应可呈现混合视野凝集。大多数 B_3 个体血清中无抗-B，可检测出 B 酶，分泌型个体唾液中有 B 物质、H 物质。

（2）B_x：红细胞与抗-B、抗-AB 不发生凝集或呈现弱凝集。血清中含有很弱的抗-B，分泌型个体唾液中有 B 物质和 H 物质。

（3）B_m：红细胞与抗-B、抗-AB 均不凝集或弱凝集，经吸收放散试验可证实红细胞上有 B 抗原。分泌型个体唾液中含有 H 物质和 B 物质，血清中不含有抗-B，但可检测到 B 酶。

（4）B_{el}：与抗-B、抗-AB 不发生凝集反应，吸收放散试验证实红细胞有 B 抗原。血清中可能含有极弱的抗-B；唾液中只含有 H 物质，无 B 物质。

（四）特殊 ABO 血型

1. B（A）和 A（B）表型

（1）B（A）型：常染色体显性遗传，表现为 B 型红细胞上有弱 A 抗原，与抗-B 出现强凝集，与抗-A凝集反应较弱（＜“2+”）。由于基因突变致使高活性的*D*-半乳糖基转移酶出现多态性，即Pro234Ala、Ser235Gly，导致该酶既能转移*D*-半乳糖产生B抗原，又能转移*N*-乙酰基半乳糖胺产生微量的A抗原。血清中有高效价的抗-A，能凝集A_1和A_2，甚至能与A_x红细胞发生凝集反应。

（2）A（B）：由于血液中*L*-岩藻糖基转移酶增多，导致H抗原增多，过多的H抗原使A酶合成微量的B抗原。

2. 获得性B A型个体发生肠道细菌感染，细菌进入血液后，其脱乙酰基酶使A抗原上的*N*-乙酰基半乳糖胺脱去乙酰基，转变成类B抗原，并能与抗-B发生弱凝集反应。获得性B个体无*B*基因，故无B酶。获得性B的血清学特征：①血型鉴定可出现正反定型不符现象。红细胞上出现B抗原，血清中存在有抗-B，该抗体不与自身细胞反应。②正常人血清中，获得性B细胞与抗-B发生凝集，但在pH≤6.0时凝集消失。③分泌型个体唾液中有正常量的A物质和H物质，无B物质。获得性B多出现于癌症或感染性疾病患者，特别是结肠癌、直肠癌。获得性B抗原性很弱，一过性的，随病情变化而变化。

3. 顺式AB 指*A*与*B*基因同在一条染色体上，基因型为*AB/O*，*AB*基因以基因复合物的方式同时遗传给子代。CisAB产生的原因：*A*、*B*基因发生不等互换或*ABO*基因发生单碱基错义突变，产生一种嵌合酶，该酶既能合成A抗原，又能合成B抗原。CisAB在不同血源家庭间存在着基因、酶及抗原水平的异质性，在同一血源家庭中存在着同质性。

CisAB的血清学特点：①红细胞与抗-B反应很弱，与抗-A、抗-H反应较强。②CisAB的A抗原性强于B抗原，其A抗原性强于A_2，弱于A_1；其B抗原极弱，似B_3亚型。③血清中有弱抗-B，能与所有B型红细胞反应，但不与CisAB红细胞反应。④分泌型个体唾液中有正常的A物质、少量B物质及大量H物质。⑤目前已发现A_1B、A_1B_2、A_1B_3、A_2B、A_2B_3、A_2B_x、A_xB等CisAB型。

4. 孟买型 缺失*H*基因，不能产生*L*-岩藻糖基转移酶，红细胞和分泌液中不能产生H抗原/物质，红细胞也不能产生A和（或）B抗原。孟买型产生的原因和血清学特征详见第二章第四节。

5. 类孟买型 详见第二章第四节。

三、ABO血型抗体

ABO抗体又称为“天然抗体”，可能是由于自然界中的类似A物质、B物质在无知觉的情况下刺激机体产生的，广泛存在于所有缺乏相应抗原个体的血清、唾液、乳汁和泪液等体液中。

（一）ABO抗体的特点

新生儿体内抗体主要是源于母体通过胎盘获取的IgG和从母乳中摄取的IgA，自己产生的抗体很少，偶见胎儿期自身产生的IgM抗体。因此，新生儿ABO血型鉴定只需做正定型。新生儿出生后3～6个月才可能被检出自身产生抗-A、抗-B等，该抗体5～10岁时达到高峰，抗体水平随年龄变化而发生改变，老年人抗体水平下降。

A型、B型个体血液中的ABO抗体以IgM为主，也有少量IgG、IgA抗体。分泌液中的ABO抗体多数是IgA抗体。O型个体血液中的ABO抗体以IgG抗体为主，主要是抗-AB，不是抗-A和抗-B的混合物，可以通过吸收放散试验予以证实。例如，采用O型血清与B细胞共孵育，细胞放散液可同时与B细胞、A细胞反应，此种情况即可证实O型血清中的抗体为抗-AB，提示抗-AB识别的是A抗原和B抗原共同的表位。因此，临床上常使用O型血清进行ABO亚型鉴定。

A亚型血液中可以出现抗-A_1，A_2B型产生抗-A_1的概率要高于A_2型。A亚型个体产生的抗-A_1可干扰血型鉴定和交叉配血试验，导致ABO正反定型不符或配血困难。抗-A_1多数是IgM抗体，最佳反应温度为4℃，室温下可与红细胞抗原发生反应，大多情况无临床意义。如果抗-A_1在37℃与A_1或A_1B细胞出现阳性反应，表明该抗体有临床意义，临床输血应避开A_1抗原阳性的红细胞。

随着妊娠次数增加，或者输注了 ABO 不相容的血液，可刺激机体产生高亲和力、高效价的 IgG 抗体，37℃时溶血活性增强，并且很难被 A 和 B 血型物质中和。

（二）ABO 抗体的临床意义

ABO 不相容的输血，可以引起急性 HTR，严重者可出现弥散性血管内凝血（disseminated intravascular coagulation，DIC）、急性肾功能衰竭，甚至死亡。ABO 抗体也可以导致 HDN，在器官移植和造血干细胞移植（hemopoietic stem cell transplantation，HSCT）等方面都具有重要意义。

【案例 2-1】

疾病导致的抗原减弱

病例资料

患者，男性，39 岁，AML，化疗后 Hb 50 g/L，HCT 0.1，PLT 10×10^9/L，ALT 20 U/L，乙肝、丙肝、HIV 检测结果为阴性，申请输注 1U 血小板。

1. 实验室检查

（1）血型定型：ABO 正反定型不符，O 型？AB 型？4℃反应增强，血清中有冷抗体（案例表 2-1-1）。

案例表 2-1-1 ABO 和 Rh 血型鉴定

	ABO 正定型			ABO 反定型				Rh 定型
	抗-A	抗-B	抗-AB	Ac	Bc	Oc	自 c	抗-D
室温	±	±	$1+^w$	1+	±	–	–	3+
4℃	$1+^w$	1+	1+	$2+^s$	2+	2+	2+	3+

注："自 c"为自身红细胞；s 为凝集加强，w 为凝集减弱

（2）人源抗体检查抗原：H 抗原弱表达，A、B 抗原阳性（案例表 2-1-2）。

案例表 2-1-2 ABH 抗原检查

	抗-H 试剂	抗-H 试剂（4℃）	人源抗-H	人源抗-A	人源抗-B
Bc	2+	$2+^s$	$3+^w$	–	$4+^w$
Oc	2+	2+	3+	–	1+
自 c	–	±	1+	3+	2+

（3）吸收放散试验：Ac、Bc 吸收后的放散液，均与酶处理的 Ac、Bc 发生反应。

2. 结果 患者 AB 型，A、B 抗原减弱，输注 1U 的 AB 型血小板。

3. 结果解析 ABO 血型鉴定出现正反定型不符，可能的原因是：冷抗体、不规则抗体干扰、ABO 亚型、ABO 抗原和（或）抗体减弱等。

（1）本案例患者出现正反定型不符，并且血清中有冷抗体（4℃凝集明显增强）。

（2）商品化的单克隆抗体一般为高效价，但只针对单一表位，可能检查不到红细胞上的 A、B 抗原；人源血清为多克隆抗体，一般效价较低，可避免红细胞上的 A、B 抗原漏检。

（3）通过新鲜 Bc、Oc 与自身红细胞上的 H 抗原对比观察，发现自身细胞上的 H 抗原很弱，排除是 ABO 亚型的可能性。本案例为白血病导致的抗原减弱。

4. 拓展问题及讨论

（1）哪些情况可以出现 ABO 血型抗原和（或）抗体减弱？

（2）如何区分 ABO 抗原和（或）抗体减弱与 ABO 亚型鉴定导致的正反定型不符？

【案例 2-2】

B_3 亚型导致正反定型不符

病例资料

无偿献血者，男，38 岁，ABO 正反定型不符，正定型为 B 型，但红细胞 B 抗原反应很弱，怀疑是 B 亚型。

1. 实验室检查

（1）复检 ABO 血型：红细胞 A 抗原阴性，弱 B 抗原，B_3 亚型？B_{end} 亚型？见案例表 2-2-1。

案例表 2-2-1 ABO 血型鉴定

	正定型				反定型			
	抗-A	抗-B	抗-AB	人源抗-B	Ac	Bc	Oc	自 c
室温	–	$2+^{s}$ mf	3+ mf	2+ mf	$4+^{w}$	–	–	–
4℃	–	3+ mf	$3+^{s}$ mf	$2+^{s}$ mf	4+	–	–	–
2 倍血清量	/	/	/	/	4+	$1+^{w}$	–	–

注："自 c"为自身红细胞；s 为凝集加强，w 为凝集减弱，mf 为混合凝集

（2）红细胞 H 抗原检查：H 抗原弱于 Oc，强于正常 Bc，符合亚型特征（案例表 2-2-2）。

案例表 2-2-2 H 抗原检查

	自 c	Oc	Bc	唾液	H 物质	B 物质
抗-H	3+	4+	$2+^{w}$		阳性	阳性

（3）Lewis 血型鉴定：抗-Le^{a}反应为阴性、抗-Le^{b}反应为"2+"，为 Le（a-b+）。

（4）唾液 B 物质检查：唾液中既含有 H 物质，又含有 B 物质。

2. 结果 受检者为 B_3 型。

3. 结果解析

（1）ABO 正反定型不符，正定型抗-B 出现较强的混合凝集；反定型有不规则抗-B（2 倍血清量），初步考虑为 B 亚型。人源多克隆抗-B、抗-AB 也出现较强的混合凝集，可排除 B_m、B_x、B_{el} 等亚型。

（2）正定型抗-B 出现较强的凝集现象（＞"2+"），无需开展吸收放散试验进行亚型确认；红细胞上 H 抗原弱于 Oc，强于正常 Bc，符合亚型特征。

（3）B_3 和 B_{end} 亚型正定型反应都可出现混合凝集，但前者凝集较强，后者凝集很弱。Lewis 血型鉴定发现受检者为分泌型个体，唾液中检测到 B 物质、H 物质，符合 B_3 亚型特征。

4. 拓展问题及讨论

（1）临床常见 ABO 亚型的血清学特征有哪些？

（2）哪些 ABO 亚型可出现混合凝集，如何进行鉴别？

（袁忠海）

第三节 Rh 血型系统

Rh 血型系统 ISBT 命名为 RH，数字序号为 004，临床重要性仅次于 ABO 血型系统。Rh 血型

系统最为复杂，抗原数目多达54个，理论上认为与临床关系最密切的抗原有6个，实际上只能检出5个抗原，即D、E、C、c、e，而d抗原未检出。由于输血、妊娠等免疫刺激，Rh抗原阴性个体可以产生免疫性的IgG抗体，引起HDN和迟发性HTR。

一、*RH* 基 因

20世纪90年代初期，应用分子生物学技术明确了1p34-36.9上的*RH*基因及其遗传的分子基础，并证实*RH*基因由两个紧密连锁基因*RHD*和*RHCE*构成，前者编码D抗原，后者编码Cc、Ee抗原。Cc与Ee抗原可以产生不同的组合，如CE、ce、cE、Ce。Rh血型系统因基因突变、基因重排等可以产生许多新的Rh复合物（新的抗原），所以Rh血型系统非常复杂。

*RHD*和*RHCE*基因结构相似，紧密连锁，方向相反，以3′端相邻（图2-3），两者基因全长分别为57295bp和57831bp，各有10个外显子和10个内含子。*RHD*和*RHCE*之间含有一个长约30 kb、功能未知基因-小膜蛋白1（small membrane protein 1，*SMP*1），编码一种18 kD的膜蛋白SMP1分子，推测*SMP*1基因与*RHD*、*RHCE*基因的转录有关，确切作用不清楚。*RHD*基因两侧各有一段侧翼序列，分别称为上、下游序列框（或称为Rh盒子，Rh boxes），全长均约为9 kb，两者存在98.6%的同源性。多数RhD阴性个体*RHD*基因缺失发生在两个侧翼序列框之间。*RHD*及*RHCE*基因方向相反，两个3′端相邻，易形成杂合序列框，形成类发夹样结构，交换遗传物质，出现*RHD*基因中有部分*RHCE*结构，或者*RHCE*基因中有部分*RHD*结构，产生新的杂合基因，形成新的杂合蛋白，具有独特的抗原决定簇。目前，已发现近40种*RHD*和*RHCE*基因重组方式。

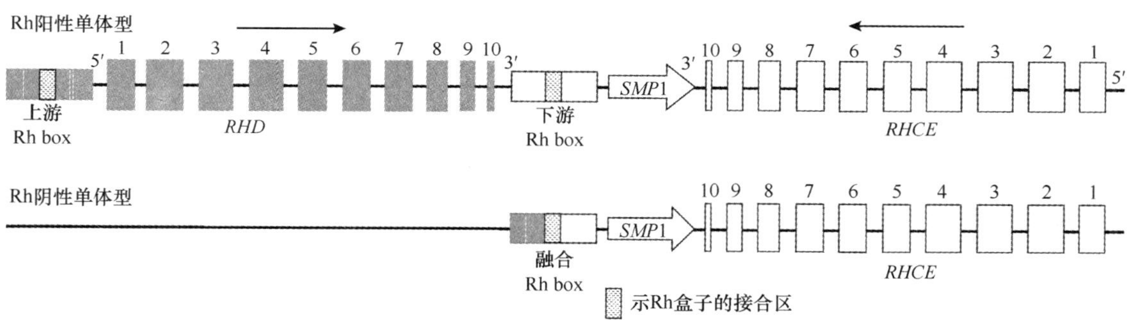

*RHD*与*RHCE*方向相反，但与*SMP*1方向相同，Rh阴性单体型*RH*基因缺失发生在上下游Ph box的结合处

图2-3 *Rh*血型基因结构图

*RHD*和*RHCE*基因编码的蛋白均由417个氨基酸组成，并在成熟过程中N端蛋氨酸丢失，形成416个氨基酸的成熟非糖基化蛋白，具有较强的疏水性。RhD和RhCE蛋白结构相似，只有35个氨基酸差异，这取决于不同的RhCE组合（ce、cE、Ce和CE）。*RHCE*基因产物C与c抗原在于第103位氨基酸不同，若为丝氨酸则表现为C抗原，脯氨酸则为c抗原；E与e抗原差异在于第226位氨基酸的不同，若为脯氨酸则为E抗原，丙氨酸则为e抗原（图2-4）。在欧洲人中，Rh阴性通常无*RHD*基因，只有*RHCE*基因，多数人是ce抗原表型。而在亚洲人和非洲人中，部分Rh阴性个体携带有无功能的沉默*RHD*基因，通常表现为Ce抗原表型。

二、Rh 命 名

1940年，Landsteiner和Wiener用恒河猴的红细胞免疫豚鼠和家兔，并从豚鼠和家兔体内获得一种免疫血清，这种血清不仅凝集恒河猴红细胞，也与白种人红细胞发生凝集，他们认为白种人红细胞表面含有与恒河猴红细胞相同的抗原，故而以恒河猴（Rhesus）英文单词的前2个字母对此抗原进行命名，即为 Rh 抗原。同时，Levine 和 Stetson 在一名发生 HDN 的孕妇血清中也发现了与这种抗原反应的抗体。虽然，Landsteiner 用动物血清鉴别的抗原和 Levine 用人抗体确定的抗原不完全相同，但因为 Rh 这个术语已普遍采用，故一直沿用至今。Rh 血型系统命名较为复杂，有 Fisher-Race、Wiener、Rosenfield、现代命名法等多种方法。

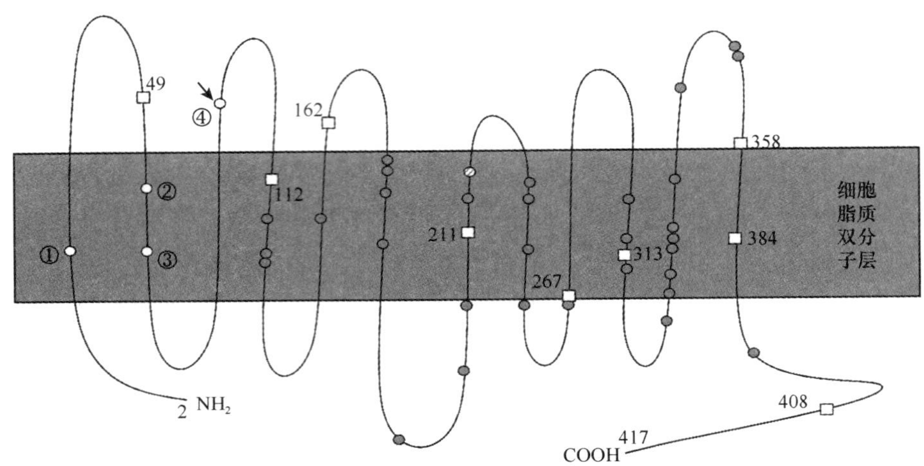

图 2-4　RhD 和 RhCE 蛋白多肽链示意图

□ 以数字位置为截点，代表上1个外显子结束和下1个外显子开始；● 表示RhD和RHCE多肽的氨基酸残基不同
○ 代表c/C多态性：①为Trp16Cys；②Leu60Ile；③Asn68Ser；④Pro103Ser
⊘ 代表e/E多态性：Ala226Pro；↘ 代表重要的多态性位点

1. Fisher-Race 命名法　又称为 CDE 命名法。1943 年，基于 *RH* 基因认识的局限性，认为 *RH* 遗传基因位于第 1 号染色体的短臂上，Rh 血型有 3 个紧密连锁的基因位点，每个位点都有自己的等位基因（*D* 和 *d*、*E* 和 *e*、*C* 和 *c*）。理论上，在一条染色体上这 3 个连锁基因是以复合体形式遗传，可以形成 8 种基因组合，即 *CDE*、*CDe*、*CdE*、*Cde*、*cDE*、*cDe*、*cdE*、*cde*，在两条染色体上这 8 种基因组合可形成 36 种遗传型。虽然当时 *RH* 基因认识有些错误，该命名方法不很正确，但 CDE 命名法比较简单，易于书面交流，临床较为常用，如 CCDEe、CcDee 等方式。

2. Wiener 命名法　又称为 Rh-Hr 命名法。Wiener 学派认为在染色体上 *RH* 基因只有一个基因位点，产生的抗原包含一系列因子组合而成，每个因子能被相应的抗血清识别。Fisher-Race 想象 Rh 血型为一种复合基因，而 Wiener 视其为一种复合抗原。由于 D、E、c 分别存在于不同肽链上，因此 Wiener 命名法常被认为不合理。

3. Rosenfield 命名法　将抗原用数字编号，如 D 为 RH1、C 为 RH2、E 为 RH3、c 为 RH4、e 为 RH5。该命名法常用于描述 Rh 系统的高频抗原，如 RH17、RH29、RH32 等。ISBT 红细胞抗原命名专业组对这种数字命名法做出了肯定和规范，用 RH1～RH54 等命名目前已经发现的抗原。

4. 现代命名法　通过区分基因、抗原、蛋白质的方法进行 Rh 血型系统命名。基因用大写字母斜体表示，根据其所编码的抗原进行命名，如 *RHCE**ce、*RHCE**CE 等；抗原用字母表示，如 D、C、c、E、e 等；蛋白质按其携带的抗原命名，如 RhD、RhCD、Rhce 等。

三、Rh 抗　原

Rh 血型系统中，与临床关系最密切的抗原为 D、E、C、c、e，其中 D 抗原的抗原性最强，临床常规检测 Rh 血型 D 抗原，常把红细胞上含有 D 抗原者称为 Rh 阳性，不含有 D 抗原者称为 Rh 阴性。

1. Rh 表型　使用标准血清抗-D、抗-C、抗-c、抗-E、抗-e，能够检出 5 种常见的 Rh 抗原，称为 Rh 表型。一般情况下，通过 *RH* 基因型可以推测其表型，如 *DCE/Dce*→CcDEe；通过 Rh 表型很难推测其基因型，表型相同者基因型可能不同，如 CcDEe 个体的基因型可能是 *DCE/Dce*、*DcE/DCe*；RhD 阳性无法确定是 *DD* 纯合子基因，还是 *Dd*（*D/-*）杂合子基因。

Rh 抗原一般存在着剂量效应，纯合子的抗原性明显强于杂合子。Rh 单体型影响红细胞 D、E 抗原表达水平。不同单体型由于位置效应，邻近基因相互影响：①发生在同一染色体基因之间的顺式效应，例如，*D* 基因影响 E 基因的表达，*cDE/cDE* 比 *cdE/cdE* 产生的 E 抗原多；*C* 基因降低 D 抗原的表达，*DcE/DcE* 与 *DCe/DCe* 比较，前者 D 抗原表达强于后者。②发生在同源染色体基因之间的反式效应。例如，一条染色体上 *C* 基因影响另一染色体 *D* 基因的表达，同样表型（CcDdee）的两种不同基因型 *CDe/cde* 和 *Cde/cDe*，前者表现出更强的 D 抗原性。

2. D 抗原　位于 *RHD* 基因编码的 D 多肽链上，该多肽链由 416 个氨基酸组成，12 次闭合贯穿红细胞膜，胞外形成 6 个环，其 N 末端、C 末端均位于细胞质内（图 2-4）。D 抗原表位结构较为复杂，多个表位涉及细胞外环、细胞内的氨基酸，氨基酸的改变可影响 D 表位表达。目前，针对不同表位的单克隆抗体可检测到 30 余种 D 抗原表位，如 epD1～epD9。正常 Rh 阳性个体表达 9 个抗原表位，每个红细胞上 D 数量高达 1 万～3 万，因基因缺失、基因交换、碱基变异（突变、缺失、mRNA 拼接位点变异）等，可产生不同的 RhD 型别（图 2-5a），如弱 D、部分 D、D_{el} 等（表 2-7），导致 D 抗原表达的质或量发生改变或降低，通称为 D 变异型。D 变异型个体因 D 抗原数量或表位的变化，单一单克隆试剂可能无法检测到抗原，出现假阴性。因此，应用不同厂家或不同批号的试剂多次验证 Rh 阴性真伪。D 变异型个体，由于红细胞上依然存在着 D 抗原，可以刺激 Rh 阴性个体产生抗-D，所以该个体若作为献血者应视其为 Rh 阳性，作为受血者应视其为 Rh 阴性。

表 2-7　不同 RhD 抗原的血清学特征

	D 表位	D 表达	突变部位	抗-D 反应性	产生抗-D
正常 D	正常	正常	无	正常	不能
增强 D	正常	增强	*RHCE* 基因缺乏	强	不能
部分 D	缺失	正常/减弱	*RHD* 胞外突变	弱或阴性	能
弱 D	减少	减弱	*RHD* 基因跨膜区或胞内区发生了突变	弱或阴性	可能
D_{el}	减少	极弱	*RHD* 基因剪切位点突变和膜中、胞内错义突变	阴性	可能
D 阴性	无	无	*RHD* 完全缺失、突变失活	阴性	能

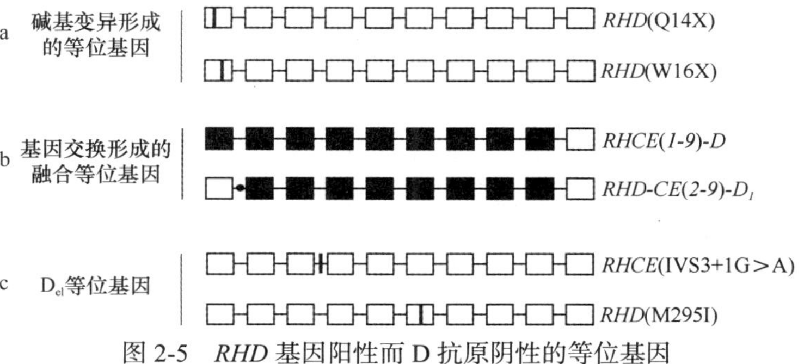

图 2-5　*RHD* 基因阳性而 D 抗原阴性的等位基因

D 抗原只存在于人类红细胞膜上，体液和分泌液中无 D 抗原。在不同种族、不同地区 D 抗原表达和分布不同。欧洲人和北美白种人 Rh 阳性约为 82%～85%，非洲黑人约为 95%，亚洲黄种人更高，超过 99%，中国汉族和日本人约为 99.7%。

（1）D抗原阴性：血清学方法检测红细胞表面没有D抗原，则称为Rh阴性。白种人主要为*RHD*基因完全缺失，其他种族主要是*RHD*基因失活突变所致。白种人中，Rh阴性比例较高，约占15%。在中国人群中，Rh阴性较少，汉族人占比极少，多集中在少数民族。

（2）弱D：红细胞膜上D抗原数量减少，单个红细胞上有30～6000个D抗原，不能与IgM抗-D直接发生凝集反应，但可以通过抗人球蛋白介质提高反应的敏感性，若试验结果出现凝集者为弱D（weak D）。弱D产生的原因可能是因为*RHD*基因跨膜区或胞内区发生了突变，影响D抗原多肽链插入到细胞膜内，从而使细胞膜上D抗原数量减少。目前，已发现弱D1～D76型，其中弱D1型最常见。由于弱D个体红细胞膜上还有D抗原，为避免临床溶血性输血不良反应，该个体作为献血者或受血者要区别对待。

（3）部分D：红细胞胞膜外氨基酸发生了改变，引起抗原决定簇改变或缺失，D抗原表达正常或减弱，单个红细胞上约有近1万个D抗原，血清中可能存在有抗-D，此种D变异型称为部分D（partial D）。正常D抗原包括9个表位，而部分D发生D抗原表位部分缺失，大多数是由于部分*RHD*基因被*RHCE*基因替代，产生了杂合基因，如*RHD-CE（2-9）-D*融合基因，从而形成的杂合蛋白，不仅丢失了一部分D表位，还可能产生了新的抗原（图2-5b）。

（4）放散D：D抗原在红细胞上表达极弱，单个红细胞上抗原数量少于200个，常规血清学检查为阴性，易被误认为RhD阴性，但通过吸收放散试验发现红细胞上存在有极少量D抗原，称之为D_{el}。D_{el}主要是由于*RHD*基因发生剪切位点突变或细胞膜、细胞内的错义突变导致的（图2-5c），与Ce单体有关，属于变异体，如*RHD*（V295I）。亚洲D_{el}约占10%～30%，西方人约占0.027%。

（5）Rh_{null}：红细胞表面D、C、c、E和e抗原都缺乏，与任何Rh抗血清均不发生免疫反应。此种血型分无效功能型和调节基因型，前者因*RHD*基因删除和*RHCE*基因突变失活所致；后者*RHD*基因正常，而*RHAG*基因发生了突变失活。Rh_{null}调节基因型中的Rh抗原表达依赖于*RHAG*基因的存在。Rh_{null}个体经过免疫刺激后能产生广谱的Rh抗体，可与Rh_{null}以外的所有红细胞发生反应。

（6）增强D：由于*RHCE*基因缺失、弱表达或*CE*的亚型，如D- -、Dc-和DC^{w}-等，导致红细胞上D抗原表达明显增强，表达量超过3万，甚至高达20万，该种血型的红细胞在盐水介质中能与IgG抗-D发生凝集反应。

3. C/C和E/e抗原 *RHCE*基因编码C和（或）c、E和（或）e抗原，*RHCE*有50多种等位基因，易发生突变，突变后可导致抗原表达改变或减弱。

（1）复合抗原：包括ce、cE、Ce、CE。过去认为复合抗原是顺式基因表达的产物，现在已经清楚地认识到复合抗原在同一蛋白质分子上表达。ISBT规范命名ce为RH6，Ce为RH7和RH41两种，CE为RH22，cE为RH27。

（2）变异体：*RHCE*基因突变导致C、c、E、e抗原数量或质量改变，其中C和e抗原改变较为常见。欧洲人C抗原的改变与RhCe蛋白第一个细胞外环氨基酸突变有关，伴有C^{w}或C^{x}抗原表达，还有可能产生新的抗原。这些个体红细胞C抗原阳性，但发生免疫刺激时仍有可能产生抗-C或者抗-Ce。非洲人C抗原表达改变常与杂合基因*RHD-CE-D*有关，该基因不编码D抗原，编码异常的C抗原；*RHCE*基因多处突变可引起e抗原变异，导致突变个体产生抗-e，易被误认为成自身抗体。

四、Rh抗体及其临床意义

Rh抗原阴性的个体，因反复输血、妊娠等免疫刺激可产生IgG抗体，如抗-D、抗-E、抗-C、抗-c、抗-e、抗-DC、抗-DE、抗-Ce、抗-Ec等，其出现的频率取决于相应抗原的抗原性及其在人群中的分布频率。Rh 血型系统抗体，除偶见天然抗-E、抗-C^w，基本上都是免疫性的 IgG 抗体，在临床可引起严重的 HTR 和 HDN。Rh 血型不完全抗体（IgG 抗体）能封闭抗原表位，影响血型抗原定型，如 RhD 阳性的新生儿，因其红细胞 D 抗原表位被母体 IgG 抗体封闭，可导致 RhD 抗原鉴定为假阴性。

约 30%左右的 Rh 阴性受血者接受 Rh 阳性血液后能产生抗体。中国汉族人群 Rh 阴性个体较少（＜0.3%），又因 D 抗原是临床常规检查项目，正常情况下 Rh 阴性个体一般选择阴性血液进行临床输血治疗，所以临床因输血而免疫产生的抗-D 较少见；但母胎 Rh 血型不合的妊娠免疫却产生的抗-D 较常见，原因是子代 Rh 血型是由遗传决定的，不能随意选择；RhE 的抗原性也很强，略低于 D 抗原，但《临床输血技术规范》没有要求 E 抗原作为临床常规检查项目，所以临床输血不考虑 E 抗原同型输注，抗-E 产生的概率被大大提高，抗-E 导致临床 HTR 和 HDN 相对较常见。

【案例 2-3】

D 变 异 型

病例资料

患者，男性，42 岁，B 型，RhD 阳性，既往有输血史，因肾移植手术住院。术前 Hb 110g/L，HLA 配型及淋巴细胞毒试验结果满意，凝血四项正常，肝功能正常。临床施行同型（B 型，RhD 阳性）肾移植手术，手术过程中因出血过多，随即输入 B 型 RhD 阳性悬浮红细胞 2U，但术后 1 天患者出现意识模糊、躁动、口唇黏膜发绀，急查血常规发现 Hb 26 g/L，临床急诊再次申请输血治疗。

1. 实验室检查

（1）复查血型：B 型，Rh 阴性。

（2）阴性确认：使用三个不同厂家的抗-D 试剂，在抗人球蛋白介质中有两种试剂反应为阳性，一种试剂反应为阴性。

（3）不规则抗体检查：①抗人球蛋白试验："2+"；②抗体筛查：在抗人球蛋白介质中，筛选 Oc 与患者血清均发生凝集反应（"2+"～"3+"）；③抗体鉴定：IgG 抗-D。

（4）抗-D 效价测定：32。

2. 结果　患者为 B 型，D 变异型。

3. 结果解析　D 变异型（弱 D、部分 D 等）患者，红细胞上 D 表达的质或量发生了改变或降低，尤其部分 D 个体，D 抗原表位可能发生缺失或减少，在 RhD 阳性红细胞输血反复刺激下，机体可以产生免疫性的 IgG 抗-D。本案例患者虽然进行了同型（B 型，RhD 阳性）肾移植，但手术过程中输注了 RhD 阳性的红细胞，出现了严重的输血反应，经查是免疫性 IgG 抗-D 所致。所以，针对 D 变异型个体，作为献血者应视其为 Rh 阳性，血液最好不要提供给 Rh 阴性患者；作为受血者应视其为 Rh 阴性，应输注 Rh 阴性血液。

4. 拓展问题及讨论

（1）该患者如何进行输血治疗？

（2）D 变异型的种类有哪些？如何进行区分？

【案例 2-4】

免疫刺激产生抗-E

病历资料

肺癌患者，男性，59 岁，曾多次输血，既往实验室检查为 O 型 Rh 阳性，现因贫血再次申请输注 2U 悬浮红细胞。

1. 实验室检查

（1）血型定型：O 型，CcDee 血型（案例表 2-4-1）。

案例表 2-4-1 ABO 和 Rh 血型鉴定

	ABO 正定型		ABO 反定型				Rh 定型				
	抗-A	抗-B	Ac	Bc	Oc	自 c	抗-D	抗-E	抗-C	抗-c	抗-e
室温	−	−	3+	4+w	−	−	3+s	−	2+s	2+	2+

注：“自 c”为自身红细胞；s 为凝集加强，w 为凝集减弱

（2）不规则抗体检查：①抗人球蛋白试验：多克隆抗体和抗-IgG 抗体检查结果均为阳性。②抗体筛查：在盐水、抗人球蛋白介质中，一种筛选细胞与患者血清均发生凝集反应。③抗体鉴定：盐水、抗人球蛋白介质中均发现患者血清中有抗-E。

（3）抗体效价测定：IgM 抗-E 效价 16，IgG 抗-E 效价为 128。

2. 结果　患者 O 型，CcDee 血型，血清中有抗-E，需要选择 E 抗原阴性的红细胞进行配血和输血治疗。

3. 结果解析　本病例患者曾反复输血，但在反定型检查时未发现血清中有不规则抗体（IgM 抗-E），可能用于反定型检查时的 Oc（随机选择的）不含有 E 抗原。原卫生部要求，临床反复输血、多次妊娠的患者必须开展不规则抗体筛查与鉴定试验。所以，我们在进行不规则抗体筛查发现，患者血清中存在着高效价的抗-E。由于《临床输血技术规范》没有要求 E 抗原作为临床常规检查项目，临床输血也没考虑 E 抗原同型输注，所以增加了抗-E 产生的概率。临床开展不规则抗体筛查试验的目的，就是及时发现患者血清中的意外抗体，然后直接选取相应抗原阴性的红细胞进行交叉配血试验，避免盲目配血造成实验室人力、物力、财力的浪费，同时也能及时为急诊患者提供相配合的血液或血液制剂，方便临床及时、安全、有效输血治疗。

4. 拓展问题及讨论

（1）临床开展不规则抗体筛查试验为何要选择 3 种单人份的 Oc？

（2）哪些患者必须开展不规则抗体筛查试验？

（3）该患者若产生的抗体是抗-cE，如何进行鉴定？

（庞桂芝、袁忠海）

第四节　红细胞其他血型系统

除常见 ABO、Rh 血型系统外，红细胞表面还存在着许多其他血型抗原及其产生的稀有血型系统，如 MNS、P1PK、I、H、Duffy、Kidd、Kell、Lewis 等，这些稀有血型系统逐渐被人们了解和认识。当机体发生血型不合的妊娠或输血时，红细胞其他血型抗原也可诱发产生抗体，引起 HTR 和 HDN。掌握其他血型系统抗原抗体特征，有助于临床合理选择血液成分进行安全有效的输血治疗和预防 HDN，有助于开展血型遗传学、法医学和亲子鉴定研究。

一、H 血型系统及 Lewis 血型系统

H 血型、Lewis 血型抗原的结构与 ABO 抗原相似，都是通过糖基转移酶把糖分子转移并连接

到糖脂或糖蛋白的寡聚糖上，形成糖分子抗原。

（一）H 血型系统

H 血型系统 ISBT 命名为 H，数字序号为 018，只有 1 个 H 抗原。红细胞或体液中的寡糖前体链是形成 H 抗原的基础。*N*-乙酰半乳糖胺和 *D*-半乳糖通过 β1→3 糖苷键连接形成Ⅱ型糖链；*N*-乙酰半乳糖胺和 *D*-半乳糖通过 β1→4 糖苷键连接形成Ⅰ型糖链（图 2-6）。红细胞表面仅有Ⅱ型糖链，体液中存在着Ⅰ型、Ⅱ型 2 种糖链。H 抗原与 ABO、Lewis 血型系统关系密切，H 抗原是 A、B 抗原的前体物质，表达在红细胞膜的糖蛋白或糖脂上，以及体液、分泌液的黏蛋白上。除孟买（bombay）型个体外，所有人红细胞表面都表达 H 抗原，O 型红细胞 H 抗原最强。正常成人红细胞上 H 抗原表达强弱顺序依次为：O 型＞A_2型＞B 型＞A_2B 型＞A_1型＞A_1B 型。ABO 亚型个体红细胞上 H 抗原表达强于正常 A 型或 B 型，弱于正常 O 型。

1. 基因和抗原生化结构　H 抗原由双结构基因 *FUT1*（*H*）和 *FUT2*（*Se*）控制合成，*FUT1* 和 *FUT2* 位于 19 号染色体上紧密连锁，各自编码表达一种 *L*-岩藻糖基转移酶（H 酶），分别转移岩藻糖到Ⅱ型寡聚糖链和Ⅰ型寡聚糖链上。*H* 基因编码的转移酶（H 酶）负责将红细胞上的Ⅱ型寡糖链转化为 H 抗原；*Se* 基因编码的转移酶负责将分泌液中的Ⅰ型寡糖链转化为分泌型的 H 抗原（图 2-6），即体液中的 H 物质。由于分泌型个体唾液腺细胞有 *Se* 和 *H* 基因，因此唾液中同时表达Ⅰ型、Ⅱ型 H 抗原，是分泌型个体形成 A 和（或）B 物质的基础；非分泌型个体为 *se* 隐性基因，唾液中不表达 H 抗原。

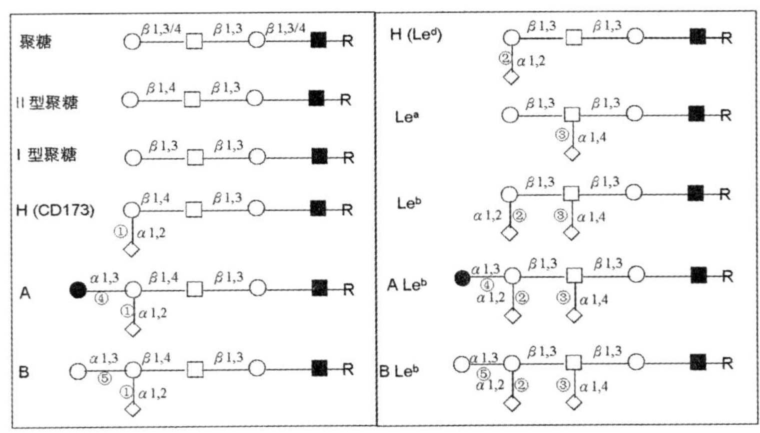

图 2-6　H 抗原和 Lewis 抗原形成的示意图

■ 糖基化的糖蛋白/糖脂　□ *N*-乙酰葡萄糖胺　○ *D*-半乳糖　● *N*-乙酰半乳糖胺　◇ *L*-岩藻糖

①*FUT1*（*H* 基因）产物　②*FUT2*（*Se* 基因）产物　③*FUT3*（*Le* 基因）产物　④*N*-乙酰半乳糖胺转移酶　⑤*D*-半乳糖转移酶

2. H 抗原缺失表型　*H* 基因缺失影响 H 抗原/物质的表达，临床常见于孟买型和类孟买型个体中。

（1）孟买型：缺失 *H* 基因（基因型为隐性纯合子 *hh*）和 *Se* 基因（基因型为 *sese*），不能产生 *L*-岩藻糖基转移酶（H 酶），红细胞和分泌液中不能产生 H 抗原/物质。孟买型个体的血清学特征：①红细胞不能形成 ABH 抗原，与抗-A、抗-B、抗-AB 及抗-H 均不发生凝集反应，易被误判为 O 型。②唾液中无 ABH 物质。③血清中存在着能与所有红细胞发生凝集反应的抗-A、抗-B、抗-H，且抗体在 4～37℃均有活性，能激活补体引起 HTR。因此，孟买型个体只能输注孟买型的血液。孟买型个体携带的 *ABO* 基因可以遗传给后代，但因无法遗传给后代 *H* 基因和 *Se* 基因，所以后代也不能形成 ABO 抗原，故为隐性遗传。

（2）类孟买型：此类个体缺乏 *H* 基因，有 *Se* 基因，红细胞表面表达较弱的 H 抗原，与抗-H

不发生凝集反应，与抗-A、抗-B凝集反应很弱，可通过吸收放散试验证实红细胞上有A和（或）B抗原。由于类孟买型个体分泌液及血浆中含有H物质，可以形成少量A和（或）B物质，并吸附到红细胞上，微弱表达A和（或）B抗原。类孟买个体血清中存在着抗-A、抗-B、抗-H、抗-HI等抗体。

（二）Lewis血型系统

Lewis血型系统ISBT命名为LE，数字序号为007。1946年，在患者Lewis体内发现该血型抗体，并以其姓氏Lewis命名。Lewis血型抗原有6个，主要抗原为Le^a和Le^b，可有3种表型，即Le（a-b+）、Le（a+b-）及Le（a-b-），以水溶性抗原形式存在于体液中，也可以吸附于红细胞表面。Lewis抗原也表达在血小板、内皮细胞和泌尿生殖系统及消化系统上皮细胞上。

1. 基因和抗原生化结构 Lewis抗原与ABH血型物质起源于共同的前体物质，抗原合成受控于*Le*基因（*FUT3*）及*Se*基因（*FUT2*），见表2-8。

*Le*基因编码的*L*-岩藻糖基转移酶将1个岩藻糖分子链接到Ⅰ型糖链次末端的*N*-乙酰葡萄糖胺上，形成Le^a抗原；*Se*基因编码的*L*-岩藻糖基转移酶将1个岩藻糖链接到Ⅰ型糖链末端的*D*-半乳糖上，形成Le^d抗原；在Le^d抗原基础上，*Le*基因编码的*L*-岩藻糖基转移酶把1个岩藻糖分子链接到Le^d链次末端*N*-乙酰葡萄糖胺上，形成有2个岩藻糖的Le^b抗原；在Le^b抗原上，若A酶转移1个*N*-乙酰半乳糖胺到Le^b抗原链末端*D*-半乳糖上，形成了A型分泌型的Le^b抗原（图2-6）。

表2-8 *Le*基因和*Se*基因共同合成Lewis抗原（O型个体）

基因型		分泌液中的抗原		红细胞表型	是否为分泌型
Lewis（*FUT3*）	分泌型（*FUT2*）	Le^a	Le^b		
Le/*Le*或*Le*/*le*	*Se*/*Se*或*Se*/*se*	+	+	Le（a-b+）	是
Le/*Le*或*Le*/*le*	Se^w/Se^w或Se^w/se	+	+	Le（a+b+）	是
Le/*Le*或*Le*/*le*	*se*/*se*	+	–	Le（a+b-）	–
le/*le*	任何情况	–	–	Le（a-b-）	–

2. Lewis抗原 除红细胞外，在人体血清、唾液、乳汁、尿液、消化液、羊水等体液中也可检测到Lewis抗原。Le^b优于Le^a吸附于红细胞表面。由于Le^b抗原数量远远多于Le^a的数量，红细胞上一般只能检测到Le^b。新生儿红细胞很少表达Lewis抗原，脐带血标本大多数表现为Le（a-b-）。妊娠期间Lewis抗原量可能减少，出现一过性的Le（a-b-）表型，甚至可能产生Lewis抗体，分娩后随着Lewis抗原的恢复，抗体逐渐消失。

3. Lewis抗体 只产生于Le（a-b-）个体的血清中，如抗-Le^a、抗-Le^b及抗-Le^{a+b}，为IgM抗体。Le（a-b+）个体一般不产生抗-Le^a，因为唾液和血浆中含有少量的Le^a抗原，可中和其抗体。

一般情况下，Lewis抗体比较常见，为自然产生的冷抗体，37℃没有活性，室温下反应强烈，可导致ABO血型定型困难。由于供者血浆中可能存在着Le^a、Le^b抗原，以及供者红细胞表面的Le^a、Le^b抗原也可以脱落释放到血浆中，这些抗原可以中和患者体液中的Lewis抗体，所以临床极少出现Lewis抗体引起的HTR。对于有Lewis抗体的患者，选择37℃交叉配血相合的血液输注即可，一般不需要选择Lewis抗原阴性的供血者。

二、MNS血型系统

MNS是第二个被发现的红细胞血型系统，ISBT命名为MNS，数字序列为002。目前已确认MNS血型抗原有46个，常见抗原为M、N、S、s、U等。

1. 基因和抗原生化结构 MNS血型系统抗原由位于4号染色体上两个紧密连锁的*GYPA*和

GYPB 基因编码形成，分别编码血型糖蛋白 A（glycoprotein A，GPA）和糖蛋白 B（glycoprotein B，GPB）。MNS 血型抗原为红细胞表面唾液酸糖蛋白成分，GPA 主要携带 MN 抗原，GPB 主要携带 Ss 抗原和少量 N 抗原（图 2-7a）。MN 是一对等位基因，共显性遗传性状。M 与 N 抗原差异体现在个别位点氨基酸的不同：前者第一位是丝氨酸，第五位是甘氨酸；后者第一位是亮氨酸，第五位是谷氨酸（图 2-7b）。S 和 s 抗原区别在于 GPB 肽链第 29 位氨基酸的不同：S 抗原是蛋氨酸，s 抗原是苏氨酸。

2. 抗原抗体性质　MNS 血型抗原为带负电荷的唾液酸糖蛋白，木瓜酶、菠萝酶等对其具有破坏作用，临床不宜使用酶法开展 MNS 血型抗原抗体检测。

（1）抗原特性：①MN 产生较早，胚胎期可检测，Ss 出生后才可检测。②MN 十分稳定，耐高温、高压，可反复冻融。③MNS 系统抗原是补体、细菌、病毒的受体。④MN 抗原存在着剂量效应，纯合子比杂合子抗原强。⑤M 抗原具有类 N 特异性，由于 M 型红细胞上存在有类似 N 抗原的受体，抗-N 可被 M 型红细胞吸收。⑥MNS 系统还有一些低频抗原和高频抗原，如 Mi 亚血型系统 MiⅢ，在白种人和非洲人中很少见，但中国人约占 7.3%，泰国人约占 10%。

（2）抗体特性：临床常见的抗体有抗-M、抗-N、抗-S、抗-s 等。①抗-M 大多为 IgM 抗体，偶见因输血或细菌感染而产生 IgG 抗体。②抗-N 比较罕见，多数是 IgM，在 25℃以上失去活性。③抗-S 和抗-s 通常是非补体结合的 IgG 抗体，能够引起 HDN 和 HTR。④在中国香港和台湾，抗-MiⅢ是除了抗-A、抗-B 以外的最常见血型抗体，可引起 HDN 和 HTR。目前在东南亚地区抗体筛选细胞包括 MiⅢ抗原。

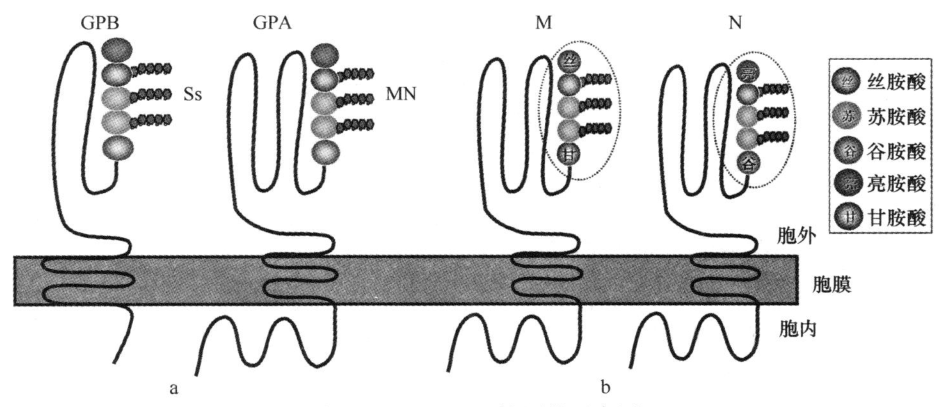

图 2-7　MNS 血型抗原的示意图

三、P1PK 血型系统

P1PK 是第三个被发现的红细胞血型系统，包括 P1、P、P^k 抗原，均由不同的合成酶通过阶梯式增加糖分子形成，而后与脂质相连形成直链结构（图 2-8），在血型血清学和生物化学方面紧密关联，故统称为 P1PK 血型系统。这些抗原的存在或缺失组合和相互作用，产生 P_1、P_2、P^k、P、p 五种表型。P 血型系统只包括 1 个抗原，即 P1；P1 抗原阴性时称为 P_2。P1、P、P^k 抗原均缺失时为 p。

1. 基因和抗原生化结构　P1PK 血型系统基因位于 22 号染色体，编码不同的合成酶，在不同受体底物终端添加相同/不同的糖分子，负责抗原 P1、P、P^k 和 PX2 的合成。P1 合成酶，即 α-半乳糖基转移酶，以红细胞糖苷脂为底物，合成 P1 抗原。P^k 抗原合成酶也属于 α-半乳糖基转移酶，以半乳糖基神经酰胺为底物合成 P^k 抗原。P 合成酶是 β-1，3-*N*-乙酰基半乳糖氨基转移酶，以 P^k 为底物合成 P 抗原。

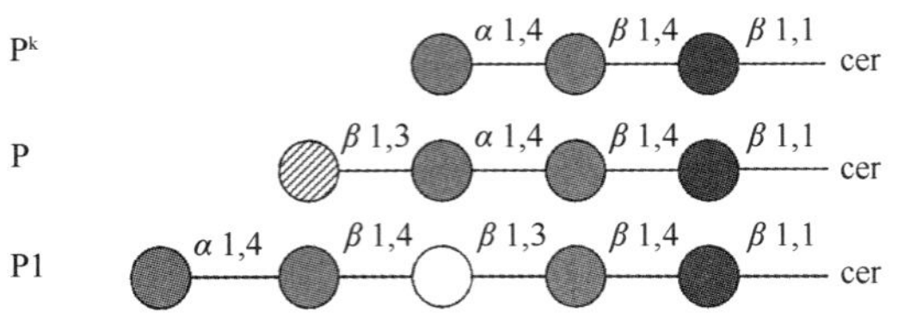

○ N-乙酰葡萄糖胺　Cer 半乳糖基神经酰胺

● 葡萄糖　D-半乳糖　N-乙酰半乳糖胺

图 2-8　P1PK 血型抗原的示意图

2. 抗原抗体特性　在不同地区、种族人群中P1PK 血型抗原差异较大，白种人 P1 约占 80%，亚洲人约占 30%。P1 抗原除表达在红细胞上，粒细胞、淋巴细胞、单核细胞上也有表达。婴幼儿时期，P1 抗原尚未发育成熟，7 岁以后逐步发育完全。包囊虫囊液或鸽卵蛋清中含 P1 物质，目前已广泛用于中和试验、抗-P1 单抗的制备。P 抗原是红细胞糖苷脂，在出生时已发育完全，所有红细胞均表达。P 抗原是微小病毒 B19 的细胞受体，B19 通过 P 抗原偶尔引起红细胞生成严重失调。而 p 阳性个体对 B19 有天然抵抗力，即该病毒对 p 阳性个体的骨髓细胞及红细胞克隆无细胞毒作用。P^k 是红细胞三糖神经酰胺抗原（CD77），与 p 一样，红细胞上极罕见表达。

抗-P1 较常见，常出现在 P_2 个体血清中，通常是 IgM 抗体，25℃以上无活性，临床无须挑选 P1 抗原阴性的红细胞进行输血。若抗-P1 在 37℃有活性，应选择 P1 抗原阴性的血液进行输血，避免发生 HTR。临床偶见抗-P1 引起溶血、抗-P1P^k（抗-Tja）引起 HDN 的报道。p 表型个人缺乏 P1、P、P^k 抗原，血清中存在着抗-PP1P^k，可以与 p 表型以外的红细胞反应，导致早期流产和 HDN。抗-P 是 P^k 体液中存在的 IgM 抗体，在补体参与下可使 P 阳性红细胞发生溶血。儿童感染病毒后，血清中可发现双相溶血素抗-P，在低于 20℃时与红细胞结合并激活补体，当温度升至 37℃时又与红细胞分离并脱落到血浆中，引起阵发性冷性血红蛋白尿。

四、I 血型系统

I 血型系统 ISBT 命名为 I，数字序号为 027，只有 1 个抗原（I），由 6 号染色体 *I* 基因编码的 *N*-乙酰葡萄糖胺转移酶转移 *N*-乙酰葡萄糖胺间接产生。i 抗原是非分支状直链结构，I 抗原是多价的分支多糖结构（图 2-9）。红细胞膜上的 Ii 抗原是从 i 抗原发育成为 I 抗原。婴儿红细胞膜有大量的 i 抗原，缺乏 I 抗原，2 岁时 i 抗原渐渐减少 I 抗原逐渐生成，成人红细胞膜上为 I 抗原。红细胞膜上普遍存在 I 和 i 抗原，两者结构密切相关，共有的表位是半乳糖或者 II 型前体链，也是 ABO、Lewis 等血型抗原的基础物质（i 抗原→I 抗原→H 抗原→A/B 抗原）。

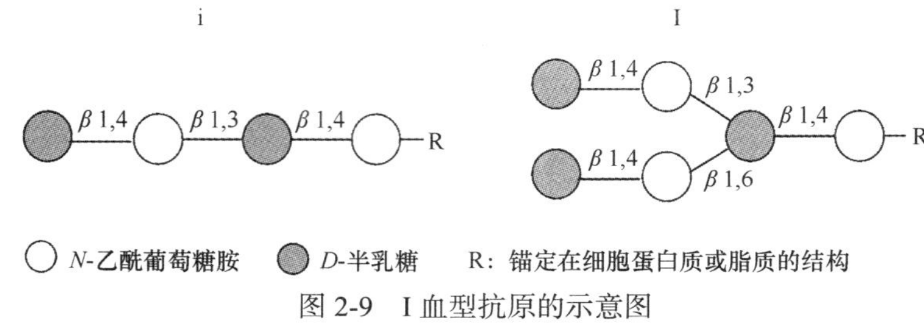

图 2-9　I 血型抗原的示意图

多数成人血清有抗-I，为 IgM 冷自身抗体，室温下可引起红细胞非特异性凝集，影响 ABO 血型鉴定、交叉配血等输血前检查。少数人终生保持 i 表型，可以产生同种抗-I。抗-I 与脐血几乎无反应。肺炎支原体感染引起的冷凝集综合征，产生大量自身抗-I，可导致严重的 AIHA，若患者输血需要预热血液。遗传性有核红细胞增多症是获得性或先天性 N 糖基化缺陷，i 抗原明显增多，伴有慢性溶血。另外，抗-HI 也是冷抗体，可与表达有 H 和 I 抗原的红细胞发生凝集反应，与红细胞的凝集强度为：$O_{成c} > B_{成c}$ 或 $A_{成c} > O_{脐c}$。抗-i 很少见，也为 IgM 型冷自身抗体，与脐血和 i 成人红细胞能发生较强的免疫反应。由 EB 病毒或 CMV 病毒导致的传染性单核细胞增多症可出现

一过性的抗-i，可能与病毒感染有关。

五、Lutheran 血型系统

Lutheran 血型系统 ISBT 命名为 LU，数字序号为 005，目前已确定抗原有 20 个，主要抗原为 Lu^a（LU1）、Lu^b（LU2）。*LU* 基因位于 19 号染色体，编码形成 Lutheran 糖蛋白，是由 597 个氨基酸组成的多肽链，单次穿过红细胞膜，成熟 LU 蛋白有 5 个二硫键，胞外属于免疫球蛋白超家族功能区。Lu 抗原对胰蛋白酶和糜蛋白酶敏感，而对木瓜酶不敏感，可被二硫苏糖醇（DL-Dithiothreitol，DTT）、2-巯基乙醇（2-mercaptoethanol，2-Me）等破坏。LU 系统抗原在脐带血红细胞上表达很弱，常被认为是 Lu（a-b-），到 15 岁左右逐步发育成熟，达到成人水平。Lutheran 抗原广泛表达在人各种细胞和组织上，如表达在完整的膜糖蛋白与基质细胞黏附分子（CD239）上，与细胞内核纤蛋白结合，具有黏附和介导细胞内信号传递功能。

Lu 抗体以 IgM 为主，IgG、IgA 抗体相对较少。抗-Lu^a 可自然产生，也可通过妊娠和输血等免疫产生。抗-Lu^b 较罕见，均由妊娠和输血产生。一般认为 Lu 抗体临床意义不大，偶尔引起轻微溶血和 HDN。

六、Kell 血型系统

Kell 血型系统 ISBT 命名为 KEL，数字序号为 006，目前已确认的 KEL 抗原有 35 个，主要抗原有 K、k、Kp^a、Kp^b 等。*KEL* 基因位于 7 号染色体，编码 732 个氨基酸形成Ⅱ型糖蛋白。Kell 血型抗原对水解二硫键的试剂敏感，DTT 可通过破坏二硫键而使 Kell 血型抗原失活。

Kell 血型抗原性较强，可通过免疫产生 IgG 类抗-K、抗-k，引起严重的急性、迟发性 HTR 和 HDN。白种人 k 阳性者约占 10%，白种人可免疫产生抗-K。中国人群 100%k 抗原阳性，抗-K 在中国汉族人群中不易产生。Kell 血型抗-Kp^a、抗-Kp^b、抗-Js^a 及抗-Js^b 均较抗-K 少见，也可发生 HTR 和 HDN。如果患者有 Kell 系统抗体，应选择相应抗原阴性且交叉配血相合的血液进行输血。由于 Kell 血型抗原带正电荷，该血型抗原抗体检测不宜使用凝聚胺方法（详见本章第六节），应使用抗人球蛋白方法进行检查。

七、Kidd 血型系统

Kidd 血型系统 ISBT 命名为 JK，数字序号为 009，有 3 种抗原，即 Jk^a（JK1）、Jk^b（JK2）和 JK3，形成 Jk（a-b+）、Jk（a+b-）、Jk（a+b+）和 Jk（a-b-）4 种表型。Jk 抗原由位于 18 号染色体的 *JK* 基因编码产生，抗原载体分子为 391 个氨基酸，表达在红细胞、中性粒细胞和肾脏细胞上，体液中未发现有可溶性的 Jk 抗原。Kidd 糖蛋白是尿素转运蛋白分子，Jk 抗原可溶解在 2 mol/L 尿素中，但 Jk（a-b-）细胞能较长时间抵抗这种溶解作用，故可通过这个特性筛选出 Jk（a-b-）细胞。Jk（a-b-）个体接受免疫刺激可以产生抗-JK3。Jk 抗体不多见，由免疫刺激产生的 IgG 抗体，如抗-Jk^a、抗-Jk^b 等，可以引起 HTR 和中等程度的 HDN。抗-Jk^a、抗-Jk^b 易消失，输血前很难检测，特别是严重的迟发性 HTR 病例，应高度怀疑有 Jk 抗体。若 Kidd 血型抗原产生回忆性免疫反应，Jk 抗体迅速产生，破坏外周血液中的红细胞，表现为严重的溶血反应。

八、Duffy 血型系统

Duffy 血型系统 ISBT 命名为 FY，数字序号为 008，共有 6 个抗原，即 Fy^a、Fy^b、Fy3、Fy4、

Fy5、Fy6，主要抗原为 Fy^a、Fy^b；可有 4 种表型，即 Fy（a-b+）、Fy（a+b-）、Fy（a+b+）及 Fy（a-b-），在不同地区和种族中分布不同。Duffy 血型基因位于 1 号染色体上，靠近 *RH* 基因包含两个外显子，其中 1 个外显子编码 FY 糖蛋白，形成由 338 个氨基酸组成的多肽链，7 次贯穿红细胞膜。FY 糖蛋白可在多种细胞上表达，是红细胞趋化因子，也是间日疟原虫的受体，间日疟原虫的裂殖子能够通过 Fy 抗原结合到红细胞表面，入侵并破坏红细胞。非洲西部多数人红细胞是 Fy（a-b-）表型，能抵抗疟原虫感染。虽然非洲人红细胞缺乏 Fy 抗原，但在其他组织上也表达 Fy 抗原，所以这类人群不产生抗-Fy^b。

通过输血或者妊娠免疫刺激可产生 IgG 抗体，其中抗-Fy^a 比较常见，抗-Fy^b 比较少见，其他抗体较罕见。抗-Fy^a 能引起中、重度 HDN 和急性、迟发性输血反应。抗-Fy^b 引发的免疫反应弱于抗-Fy^a，较少引起急性溶血反应。抗-Fy3 可以存在于 Fy（a-b-）个体血清中，可引起急性、迟发性 HTR。

FY 糖蛋白抗原对有些蛋白酶敏感，如木瓜蛋白酶、菠萝蛋白酶和无花果酶，可破坏 Fy 抗原，但胰蛋白酶不影响其抗原结构。所以，临床开展 Duffy 血型系统抗原抗体检测，应慎用酶技术。

九、Diego 血型系统

Diego 血型系统 ISBT 命名为 DI，数字序数为 010。Diego 血型系统基因位于 17 号染色体，编码产生 Di 抗原，共有 21 种抗原，包括 Di^a 和 Di^b、Wr^a 和 Wr^b，以及 17 种低频抗原。Di^a 和 Di^b 是最主要的 2 种抗原。Di^b 是高频抗原，Di^a 抗原分布具有种族差异，主要存在于蒙古人种中。中国汉族人群中 Di^a 频率约为 2%～5%，南美洲印第安人 Di^a 抗原频率约为 36%，白种人和澳洲土著人群该抗原极为罕见，表型为 Di（a-b+）。Di 抗原出生时已经发育成熟，是重要的人类学标记。Diego 血型抗体基本上都是免疫产生的 IgG 抗体，抗-Di^a 较多见，抗-Di^b 较少见。抗-Di^a 和抗-Di^b 都可以导致 HDN 和 HTR。

【案例 2-5】

冷抗体抗-P1 影响血型鉴定

病例资料

孕妇，30 岁，孕 12 周，孕 2 产 1，产科门诊常规血型检查时发现 ABO 血型正反定型不一致。

1. 实验室检查

（1）血型鉴定：B 型？反定型为何还有弱抗-B？案例表 2-5-1。

案例表 2-5-1 血型鉴定

温度	正定型			反定型			
	抗-A	抗-B	抗-D	Ac	Bc	Oc	自 c
室温	-	4+	4+	4+	1+	1+	-
4℃	-	4+	4+	4+	2+	2+	-

（2）不规则抗体检查：抗体筛查结果为阳性；血清抗体鉴定时发现，在盐水介质中受检者血清中有抗-P1。

（3）P 系统血型定型：P_2 型。

2. 结果　孕妇 B 型，RhD 阳性，P_2 型，血清中有 IgM 型抗-P1。

3. 结果解析

（1）本案例ABO血型正反定型不一致，正定为B型，但血清与Bc、Oc发生反应，降低温度后凝集增强，猜测血清中有冷抗体和（或）不规则抗体存在，但冷自身抗体也应导致自身细胞凝集，但本案例中受检者自身细胞没有凝集，初步可以排除自身冷抗体（如抗-H、抗-HI、抗-I）。

（2）由于孕妇既往有孕产史，不规则抗体筛查与鉴定时发现其血清中有抗-P1。抗-P1一般是冷抗体，与P1阳性细胞（反定型中的Bc、Oc）可发生凝集反应，凝集较弱，温度超过25℃时凝集消失。冷抗体抗-P1室温可引起ABO血型正反定型不一致，也可影响交叉配血试验。

4. 拓展问题及讨论

（1）临床较易出现的冷抗体有哪些？如何进行鉴别？

（2）如何区分自身冷抗体和同种冷抗体？

第五节　多凝集红细胞

红细胞膜发生了异常改变后，能与所有成人血清发生凝集反应，该种红细胞称为多凝集细胞。在临床上，针对多凝集细胞，若开展血浆或者血浆制品输血治疗，可发生严重的HTR。微生物感染和遗传因素可以诱发红细胞产生多凝集现象。

一、微生物引起的多凝集

伤口感染，消化系统或呼吸系统感染，肠梗阻或其他伤害肠壁完整性的病理学情况，恶性肿瘤，以及微生物引起的菌血症等，微生物或者微生物酶通过肠壁或其他方式进入血液循环修饰红细胞膜，红细胞体外试验呈现多凝集现象。例如，产气荚膜杆菌、霍乱弧菌、肺炎双球菌、流感病毒等能够产生唾液酸酶，作用于红细胞并切除GPA和GPB上的唾液酸四糖分子，减弱或去除MN血型系统的M、N抗原，暴露出T或Tn抗原，使红细胞出现多凝集。肺炎双球菌细菌酶可使儿童患肺炎后出现溶血性尿毒症。与成人比较，婴幼儿容易产生T抗原激活红细胞，婴幼儿应注意呼吸道、肠道疾病。T抗原也可暴露于白细胞、血小板和肾小球上，引起血小板减少、溶血性贫血及肾功能衰竭等。水中棒状杆菌唾液酸酶可以激活红细胞Th抗原，出现Th多凝集。临床上还曾发现有些细菌酶使红细胞暴露Tk抗原，同时减弱ABO、I、P抗原，出现Tk多凝集现象，一般多伴有获得性B，主要是由于革兰阴性细菌感染，红细胞获得了“类B”抗原的活性，常见于A_1型肠道疾病患者。当然，微生物引起的多凝集现象是短暂的，当感染得到控制后多凝集现象也随之减弱、消失。

二、其他多凝集

基因突变、遗传因素等也可导致红细胞多凝集。例如，HSC发生突变，导致寡糖生物合成阻断，可产生Tn多凝集。T抗原的前体分子为Tn抗原，T抗原又是唾液酸糖蛋白双唾液酸四糖的前体。由于缺乏T转移酶（β-3-*D*-半乳糖基转移酶），Tn单糖结构不能转为T双糖结构，红细胞出现了Tn抗原，唾液酸含量减少，M和N抗原量减少，产生Th多凝集。Tn多凝集常伴有溶血性贫血、白细胞减少和血小板减少。先天性发育不全性贫血和先天性脊髓发育不全患者中可发现Th激活的红细胞，在无偿献血者中偶见Tn阳性红细胞。木瓜酶处理红细胞可以破坏Tn抗原。一些频率很低的抗原，如Cad、HEMPAS、NOR等，可产生遗传性多凝集。例如，一般情况下，正常人血清中含有抗-Cad，所以Cad阳性红细胞被认为是多凝集红细胞。

（庞桂芝）

第六节　输血前的实验室检查

输血是临床一种重要的不可替代的治疗手段，尤其对大出血、严重贫血患者尤为重要，但不恰当的血液或血液制剂输注不仅起不到治疗作用，还有可能引发严重的后果，甚至危及患者生命。因此，供血单位（血液中心或中心血站）必须为临床提供安全、合格的血液成分；临床用血单位（输血科或血库）输血前需要结合患者病史，开展输血相容性检查，如红细胞血型鉴定、抗体筛查、交叉配血试验，确保临床输血安全、合理、有效。

一、标本要求

用于输血前检查的标本必须为静脉血，枸橼酸钠、EDTA-K_2 抗凝的静脉血或者非抗凝静脉血均可。血液标本应标记清楚，标识唯一；用于交叉配血的标本必须能代表患者当时的免疫状况，一般为 3 天内的标本；稀释后的红细胞、血清或血浆标本只限当天使用；输血相容性检查前的标本不能出现凝集、溶血现象；配血后的标本必须在 4℃冰箱中保存一周。

二、红细胞血型鉴定

人类血型系统纷繁复杂，血型不合的输血可导致同种免疫反应，出现临床输注无效或急性、迟发性输血不良反应。ABO、Rh 血型系统是两个重要的红细胞血型系统，抗原性很强，与临床输血关系最为密切，输血前一般常规检查 ABO、RhD 血型，主要通过血清学鉴定，也可通过分子生物学进行基因分型。

（一）血清学鉴定

1. ABO 血型鉴定　利用抗原抗体特异性反应的原理，使用已知的 ABO 特异性抗体检查红细胞上的未知 ABO 抗原，使用已知抗原阳性的红细胞检查血清中有无 ABO 血型抗体，具体鉴定原理详见第二章第二节。

（1）鉴定方法：临床上一般使用生理盐水、凝胶等介质通过试管法、玻片法、微量板法和微柱凝胶卡法等进行检查。

1）生理盐水法：试管法、玻片法、微量板法均可在生理盐水介质中开展红细胞抗原抗体反应试验，故又称盐水法。ABO 血型系统抗体以 IgM 为主，属于完全抗体，分子量较大，在室温生理盐水介质中能与相应红细胞抗原特异性结合，出现肉眼可见的凝集现象。以试管法为例，凝集强度的判断标准见表 2-9。

表 2-9　试管法凝集强度的判断标准

现象	反应强度	计分
背景清晰，一个大凝块，无游离的红细胞	4+	12
背景清晰，数个较大凝块和部分小凝块，无游离的红细胞	3+	10
背景清晰，凝块较小较多，游离红细胞较少	2+	8
背景混浊，凝块较细小较多，游离红细胞较多	1+	5
肉眼呈小颗粒样，显微镜下有细小凝块	±	2
背景混浊，肉眼和显微镜下均无凝集	–	0

续表

现象	反应强度	计分
背景清澈透明红色，液体中无红细胞凝块	完全溶血	/
背景清澈透明红色，液体中有红细胞凝块	不完全溶血	/
既有红细胞凝块，又有散在游离的红细胞	混合凝集	/

2）微柱凝集法：利用分子筛技术和免疫学技术，将特定配比的玻璃珠或葡聚糖凝胶颗粒填充于检测管中，制成微柱凝胶卡（图 2-10a），在试剂卡的各个反应柱内发生红细胞抗原和抗体反应（图 2-10b），在一定离心力的作用下，分离凝集和未凝集的红细胞，凝集的红细胞无法通过介质间隙，被留在反应柱的最上端，为阳性反应；而未凝集的单个红细胞在离心力作用下通过介质到达反应柱的最下端，为阴性反应，这样非常直观地将凝集和未凝集的红细胞分开，可以通过肉眼直接观察结果（图 2-10c），也可使用自动化血型分析仪直接判读结果（图 2-10d）。微柱凝集卡法结果判读明显优于传统的玻片法和试管法，且反应结果可以长期保存，主要用于 ABO、Rh 血型定型，也可以用于不规则抗体的筛选、鉴定和交叉配血等试验。微柱凝集卡式凝集强度的判断标准见图 2-11。

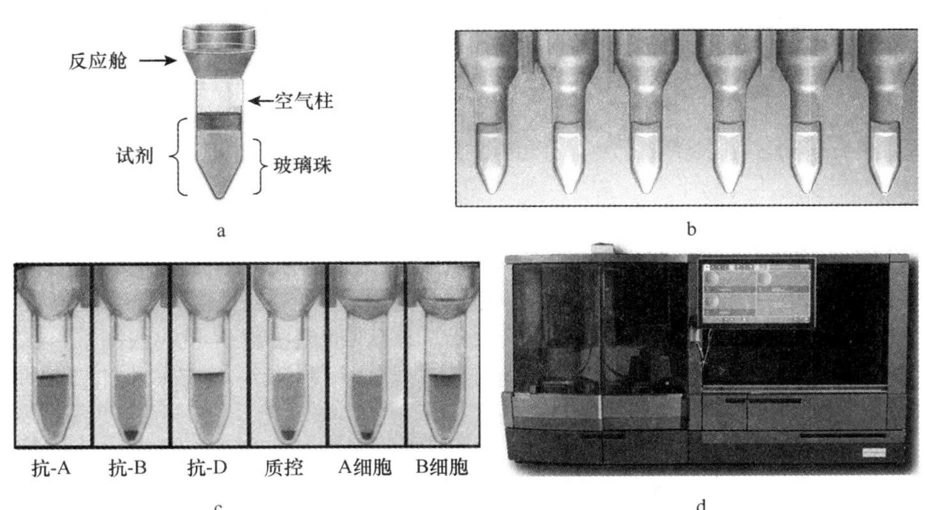

图 2-10　微柱凝集方法用于血型鉴定

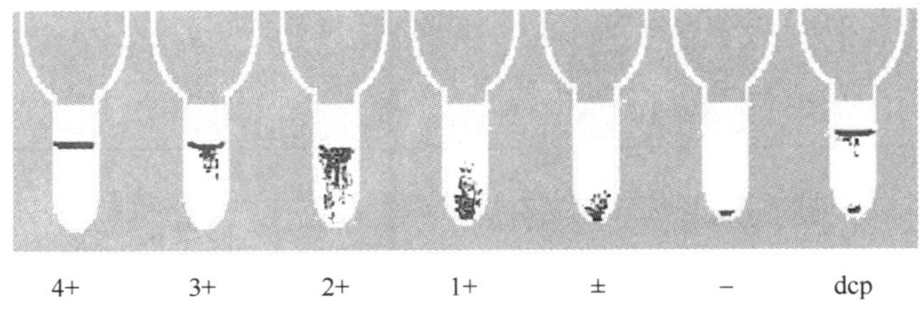

4+：红细胞复合物位于介质表面；
3+：大部分红细胞复合物位于介质表面；少部分位于介质中上部；
2+：大部分红细胞复合物位于介质中部；少部分位于介质中上部；
1+：大部分红细胞复合物位于介质底部；少部分位于介质近底部；
±：同阴性结果对比，还有少许红细胞复合物位于介质近底部，可疑为阳性；
−：红细胞完全沉积在介质尖底部；
两群细胞(dcp)：介质表面和其管尖底部均有红细胞。

图 2-11　微柱凝集卡的凝集强度判断标准

（2）质量控制：严格按操作规程进行血型鉴定，对ABO血型正反不符的标本，需要分析原因，具体流程如图2-12。

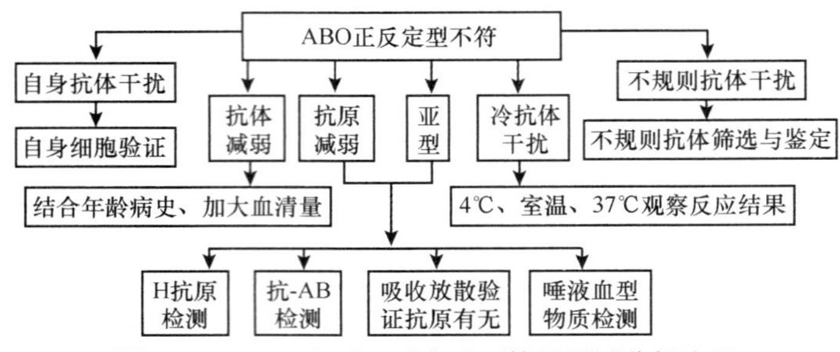

图2-12 ABO血型正反定型不符的原因分析流程

1）试管法：①所用器材必须清洁干燥，试管、滴管口径一致，一次性使用，防止交叉污染。②试剂质量、性能符合要求，于2～8℃保存，使用前需要平衡至室温。③血液标本应新鲜，无细菌污染，无溶血。④标本和试剂比例要合适，应先加抗体（血浆或血清），后加红细胞悬液，防止血清或抗体漏加。⑤严格按操作规程控制离心速度和时间，防止假阳性和假阴性。⑥离心后先在光线良好的白色背景下观察上清液有无溶血（溶血结果视为阳性），然后再轻弹试管观察有无凝集，弱凝集结果必须在显微镜下予以确认。⑦实验后标本置于2～8℃冰箱中保存7天，以备复查。

2）玻片法：①对器材、试剂、标本等的要求同试管法。②混匀需充分，转动玻片动作要轻缓。③室温太高细胞悬液易干涸，避免将玻片边缘干涸聚集的红细胞误认为抗原抗体反应的凝集。④反应时间应充分，避免较弱凝集结果的误判。⑤弱凝集必须用显微镜予以确认。

3）微量板法：①标本要求新鲜，避免脂血和溶血，否则可导致假阴性。②反定型不符时，应用常规方法进行确认，可能是亚型、弱抗体或假凝集等情况。

4）微柱凝集卡法：①标本新鲜，避免红细胞破碎或细菌污染引起的假阳性。②建议使用EDTA-K_2或枸橼酸钠抗凝的血浆标本，血清标本应完全去除纤维蛋白，按说明书要求调整红细胞浓度。③按临床操作规程要求的比例加样。④试剂卡应于4℃冰箱竖立保存，使用前须平衡至室温，检查凝胶中有无气泡、卡液面是否干涸、卡封口是否完整，使用前需要离心处理以避免凝胶卡运输或放置过程中产生气泡。⑤使用微柱凝集卡进行ABO血型鉴定时，须先向检测管内加红细胞悬液，再在其上滴加血浆或抗体试剂，严格按说明书要求加样，加样动作轻柔，不能穿过空气柱。

（3）方法学评价：ABO血型鉴定方法各有利弊，详见表2-10。

表2-10 ABO血型鉴定的方法学评价

鉴定方法	优点	缺点
玻片法	操作简单，无需离心处理，常用于大规模普查和POCT检查	灵敏度差、费时，弱凝集易被误定阴性，不适用反定型检查
试管法	结果敏感、可靠，损伤用时短，适用于急诊；离心增强凝集反应，可发现较弱反应，结果可半定量；临床较常用	操作较玻片法复杂
微量板法	可自动化、标准化，适用于血液中心（或中心血站）大批量标本血型鉴定	自动鉴定需要特殊设备
微柱凝集卡法	快速、简便、灵敏、结果可靠、易于判定，操作自动化和标准化，结果扫描后可长期保存，临床应用广泛	需特殊试剂和器材，成本较高；假阳性率高

（4）临床意义：①用于输血前检查：输血前先鉴定供受者的ABO血型，以便进行ABO同型配血和输血。②移植前检查：器官移植和干细胞移植最好选择供受体ABO同型，避免受体内的血

型抗体作用于移植物血管内皮表面的 ABO 血型抗原，降低超急性排斥反应，以便成功移植。③诊断 ABO-HDN：母子 ABO 血型是否相合，初步预测 HDN 患病的可能性。④ABO 血型鉴定还可用于血型遗传学研究、法医学鉴定、亲子鉴定以及某些疾病的相关调查等。

2. Rh 血型鉴定　Rh 血型也是临床较重要的血型系统，其血型抗原性仅次于 ABO 血型。临床一般采用已知特异性抗体（或标准血清），如抗-D、抗-C、抗-E、抗-c、抗-e，检查红细胞上有无相应的 Rh 血型抗原，尤其 RhD 抗原是临床常规检查项目。红细胞膜上有 D 抗原者为 Rh 阳性，无 D 抗原者为 Rh 阴性。针对弱 D、部分 D 或 D_{el} 等 D 变异型需要应用不同厂家或批号的试剂予以证实抗原有无。Rh 血型鉴定方法（图 2-10）和质量控制类似于 ABO 血型。临床意义详见第二章第三节。

3. 其他红细胞血型鉴定　用已知特异性抗体（或标准血清），如 MNS 血型试剂（抗-M、抗-N、抗-S、抗-s）、P1PK 血型试剂（抗-P）、Kell 血型试剂（抗-K）、Kidd 血型试剂（抗-Jk^a、抗-Jk^b）等抗体检查红细胞上有无相应血型抗原。

4. ABO 亚型鉴定　ABO 血型以 A 亚型居多，A 亚型主要以 A_1、A_2 亚型为主，其抗原性很强，与抗体反应可出现较强的凝集现象。A_3、A_x、A_m、A_{el} 等亚型红细胞上 A 抗原数量很少，A 抗原性很弱，但其 H 抗原表达强于正常 A 和（或）B 型，弱于正常成人 O 型。A 抗原无法常规检出，甚至使用人源多克隆抗体、高效价的单克隆抗体都无法检出，必须通过更为敏感的血清学试验进行检查，如吸收放散试验、唾液血型物质检查和红细胞上 H 抗原强弱鉴别等。

（1）吸收放散试验：吸收试验和放散试验均可用于 ABO 亚型的鉴定。

1）吸收试验：被检红细胞与已知效价的血清抗体反应后，血清中的抗体部分被红细胞上的弱抗原吸收，比较吸收前后血清抗体效价的变化，间接证明被检红细胞上有无相应抗原及其强度，判断被检红细胞是否为亚型及其种类。

2）放散试验：利用抗原与抗体可逆性结合的原理，改变物理条件（56℃下放置 10 分钟）后，可把致敏在红细胞上的抗体释放出来，然后用已知抗原的红细胞（如酶处理的 Ac、Bc、Oc）检查放散液中的抗体强度及其类型，用于判定受检红细胞的 ABO 亚型。

以 A 亚型为例，通过吸收放散试验判断红细胞上抗原的有无，见图 2-13。

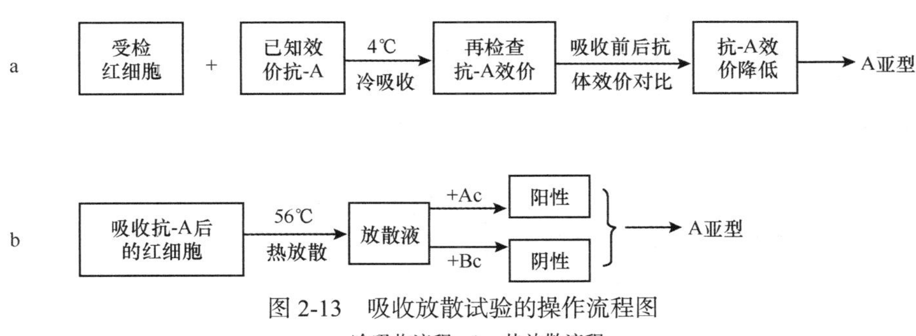

图 2-13　吸收放散试验的操作流程图

a：冷吸收流程；b：热放散流程

3）临床意义：可用于鉴定 ABO 亚型，确证 HDN、AIHA 和鉴定免疫性输血反应的特异性抗体，除去血清中不需要的抗体，分离鉴定混合抗体，浓缩低效价抗体，以及通过先吸收再放散以鉴定或制备单特异性抗体。①吸收试验包括冷吸收（4℃）和热吸收（37℃），前者主要是针对 IgM 抗体，多用于 ABO 亚型的鉴定；后者针对 IgG 抗体，母体 IgG 抗体通过胎盘致敏在胎儿红细胞上，可导致 HDN。②放散试验包括热放散（56℃）和化学试剂放散（如乙醚放散、磷酸氯喹放散等），热放散多用于 ABO 亚型的鉴定和诊断 ABO-HDN；化学试剂放散主要是针对 Rh 或者其他红细胞血型系统 HDN 的诊断，以及混合 IgG 抗体的鉴别。乙醚放散过程中红细胞几乎全部被破坏，无法再进行抗原检查，而磷酸氯喹放散方法红细胞不被破坏。

（2）凝集抑制试验：某些 ABO 亚型抗原以可溶性的形式存在于血液、唾液、尿液等体液中，也可以非溶解的形式存在于骨骼、皮肤、毛发等组织中。体液中的 ABO 抗原，又称为血型物质，可以与相应抗体结合。为了检测血型物质，先用特异性抗体与之结合，然后用已知抗原的红细胞验证特异性抗体是否被血型物质中和。若红细胞没有发生凝集反应，说明体液中的血型物质中和了特异性抗体；若红细胞发生凝集反应，说明红细胞与特异性抗体发生了反应，体液中无相应的血型物质。因此，这种反应称为凝集抑制试验，主要用于 ABO 亚型鉴定，唾液、毛发中血型物质检查，以及分泌型和非分泌型个体的鉴别。凝集抑制试验具体操作流程见图 2-14。

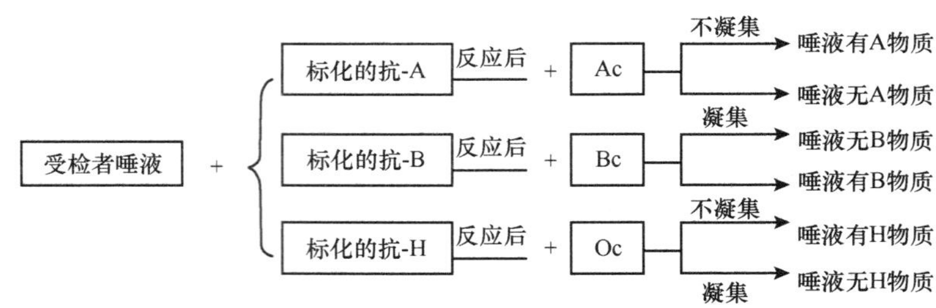

图 2-14　凝集抑制试验的具体操作流程图

（3）红细胞 H 抗原检查：ABO 亚型红细胞上 H 抗原表达强于正常 A 型或 B 型，弱于 O 型。只需使用抗-H 试剂检查红细胞上 H 抗原表达情况，就可以确认受检者是否为 ABO 亚型。

（二）分子生物学鉴定

临床分子生物学技术作为血清学技术的补充，二者各有优势，不能相互取代。例如，血型血清学无法明确判定的 ABO 亚型，为避免 HDN 而开展的无创性产前血浆胎儿游离 DNA 检测，某些血型基因遗传多态性调查，亲子鉴定和法医学鉴定等，均可通过分子生物技术进一步确认。血型分子生物学检测方法很多，如序列特异性引物 PCR 技术（PCR-sequence specific primer，PCR-SSP）、限制性内切酶片段长度多态性 PCR 技术（PCR-restriction fragment length polymorphism，PCR-RFLP）、PCR-SSCP、PCR-SSOP、PCR-RDB、PCR-DNA 测序及 PCR 指纹图等，其中 PCR-SSP、PCR-RFLP 临床比较常用，主要用于红细胞血型系统（如 ABO、Rh、MNS 等）、白细胞 HLA 和人类血小板同种抗原（human platelet alloantigens，HPA）的基因分型和遗传多态性调查。

1. PCR-SSP　通过能够识别特定等位基因的特异引物，PCR 扩增检测基因序列多态性的一种方法。

（1）基本原理：根据决定某等位基因的碱基性质，设计出一系列 3′端第一个碱基分别与各等位基因的特异性碱基相配对的序列特异性引物，在 PCR 反应时，只有 3′端第一个碱基与决定特定等位基因碱基互补的引物才能实现 DNA 片段的完全复制，最后根据是否有 PCR 产物进行等位基因的分型。

（2）操作步骤：设计引物→PCR 扩增→电泳分开 DNA 片段→结果判断。

（3）方法学评价：操作简便、快速，结果直观，用时较短，一般 3 小时内可取得分型结果，灵敏度、特异性较高，适用于小批量标本的检测。

2. PCR-RFLP　用特异性 PCR 引物扩增目的基因，由于特定位点的碱基突变、缺失或插入，特定位点无多态性，需对 PCR 扩增片段进行酶切处理，以检测其多态性。

（1）基本原理：PCR 扩增目的 DNA，用特异性内切酶消化切割扩增产物成不同大小片段，经琼脂糖凝胶电泳分离酶切产物。不同等位基因的限制性酶切位点分布不同，进而产生不同长度的 DNA 片段条带，分析受检标本的基因多态性。

（2）操作步骤：设计引物→扩增 DNA→限制性内切酶酶切 DNA→凝胶电泳分开 DNA 片段→

结果判断。

（3）方法学评价：此法简便，分型时间较短，准确性、重复性好，大大提高了目的DNA的含量和相对特异性。但由于内切酶的使用，相应增加了研究成本，限制了该技术的广泛应用。

三、红细胞抗体检查

输血治疗前必须开展ABO、RhD血型鉴定和交叉配血试验，尤其是短期内实施了大量输血或有妊娠史、输血史的患者，还需要进行不规则抗体的筛查，以避免不规则抗体引起的输血反应。

（一）不规则抗体筛选

1. 基本原理 在多种介质（如生理盐水、酶、抗人球蛋白等）中，用一组包含有2～3人份的O型筛选红细胞与待检血清反应，根据反应结果判断待检血清中是否存在IgM、IgG型不规则抗体。在生理盐水中，IgM抗体直接发生阳性反应；在酶、抗人球蛋白等介质中，才能检测到IgG抗体。

2. 操作步骤 标记→加标本→混匀、离心→不同介质条件下观察与判断结果。为排除自身抗体干扰，需要增加自身红细胞作为对照试验。可通过试管法或微柱凝胶法进行不规则抗体筛查。

3. 结果判断 任何一种筛选红细胞发生凝集或溶血反应，即视为阳性结果，说明血清中存在不规则抗体，应进一步进行不规则抗体鉴定。自身红细胞发生阳性反应，说明血清中存在着自身抗体。由于国产O型筛查红细胞仅限3种单人份，红细胞上有可能缺乏某些不规则抗体对应的抗原，导致不规则抗体的漏检。

4. 临床意义 通过不规则抗体筛选，尽可能发现受血者血液中的不规则抗体，有效避免抗原阳性红细胞输注引起的HTR。孕妇产前不规则抗体筛查可以及时有效地进行HDN的早期预防和治疗。

（二）不规则抗体鉴定

1. 基本原理 谱细胞（8～16人份O型红细胞）与待检者血清在生理盐水、酶、抗人球蛋白等介质中反应，根据反应结果可鉴定待检血清中的IgM或IgG型不规则抗体的特异性。临床成套谱红细胞上应尽可能多地涵盖常见的具有临床意义的抗原，尽可能检出临床上常见的抗体，甚至某些稀有抗体。不同厂家的成套谱红细胞表型分布各具特点，临床可同时应用不同的谱红细胞进行检测，以避免不规则抗体的漏检。

2. 操作步骤 类似不规则抗体筛选。

3. 结果判断 依据谱红细胞抗原反应格局表，应用阴性排除原则判断抗体的特异性。单特异性抗体比较容易判断结果，而多特异性抗体或存在自身抗体时，鉴定相对较难，必要时通过红细胞吸收放散试验予以排除或确认。

（三）抗体效价测定

1. 基本原理 待检者血清（或血浆）标本用生理盐水进行倍比稀释，与相应抗原阳性的红细胞进行反应，肉眼观察凝集情况，以观察到“1+”凝集强度的最高稀释度作为判断终点，作为该血清（或血浆）的效价。临床上抗体效价测定为半定量试验，可通过试管法或微柱凝胶卡法进行检查。下面以试管法为例介绍抗体效价的具体检查方法。

2. 操作步骤 标记→血清倍比稀释→加相应抗原阳性的红细胞→离心→不同介质下观察与判断结果。

3. 结果判定及评分标准 以出现“1+”凝集的最高稀释倍数作为待检抗体的效价，并根据各稀释血清的凝集强度进行评分。评分标准详见盐水试管法血型鉴定。

4. 质量控制 为保证检测结果准确可靠，需要注意：①血清倍比稀释时，稀释液容量越小，产生的误差越大，尽可能采用较大容量血清进行倍比稀释。②血清倍比稀释时，每次取液前应先将稀释液混匀，以保证准确稀释。③盐水介质中仅能检测 IgM 抗体，若出现溶血现象，说明存在抗原抗体反应，补体被激活，提示有重要临床意义。④检测 IgG 抗体，需要先通过 2-Me 或 DDT 裂解血清中的 IgM 抗体，然后再在酶、抗人球蛋白等介质下进行检测。⑤不同介质中 IgG 抗体的敏感性不同，结果报告时应注明检测方法。

四、交叉配血试验

交叉配血试验（cross matching test）是在血型鉴定的基础上，进一步检测受血者和供血者血液中是否含有不相配合的抗原和抗体成分，包括主侧、次侧交叉配血试验。主侧配血试验：检测受血者血清或血浆中是否含有针对供血者红细胞的抗体；次侧配血试验：检测供血者血清或血浆中是否含有针对受血者红细胞的抗体。交叉配血的目的就是进一步避免因血型鉴定错误，或者因不规则抗体引起的 HTR。临床上一般选择 ABO、RhD 同型配合性的血液进行输血治疗。

（一）交叉配血技术

临床常用的配血技术有盐水法、凝聚胺法、抗人球蛋白法、酶法、微柱凝胶法等，其中盐水法仅能检出 IgM 抗体参与的抗原抗体反应，若要检测 IgG 抗体参与的免疫反应，须在盐水反应基础上再进行凝聚胺、抗人球蛋白、酶等介质下继续进行试验，以提高反应敏感性。理论依据：①红细胞表面含有丰富的唾液酸而使其带大量负电荷，在液体中红细胞相互排斥，保持约 25nm 的间距而不凝集。②IgG 抗体两个 Fab 片段的最大距离是 14nm，所以在盐水介质中 1 个 IgG 抗体只能结合 1 个红细胞，无法同时结合 2 个红细胞，导致红细胞仍处于散在游离状态，IgG 抗体与红细胞反应却无法出现肉眼所见的凝集现象。③凝聚胺、抗人球蛋白、酶、微柱凝胶等介质能促进 IgG 抗体与红细胞抗原的结合，既可以检测 IgG 抗体，也可以检出 IgM 血型抗体参与的免疫反应。

1. 盐水配血试验

（1）基本原理：IgM 抗体为五聚体，分子量较大，在盐水介质中 1 个 IgM 抗体能结合多个红细胞，并出现肉眼可见的凝集现象。通过主、次侧交叉配合试验，可判断供受血者血液中有无相互反应的红细胞血型抗原和 IgM 抗体。

（2）操作步骤：标记主侧、次侧→制备标本→加标本（先加血清，再加红细胞）→混匀、离心→观察和判断结果。

（3）结果判断：红细胞凝集或溶血都视为阳性。主、次侧红细胞均不发生凝集或溶血，表示交叉配血结果相合。

（4）质量控制：为保证交叉配血结果准确可靠，临床输血相关的医务人员应具备高度的责任心，避免人为差错事故的发生。多人份供血时，不同供血者之间也需要进行交叉配血试验。具体的质量控制要求同试管法血型鉴定。

2. 凝聚胺配血试验

（1）基本原理：红细胞表面带有大量的负电荷，在电解质溶液中吸引大量阳离子，被双层离子云围绕形成 zeta 电位。首先利用低离子强度溶液（LISS）降低溶液的离子强度，使红细胞 zeta 电位降低，减少红细胞周围的阳离子云，增加抗原抗体之间的引力。再加入高价阳离子多聚物-凝聚胺溶液，中和红细胞表面的负电荷，缩短细胞间距，形成可逆的非特异性聚集，促使 IgG 抗体参与凝集红细胞。最后加入悬浮液中和凝聚胺阳离子，仅由凝聚胺引起的非特异性凝聚会因电荷中和而使红细胞解聚集，而由 IgG 抗体介导的特异性凝聚依然存在。

（2）操作步骤：标记主、次侧→制备标本→加标本→加低离子溶液（LISS）→加凝聚胺溶液

→离心，弃上清→观察红细胞出现非特异性聚集→滴加悬浮液→再次观察是否凝集→判断结果。

（3）结果判断：轻轻摇动主、次侧管，肉眼观察凝集现象是否消失。在 1 分钟内红细胞凝集消失者为阴性，凝集不消失者为阳性。主、次侧均不凝集，表示交叉配血结果相合。

（4）质量控制：①试剂、标本质量合格。②无论标本或试剂，应先加抗体（血浆或血清），后加红细胞悬液，防止漏加抗体。③按临床操作规程要求加样和离心。④LISS 溶液加入后，适当静置 1～2 分钟以增加致敏时间。⑤凝聚胺溶液加入后，必须出现非特异性凝集，否则需要重做。⑥悬浮液中和凝聚胺阳离子后，应在 1 分钟内观察非特异性凝集是否消失。⑦由于红细胞 Kell 血型系统抗原带正电荷，溶液中的凝聚胺也带正电荷，所以凝聚胺配血试验不适合于 Kell 血型抗原抗体的检测；而黄种人 K 抗原均为阴性，一般不会产生抗-K，所以该试验方法适用于黄种人群。⑧对于肝素治疗的患者，该试验需要增加凝聚胺试剂用量，直至红细胞出现非特异性凝集为止。⑨不适用于血液透析患者的配血。⑩配血后的标本应置 2～8℃冰箱中保存 7 天，以备复查。

3. 抗人球蛋白配血试验　抗人球蛋白试验是经典的血清学方法，又称为 Coombs 试验，主要用于检测 IgG 抗体参与的抗原抗体反应，也可检测补体组分（如 C3、C4 及其片段）参与的免疫反应。抗人球蛋白试验分为直接抗人球蛋白试验（direct antihuman globulin test，DAT）和间接抗人球蛋白试验（indirect antihuman globulin test，IAT）。IAT 适用于交叉配血试验。

（1）基本原理：在盐水介质中，IgG 血型抗体可以与红细胞结合，并致敏在红细胞上，红细胞仍游离存在，不出现肉眼所见到的凝集；在此基础上若加入抗人球蛋白试剂（第二抗体）时，该二抗的 Fab 片段与致敏红细胞上的 IgG 抗体 Fc 段结合，在不同红细胞间起搭桥作用，促使红细胞聚集，呈现凝集现象。

（2）操作步骤：标记主、次侧→制备标本→加标本→混匀后 37℃孵育 30 分钟→生理盐水洗涤 3 次，弃上清→加抗人球蛋白试剂→混匀后离心→观察凝集现象→判断结果。

（3）结果判断：轻轻摇动主、次侧管，肉眼观察是否凝集，凝集者为阳性。主、次侧管均不凝集，表示交叉配血结果相合。

（4）质量控制：①试剂、标本质量合格。②无论标本或试剂，应先加抗体（血浆或血清），后加红细胞悬液，防止漏加抗体。③按临床操作规程要求加样和离心。④IgG 抗体最佳反应温度为 37℃，所以需要 37℃孵育 30～60 分钟，便于抗原抗体更好地结合。⑤红细胞洗涤必须彻底，完全去除游离的血清抗体，避免其干扰抗人球蛋白抗体的反应，防止出现假阴性结果。⑥红细胞洗涤中途不能停止，防止 IgG 抗体从红细胞上解离。⑦红细胞洗涤后要求扣干，尽可能完全去除液体，避免抗人球蛋白抗体被稀释，影响反应结果。

4. 酶法配血试验

（1）基本原理：红细胞表面含有丰富的唾液酸，带负电荷，使红细胞在液体中相互排斥而不凝集。蛋白水解酶可以消化和破坏红细胞表面的唾液酸，减少红细胞表面的负电荷，减弱红细胞之间的排斥力，缩短红细胞间距，方便与 IgG 血型抗体发生凝集反应。

（2）操作步骤：标记主、次侧→制备标本→加标本和酶→混匀后 37℃水浴 30 分钟→混匀，离心→观察凝集现象→判断结果。

（3）结果判断：轻轻摇动主、次侧管，肉眼观察是否凝集，凝集者为阳性。主、次侧管均不凝集，表示交叉配血结果相合。

（4）质量控制：①试剂、标本质量合格。②无论标本或试剂，应先加抗体（血浆或血清），后加红细胞悬液，防止漏加抗体。③严格按临床操作规程要求的比例加样和离心。④IgG 抗体的最佳反应温度为 37℃，所以需要 37℃孵育 30 分钟便于抗原抗体更好地结合。⑤临床常用的蛋白水解酶有木瓜酶、菠萝酶、无花果酶、胰蛋白酶等，易失效，应分装冻存。⑥酶技术增加 Rh、Kidd 血型系统免疫反应，但可以破坏红细胞表面的 N、M、S、Fy^a、Fy^b 等抗原，所以不适用于 MNS、Duffy 血型系统抗原抗体反应。

5. 微凝胶卡式配血试验

（1）基本原理：微柱凝胶卡上层填充抗人球蛋白试剂。按交叉配血试验的要求，将供受者的红细胞和血浆（血清）分别加入主、次侧反应室，37℃孵育以利于 IgG 抗体更好地与红细胞抗原结合，直接离心观察结果。参与反应的红细胞形成凝块，不能穿过凝胶层而停留在凝胶卡上层，游离红细胞则穿过凝胶层沉淀于底部。

（2）操作步骤：标记主、次侧→制备标本→加标本→37℃专用孵育器中孵育 15 分钟→离心后观察→判断结果。

（3）结果判断：红细胞完全沉于凝胶管底部，形成红细胞扣，为阴性；红细胞沉淀于凝胶表面或悬浮于凝胶中，为阳性。主、次侧反应均为阴性，表示交叉配血结果相合。

（4）质量控制：①试剂、标本质量合格。②按临床操作规程要求的比例加样和离心。先加红细胞，后加血清或血浆。③凝胶卡使用前先离心处理一下，以避免运输或放置过程中产生气泡而影响结果判断。④IgG 抗体的最佳反应温度为 37℃，所以需要 37℃孵育 15 分钟，以便于抗原抗体更好地结合。⑤凝胶中出现溶血现象为抗原抗体反应，需要排除其他原因造成的溶血。

（二）方法学评价

临床常用的配血技术各有优缺点，详有见表 2-11。

表 2-11　不同配血技术的方法学评价

配血方法	优点	缺点
盐水法	最常用的配血方法，操作简便、快速，常用于无输血史或妊娠史的患者开展输血前检查	仅适用于 IgM 抗体与红细胞抗原发生的反应
凝聚胺法	快速、灵敏、结果可靠，临床应用最广泛；能检出 IgG 抗体参与的免疫反应	操作复杂且技术要求较高；但不适用于 Kell 血型检查
抗人球蛋白法	灵敏、特异、准确可靠，适用于有输血史或妊娠史的患者，是检查 IgG 抗体最可靠的方法	操作复杂、费时，试剂较贵
酶法	简便、灵敏、经济，适用于有输血史或妊娠史的患者，尤其适用于 Rh、Kidd 等血型系统	酶试剂稳定性较差，不适用 MNS、Duffy 血型系统检测
微柱凝胶法	操作简单、快捷、灵敏、准确，可自动化，结果可拍照长期保存，能检出 IgG 抗体，应用最广泛	需要特殊试剂和器材，成本较高

【案例 2-6】

冷抗体抗-H 干扰交叉配血

病例资料

患者，女，78 岁，有妊娠史和输血史，半年前曾因病输血发生过输血反应。此次因股骨颈骨折入院，Hb 71 g/L，PLT 78×10^9/L，需手术备 4U 悬浮红细胞，配血时发现交叉配血不合，怀疑患者机体存在着不规则抗体。

1. 实验室检查

（1）血型定型：患者为 AB 型，RhD 阳性，CcDEe，并且血清与 O 型红细胞在盐水介质中凝集达“4+”，怀疑患者血清中有不规则抗体。

（2）DAT：患者红细胞与多特异性抗体、抗-IgG、抗-C3d 反应均为阴性。

（3）抗体筛选：患者血清与筛选细胞在盐水、抗人球蛋白介质（多特异性抗体、抗-C3d）中反应结果均为阳性（“2+”～“4+”），但与抗-IgG 反应为阴性；患者血清与自身红细胞在 4℃盐水、抗人球蛋白介质中反应均为阳性（“1+”）。

（4）抗体鉴定：在盐水、抗人球蛋白介质中，患者血清与所有谱细胞反应均为阳性，无法鉴定抗体的特异性。

（5）冷抗体鉴定：随机选取新鲜的成人 Oc、成人 Bc、脐血 Oc，与患者血清反应，凝集强度分别为“4+”、“1+”、“2+”，反应强弱顺序为 $O_{成c}$ ＞ $O_{脐c}$ ＞ $B_{成c}$，符合冷抗体抗-H 的特征。

（6）Lewis 血型鉴定：与患者红细胞反应，抗-Le^a 为“1+”、抗-Le^b 为阴性。

（7）抗-H 效价测定：4℃、室温、37℃时的血清抗体效价分别为 512、64、2。

（8）交叉配血：随机挑选 4 人次（2U/人次）的 AB 型 RhD 阳性的红细胞悬液，与患者血清在盐水、抗人球蛋白介质中进行交叉配血试验，其中 2 人次（4U）悬浮红细胞在盐水、抗人球蛋白介质中配血均呈阴性，提供给临床进行了输血治疗，无不良反应。

2. 结果　患者血清中存在着高效价的冷抗体抗-H，影响交叉配血试验。

3. 结果解析　自身高效价的冷抗体可影响血型鉴定，干扰交叉配血试验。

（1）临床开展 DAT、IAT 试验一般先采用多特异性抗体试剂进行检查，反应结果为阳性时，再通过抗-C3d、抗-IgG 进一步区分致敏在红细胞上或血清中的是 C3d 成分还是 IgG 成分。

（2）一般情况下，人体存在着极低效价的冷抗体，甚至无法检出。若机体存在着高效价的冷抗体，可以影响血型血清学试验。自身冷抗体包括：抗-HI、抗-I、抗-H 等。由于成人 Oc 上的 H 抗原大约为脐血 Oc 的 3 倍，自身冷抗体与 $O_{成c}$、$O_{脐c}$、$B_{成c}$ 或 $A_{成c}$ 反应强弱一般表现为：①抗-HI：$O_{成c}$ ＞ $B_{成c}$ 或 $A_{成c}$ ＞ $O_{脐c}$。②抗-I：$O_{成c}$=$B_{成c}$ 或 $A_{成c}$ ＞ $O_{脐c}$。③抗-H：$O_{成c}$ ＞ $O_{脐c}$ ＞ $B_{成c}$ 或 $A_{成c}$。本案例患者为 AB 型，血清与成人 Oc、成人 Bc、脐血 Oc 反应强弱顺序为 $O_{成c}$ ＞ $O_{脐c}$ ＞ $B_{成c}$，说明血清中存在着抗-H。

（3）H 抗原的强弱顺序为 $O > A_2 > B > A_2B > A_1 > A_1B$，患者为 AB 型，H 抗原少，但患者 Lewis 表型为 Le（a+b-），是非分泌型个体，体液中无 H 物质，易产生抗-H。一般情况，正常人体存在着少量的自身冷抗体，效价极低，本案例中有 37℃反应的抗-H，猜测患者可能曾经输过 H 抗原阳性的红细胞，促使其机体产生了抗-H。

4. 拓展问题及讨论

（1）本案例为何要进行 Lewis 血型检测？

（2）为何要选择新鲜的成人 Oc、成人 Bc、脐血 Oc 进行冷自身抗体鉴别？

【案例 2-7】

Kidd 血型抗体导致的输血反应

病例资料

患者，男，69 岁，B 型 RhD 阳性，因肺癌手术曾多次输血，但从未发生过不良反应，本次因化疗致纯红再障再次入院，重度贫血貌，RBC 2.06×10^{12}/L，Hb 56g/L，WBC 8.9×10^9/L，入院当天输注了 B 型 4U 悬浮红细胞，无不良反应。5 天后又输注 B 型 2U 悬浮红细胞，当晚出现发热、出汗、抽搐、胸闷、畏寒、全身酸痛、腹部不适等症状，继之出现恶心、呕吐、酱油色尿，经查间接胆红素增高，尿潜血“2+”，蛋白“1+”，临床按 HTR 进行处理，静脉快速滴注 20%的甘露醇 250 ml，低分子右旋糖酐溶液 250 ml，碱化尿液静脉滴注 5%碳酸氢钠溶液 100 ml 等，对症治疗后，患者症状缓解，转危为安。次日，病情稳定，尿液变清。

1. 实验室检查

（1）血型定型：患者红细胞血型为 B，CcDEe，MSs，P_1、Jk^{a-b+}。

（2）DAT：阴性。

（3）抗体筛选：患者溶血反应前、反应后的血清与筛选细胞在抗人球蛋白介质中反应均为阳性，与患者自身细胞反应均为阴性。

（4）抗体鉴定：在抗人球蛋白介质中患者血清中被检出有抗-Jk^a。

（5）抗体效价测定：从谱细胞中选取 Jk（a+b-）的 Oc，在抗人球蛋白介质中与患者血清反应，抗-Jk^a 效价为 8。

2. 结果　患者由于反复输血产生了 IgG 的抗-Jk^a，导致急性溶血反应。

3. 结果解析

（1）为避免临床 HTR，反复输血患者输血前必须开展不规则抗体筛选与鉴定试验。

（2）Jk 抗体并不多见，一旦产生多是由于输血或妊娠等免疫刺激产生的，如 IgG 抗-Jk^a、抗-Jk^b，这些抗体极易消失，输血前很难检测，常见于严重的迟发性 HTR。本案例患者 Jk 抗原阴性，因反复输血机体可能已产生了少量的 Jk 抗体或者记忆性 B 淋巴细胞，当再次输入抗原阳性的红细胞，机体发生了回忆性免疫反应，Jk 抗体迅速大量产生，出现了严重的溶血反应。

4. 拓展问题及讨论

（1）输血前应进行哪些实验室检查？具体流程是什么？

（2）临床发生了 HTR，如何进行原因分析？

（孙连桃）

本章小结

人类红细胞血型系统极为复杂，迄今已确认了 36 个红细胞血型系统，如 ABO、Rh、MNS、Kell、Lewis、Duffy、Kidd、Diego 等。通过血清学试验和分子生物学技术，人类逐渐揭开了血型的奥秘，同时也推动了人类血型遗传学、免疫血液学、输血医学等学科的快速发展。在众多红细胞血型系统中，ABO 和 Rh 最为重要，与临床输血关系最为密切。

输血作为临床一种重要的治疗手段，具有不可替代的作用，输血前必须结合患者病史，开展输血相容性检查，如血型鉴定、红细胞抗体筛查和交叉配血试验，确保输血安全、合理、有效。盐水介质试验仅能检测 IgM 抗体参与的免疫学反应，凝聚胺、抗人球蛋白、酶等介质可以提高反应的敏感性，能检出 IgG 抗体，但方法各有优缺，如凝聚胺试验快速、灵敏，但不适用于 Kell 血型检查；抗人球蛋白试验灵敏、特异、准确可靠，但操作复杂、费时，不适用于急诊检查；酶技术简便、灵敏，适用于 Rh、Kidd 血型系统的免疫反应，不适用 MNS、Duffy 血型抗原抗体的检测；微柱凝胶卡法操作简单、快捷、灵敏、准确，可自动化，应用广泛，但需要特殊的试剂和器材，成本较高。

第三章　白细胞血型系统

人类对白细胞血型系统了解较晚。自 1958 年法国科学家 Dausset 发现人类第一个白细胞抗原以来，白细胞血型研究迅速展开，涉及免疫学、生物学、遗传学、分子生物学等多个学科。人类白细胞血型是最复杂的血型系统之一，广泛应用在器官移植、临床输血、亲子鉴定和人类学研究中。本章简要介绍白细胞血型系统及其在输血医学中的应用。

第一节　白细胞血型抗原

人类白细胞抗原（human leucocyte antigen，HLA），又称主要组织相容性复合体（major histocompatibility complex，MHC）分子，具有个体特异性，表达在细胞表面，通过识别自体和异己成分，参与免疫调节，在组织器官移植和临床成分输血治疗中具有重要的临床意义。HLA 可通过妊娠、输血及器官移植等途径产生免疫性的 HLA 抗体，引起血小板输注无效（platelet transfusion refractoriness，PTR）、非溶血性发热反应（non-haemolytic febrile transfusion reaction，NHFTR）等输血反应。

一、HLA 复合体及其分子结构

（一）HLA 复合体结构

人 HLA 复合体位于 6p21.3 上，全长 3600 kb，按其编码分子的结构、表达方式、组织分布与功能等特点可分为三类，即 HLA-Ⅰ、HLA-Ⅱ和 HLA-Ⅲ，各类基因都含有多个基因位点（图 3-1）。经典 HLA-Ⅰ类基因包括 *A*、*B* 和 *C* 三个基因座位，每个基因座位上存在多个等位基因，编码高度多态性的糖蛋白分子抗原（HLA-A、HLA-B、HLA-C），具有很强的免疫原性；经典 HLA-Ⅱ类基因为 *DP*、*DQ* 和 *DR*，具有高度多态性，分别编码对应的抗原；HLA-Ⅲ类基因包括 *C4B*、*C4A*、*C2*、*Bf*、*TNF* 和 *HSP70* 等基因。

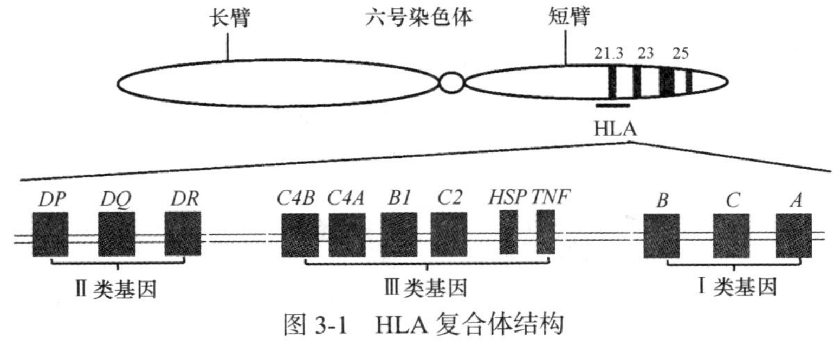

图 3-1　HLA 复合体结构

（二）HLA 复合体命名

HLA 基因命名一般采用字母结合数字表示（图 3-2）。四组数字间用冒号分隔，自左至右顺序依次代表：①第一组数字表示等位基因，对应血清学中的同种异型抗原特异性。②第二组数字表

示等位基因亚型，依据DNA序列进行编号。③第三组数字用于区分编码序列同义突变的等位基因。④第四组数字用于区分非编码区（如内含子、5′或3′侧翼非翻译区）序列多态性的等位基因。前两组数字不同，核苷酸不同，其编码蛋白质的氨基酸序列也不同。在不能区分等位基因时，可允许前两组数字表示该HLA的特异性。数字后面的字母表示基因表达状态，如“N”表示基因不表达。

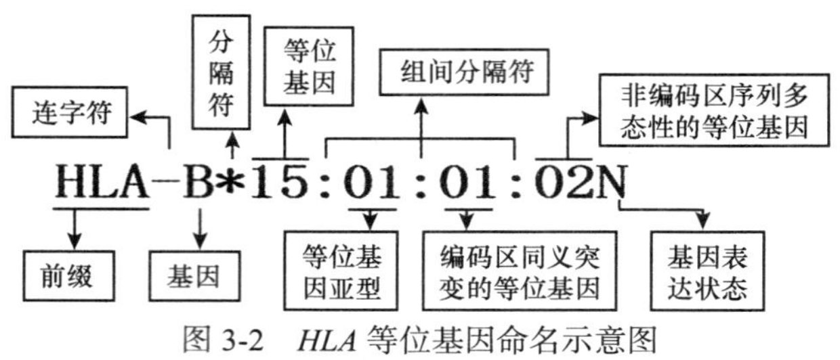

图3-2 *HLA*等位基因命名示意图

（三）HLA分子的结构

1. HLA-Ⅰ类分子 由α链和β_2微球蛋白（β_2-microglobulin，β_2-m）以非共价键形成异二聚体（图3-3）。其中α链由*HLA-A*、*B*、*C*位点基因编码形成，可区分为胞外区、跨膜区、胞内区，且链内有二硫键；β_2m由位于15号染色体上的基因编码形成。

2. HLA-Ⅱ类分子 由*HLA-DP*、*DQ*和*DR*位点基因编码抗原形成的α链和β链，以非共价键形式组成的异二聚体（图3-3）。α链和β链内均存在着二硫键，两条链均可区分为胞外区、跨膜区、胞内区。

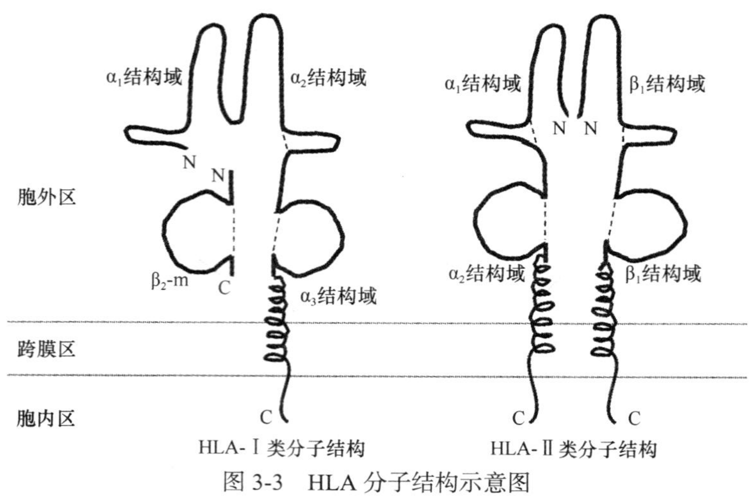

图3-3 HLA分子结构示意图

二、白细胞抗原的种类

人类白细胞上表达的抗原可分三类，即与红细胞共有的抗原、与机体其他组织细胞共有的抗原、白细胞本身所特有的抗原。与机体其他组织细胞共有的抗原，即HLA抗原，分为7个系统，共148种，又被分为HLA-Ⅰ类和HLA-Ⅱ类抗原，除表达在白细胞上，也表达在其他组织细胞上。

（一）与红细胞共有的血型抗原

人类白细胞膜上也表达某些红细胞血型系统抗原，如ABO、P、LE、XG、Sc、Do、CROM、

KN、LN、OK、JMH、GLOB 等，但在白细胞上表达量比较少，临床意义不大。

（二）与其他组织细胞共有的血型抗原

HLA-Ⅰ类抗原分布相当广泛，几乎表达在所有有核细胞上，淋巴细胞上表达量最高，其次巨噬细胞、树突状细胞（dendritic cells，DC）、中性粒细胞、血小板上也表达 HLA-Ⅰ类抗原，血浆中存在着可溶性 HLA-Ⅰ类抗原，但在成熟红细胞上无 HLA 抗原。HLA-Ⅱ类抗原在细胞上分布较窄，主要表达在巨噬细胞、DC、单核细胞和 B 淋巴细胞等专职抗原提呈细胞（antigen presenting cell，APC）表面。HLA-Ⅰ和 HLA-Ⅱ类分子的差异性比较见表 3-1。

表 3-1　HLA-Ⅰ和 HLA-Ⅱ类分子的差异性比较

性质	HLA-Ⅰ类分子	HLA-Ⅱ类分子
HLA 基因	*A*、*B*、*C*	*DP*、*DQ*、*DR*
化学结构	重链 MHC 编码，轻链非 MHC 编码	α 链和 β 链均由 MHC 编码
组织中的分布	所有体细胞	B 细胞、巨噬细胞等
主要作用	提呈内源性抗原	提呈外源性抗原
同种移植物排斥作用	很强	很强
诱发产生抗体的能力	很强	很强
混合淋巴细胞反应能力	弱	很强
移植物抗宿主反应能力	较强	很强
细胞介导的淋巴细胞溶解作用	很强	尚可
物种间的交叉反应	常见	少见
抗原提呈的限制作用	少见	很强

（三）白细胞本身所特有的血型抗原

白细胞本身所特有的血型抗原主要有人类中性粒细胞抗原（human neutrophil alloantigen，HNA）、中性粒前体细胞的特异性抗原和淋巴细胞上的 Gr 系统抗原等。其中 HNA 除分布于中性粒细胞表面，也分布在嗜酸性粒细胞和嗜碱性粒细胞表面上，但仅在中性粒细胞上容易被检测，故又称为粒细胞特异性抗原。

1998 年 ISBT 粒细胞抗原工作组在西班牙建立了粒细胞同种特异性抗原新的命名原则：①命名为 HNA。②抗原的糖蛋白位点以 HNA 后数字编号表示。同一位点上的不同抗原用小写英文字母表示，如 HNA-1a、HNA-lb 和 HNA-1c 等。③中性粒细胞的命名原则以“粒细胞”的英文首个字母 N 为字头，第二个大写字母表示控制该抗原的基因位点，然后再标出这个位点的等位基因特异性数码，如 NAl、NA2 和 NBl 等。④新发现的粒细胞抗原暂时用字母缩写命名，直至粒细胞工作委员会提出正式命名。目前已确认的人类中性粒细胞特异性抗原见表 3-2。

表 3-2　人类粒细胞特异性抗原

抗原系统	基因	定位	抗原多态性	曾用名
HNA-1	*FcGR3B*1*	FcrRⅢb	HNA-1a	NA1
	*FcGR3B*2*		HNA-lb	NA2
	*FcGR3B*3*		HNA-1c	SH
HNA-2	*CD117*01*	GP50	HNA-2a	NB1
HNA-3	未定	GP70～95	HNA-3a	5b
HNA-4	*ITGAM*01*（*230G*）	CD11b	HNA-4a	MART
HNA-5	*ITGAM*01*（*2372G*）	CD11a	HNA-5a	OND

第二节　白细胞血型抗体

同其他抗原一样，人类白细胞血型抗原也可以通过免疫反应产生相应的抗体，导致血小板、粒细胞输注无效，以及其他的输血不良反应。目前，研究较多的为 HLA 抗体和粒细胞抗体。

一、HLA 抗体

HLA 基因具有遗传多态性，其编码的 HLA 抗原具有较强的免疫原性，致使个体之间 HLA 抗原相容性概率很低，容易通过妊娠、输血及移植等免疫刺激产生 HLA 抗体。目前，国内各级供血单位提供的悬浮红细胞、浓缩血小板和血浆等制剂虽然经过去白细胞处理，但这些血液制剂中仍会残存一定数量的白细胞，并且血小板上本身就含有 HLA 抗原，所以反复输血患者容易产生 HLA 抗体，导致输血不良反应。

经过多次输血或妊娠等免疫刺激，人体可以产生多克隆 HLA 抗体，属 IgG 类，多为群体反应性抗体（panel reactive antibodies，PRA），具有结合补体的淋巴细胞毒性质。这种抗体可以通过患者血浆置换直接获取，可以作为抗体试剂用于临床输血、器官移植前开展相关的实验室检查。目前，在临床或科研上，应用较多的是具有较高效价、亲和力和特异性的 HLA 单克隆抗体，很难识别所有的或差异性很小的 HLA 抗原决定簇，且其结合补体能力差，很难应用于常规的淋巴细胞毒试验中，只能应用于流式检测技术中。通过分子生物学技术进行 HLA 基因分型，虽然能克服 HLA 血清定型的一些缺点，但是目前尚未大规模开展。因此，仍有必要寻找新的理想 HLA 定型抗血清。

二、粒细胞抗体

粒细胞抗原免疫刺激机体后可以产生粒细胞抗体，如 HNA-1a、HNA-lb、HNA-1c、HNA-2a、HNA-3a、HNA-4a 和 HNA-5a 等抗体，多数为 IgG 类，但也可能出现 IgM 抗体，或者 IgM 与 IgA 的混合抗体。多数情况下，IgG 抗体可以与粒细胞抗原结合并致敏在其表面，导致粒细胞被肝脏和脾脏中的单核-吞噬细胞系统清除。

（刘　湘）

第三节　白细胞抗原系统检测

人类白细胞抗原系统主要包括 HLA 和粒细胞抗原，与输血治疗、器官移植等临床实践活动密切相关。HLA 具有重要的生物学作用和临床意义，其分型技术已广泛应用于多个领域，如 HLA 群体遗传多态性研究、HLA 生物学功能研究、器官移植和 HSCT 时的供受者组织相容性配型，以及 HLA 与疾病的关联性研究、药物个性化治疗和人类遗传学研究等方面。

一、HLA 系统检测

临床常用的 HLA 分型技术主要有三种，即血清学分型、细胞学分型和基因分型。早期 HLA 的研究主要采用血清学方法检测抗原，随着分子生物学技术的发展和应用，HLA 基因分型技术飞速发展，HLA 分型技术已由原来血清学方法逐步转变到等位基因检测为主、抗原检测为辅的格局。

基因分型方法与血清学检测方法侧重点不同，血清学方法主要用于检测抗原或抗体，而基因分型方法则是检测核苷酸多态性。

（一）血清学检测

1964 年，Terasaki 发明了 HLA 微量淋巴细胞毒试验（lymphocytotoxicity test，LCT）及相应的组织配型板，并于 1970 年被美国国立卫生研究院（NIH）确定为国际通用标准技术。HLA 血清学研究得到了迅速发展。同时，通过交流标准细胞株和交换标准抗血清，使之进入国际大协作阶段，血清学方法成为免疫遗传学和组织相容性研究的基本方法与手段。

血清学分型是采用一系列已知抗-HLA 的标准分型血清来检测未知淋巴细胞的 HLA 抗原，如 HLA-A、B、C、DR 位点上的抗原，也称为 SD 抗原（serologically defined antigen），是 HLA 抗原分型的经典技术。HLA-Ⅰ类、HLA-Ⅱ类抗原均可采用 LCT、ELISA、流式细胞术等血清学方法检测。

1. 微量淋巴细胞毒试验

（1）检测原理：LCT 又称为补体依赖性细胞毒试验（complement dependent cytotoxity，CDC），指淋巴细胞的 HLA 抗原与分型血清中的相应抗体结合，在补体参与的情况下，破坏或损伤淋巴细胞膜，致使淋巴细胞死亡。若淋巴细胞不带有相应的抗原，则无此反应。通过荧光液或曙红染色确定是否为阳性反应。死细胞因为细胞膜损伤，染料可以进入胞内并与 DNA 结合，在相差显微镜下观察并计算死细胞占全部细胞的百分比，反映出抗原与抗体反应的强度。目前，国际通用的判断方法为 NIH 计分法：①无法读数者计 0 分。②死细胞＜10%，计 1 分，为阴性反应。③11%＜死细胞＜20%，计 2 分，为阴性反应。④21%＜死细胞＜50%，计 4 分，为弱阳性反应。⑤50%＜死细胞＜80%，计 6 分，为阳性反应。⑥死细胞＞50%，计 8 分，为强阳性反应。

在 T、B 淋巴细胞上都存在 HLA-A、B、C 抗原，因此检测这些抗原一般直接使用淋巴细胞。但是，某些 HLA-A、B、C 分型血清中同时存在有 DR 抗体，所以，为了避免 DR 抗体可能造成的干扰，通常用 T 淋巴细胞做 HLA-A、B、C 分型。近几年，HLA 单克隆抗体的出现，可避免 DR 抗体的干扰。

（2）方法学评价：血清学分型技术在研究 HLA 多态性及其功能、器官移植组织配型，尤其是筛选异基因骨髓移植的无关供体，建立“骨髓库”等方面发挥着重要作用。该技术成熟，操作简便、快速，标准化和自动化程度较高，是目前临床 HLA-Ⅰ类抗原分型的主要方法之一。

1）优点：①分型技术微量化：抗体、细胞、补体用量各需 1ml 就能得到较敏感的结果，目前已成为国际通用的标准技术。②交流标准细胞株和交换标准抗血清的国际大协作，基本上满足了不同地区、不同种族人群 HLA 分型的要求。③分型技术与方法进一步完善。例如，1994 年美国加州大学组织配型中心建立了单克隆抗体技术用于标准抗血清的筛选，大大提高了标准抗体的特异性；同期，免疫磁珠淋巴细胞分离技术问世，使 T、B 淋巴细胞分离更加简捷、快速，特异性更强；随着快速荧光染色技术的发展，计算机读板也成为可能。④从加样到读板均已实现了自动化，大大提高了工作效率，使大批量样本的 HLA 分型成为可能。

2）局限性：①随着 HLA 分子结构与核苷酸序列分析研究的深入，每年都有许多新的等位基因被发现和确定，却无法获得所有能够分辨或识别特异性抗原的标准抗血清。②HLA 等位基因序列的高度同源性，使血清学出现较多、较强的交叉反应，影响了分型结果的准确性，并给亚型的进一步确定带来了困难。③分型血清本身问题：多数Ⅱ类分型血清是用血小板吸收去除Ⅰ类抗体获取的，容易造成抗体效价下降，同时残留的Ⅰ类抗体也会干扰分型结果。④缺乏针对 HLA-C 抗原的单特异性抗血清。⑤血清学表型相同，DNA 核苷酸序列不一定完全相同。⑥多种因素可影响或干扰淋巴细胞膜上的抗原表达，HLA 抗原有可能被遮盖或表达量下降。⑦HLA-Ⅱ类抗原主要表达在 B 淋巴细胞上，血清学分型较Ⅰ类 A、B 抗原误差率更高。⑧源于白种人群的血清学分型试剂用于黄种人检测，存在一定的误差。⑨标准抗血清或单克隆抗体的筛选技术复杂，难度大，试剂来源受到限制。⑩血清学检测需要活的淋巴细胞，对于特定条件下的尸体移植，样本的来源受到一定的限制。

2. ELISA 方法

（1）检测原理：将 HLA 抗原或抗体包被在 ELISA 反应板上，加入待测标本，若标本中存在相应抗体或抗原，则形成抗原抗体复合物，与加入酶标记第二抗体再次结合并吸附在反应板上。随后，加入酶显色反应体系，根据显色程度来判定结果，显色反应的颜色深浅与标本中相应抗原或抗体的量成正比。

（2）方法学评价：该法操作简单、快速，无需特殊仪器，且无放射性污染、能定性及半定量分析，适合在二级以下医院推广使用。但由于 ELISA 法采用的是多克隆抗体，易与血清中的其他物质发生交叉反应，影响其特异性和敏感性。

3. 流式细胞术

（1）检测原理：通过流式细胞仪，把荧光标记的 HLA 单克隆抗体和淋巴细胞表面的 HLA 抗原结合，使细胞荧光染色，在激光束的照射下产生散射光和激发荧光，收集散射光和荧光信号，经光电倍增管接收后可转换为电信号，反映出 HLA 抗原的有无和强弱。

（2）方法学评价：特异性较高，具有方便、灵敏、多参数的特点，且稳定性和重复性都很好，但检测结果易受标本质量、抗体效价影响，容易产生假阳性或假阴性。由于需要流式细胞仪，基层单位应用有一定的局限性。

（二）细胞学检测

利用细胞学分型方法鉴定 HLA-D 位点上的抗原，称为 LD 抗原（lymphocyte defined antigen）。细胞学分型方法主要有混合淋巴细胞培养（mixed lymphocyte culture，MLC）、纯合分型细胞（homozygote typing cell，HTC）试验、预致敏淋巴细胞（primed lymphocyte，PL）试验，主要用于 HLA-D 抗原特异性分型，但由于细胞来源困难、操作烦琐、试验流程长，指定抗原偏差较大，不适合常规检测，故该技术逐渐被淘汰。

1. MLC 试验 是一种用于测定受体和供体 HLA 抗原相容程度的方法，其基本原理：将两种无关个体、功能正常的淋巴细胞在体外进行混合培养，由于二者的 HLA-Ⅱ类抗原不同，可相互刺激对方发生增殖、转化，此为双向 MLC；若将其中一种淋巴细胞先用丝裂霉素 C 处理或用 X 射线照射，使细胞 DNA 失去复制能力，仍具备能够刺激另一种淋巴细胞发生增殖、转化的能力，两种细胞进行混合培养称为单向 MLC。细胞增殖程度可通过细胞数量、形态检查或氚标记的胸腺嘧啶核苷掺入法（3H-TdR）等进行检测。

2. HTC 试验 用已知 HLA-Dw 型别且经灭活的纯合子细胞作为刺激细胞，待检细胞作为反应细胞，进行 MLC，若发生刺激反应说明受检细胞能够识别刺激细胞上的抗原，受检细胞不具有纯合子细胞拥有的 HLA-Dw 型别；若不发生反应或反应较弱，则表明受检细胞与纯合子分型细胞有相同的 HLA-Dw 型别，故该试验也称为阴性分型法。

3. PL 试验 将应答细胞与刺激细胞进行初次 MLC 后，应答细胞增生为淋巴细胞后又回到小淋巴细胞，这种处于静止状态的小淋巴细胞即为 PL。当这种 PL 再次遇到相应抗原刺激后，可迅速发生淋巴细胞转化和增殖。正式试验时，将待检淋巴细胞作为刺激细胞，分别与一系列 PL 进行单向 MLC，若待检细胞与 PL 预先识别的抗原相同，PL 会迅速转化增殖；反之，则没有此刺激反应。该试验是用阳性反应作为判断标准，故也称为阳性分型法。

（三）分子生物学检测

个体 HLA 遗传学差异的本质在于编码相应抗原的基因。目前，随着基因分型技术的广泛应用，HLA 已全面进入 DNA 分型阶段，使用主要的分型方法：①以 PCR 为基础的分子生物学方法，如 PCR-SSP、PCR-SSOP、PCR-RFLP 等；②以测序为基础的分子生物学方法，如序列分型（sequence-based typing，SBT）、单核苷酸多态性（single nucleotide polymorphisms，SNP）等；③其他分型方法，如基因芯片分型等。HLA 基因技术由于试验原理、方法不同，差异较大（表 3-3）。

表 3-3　HLA 基因分型方法比较

方法	时间	程序	分辨能力	成本	结果准确性	常用设备
PCR-SSP	最短	最简单（PCR）	低、高分辨	较低	较准确，可能出现漏孔或假阳性	PCR 仪
PCR-SSOP	较长	较复杂（PCR +杂交反应）	低、中分辨	较低	较准确，部分探针易出现干扰	PCR 仪+杂交设备
Luminex 检测技术	较长	复杂（PCR +杂交反应）	中、高分辨	较低	较准确，受探针数量影响	PCR 仪+Luminex 仪
PCR-SBT	最长	复杂（PCR+测序）	高分辨	较高	最准确，用于新等位基因确认	PCR 仪+测序仪
基因芯片	较长	较复杂（PCR+杂交反应）	中、低分辨	较低	较准确，可能受信号干扰	PCR 仪+杂交设备+读数设备

1. 方法学评价　HLA 基因分型具有分辨率高、错误率小，样本需要量少、样本可长期保存，分型试剂可大量制备且来源不受限制，试验结果准确、可靠、重复性好等优点。基因分型主要是检测 HLA 位点上等位基因的核苷酸序列差异，而血清学、细胞分型技术检测的是 HLA 抗原的表达，基因分型结果与血清学、细胞分型技术可能存在着不一致的现象（如无效等位基因等）。

2. HLA 高分辨分型中的歧义结果及其区分对策　HLA 具有多基因性和高度多态性，同一位点不同等位基因之间的碱基差异序列较少，导致大量等位基因碱基序列高度同源，基因检测时可以产生歧义的分型结果。

（1）歧义结果的原因：PCR-SSP、PCR-SSOP 分型技术中的序列特异性引物或序列特异性探针可能与一种以上的等位基因结合，导致歧义的分型结果；PCR-SBT 歧义结果的主要原因有：①测序区域内的等位基因序列相同。②由于 PCR 产物的杂合性，有时不同等位基因的组合可得到相同的杂合子序列。③等位基因多态性位于分析区域之外。④有些等位基因的顺序未被全部测定。

（2）歧义结果的区分对策：①使用组特异性测序引物技术，即利用 HLA 等位基因苷酸序列的差异性，选择、设计特异性测序引物，该引物只能与某一个等位基因的序列互补，实现对单一等位基因的测序分析。②根据已知低分辨结果选择合适的高分辨 SSP 位点复核。③使用单键 DNA 抽提技术。④经测序验证的 PCR 扩增产物，用来做特定引物的单链基因序列测试。⑤由于不同厂家引物或探针的组合不同，可改用其他厂家试剂进行检测。⑥多种方法检测的结果进行综合判断。

二、粒细胞系统检测

粒细胞系统开展血清学和分子生物学检测技术，分别用于检测粒细胞抗原、抗体和 HNA 系统等位基因多态性分析。

1. 血清学技术　主要包括粒细胞凝集试验（granulocyte agglutination test，GAT）、流式细胞检测技术（Flow cytometry，FCM）、粒细胞免疫荧光试验（granulocyte immunofluorescence test，GIFT）、单克隆抗体特异性粒细胞抗原捕获试验（monoclonal antibody immobilization of granulocyte antigen，MAIGA）和 ELISA 等方法，其中 GAT 是最早应用于粒细胞抗原、抗体鉴定的方法，且是鉴定 HNA-3a 抗体的唯一方法，但灵敏度及特异性较差，已较少使用；FCM 敏感性高、特异性好，是目前大多数实验室使用的方法；GIFT 敏感度、特异性均较好，但影响因素较多；MAIGA 灵敏度、特异性也很好，是鉴定 HNA 抗体的常用方法。

血清学方法检测抗原时，要求相应抗血清具备效价高、特异性好；检测抗体时，制备的粒细胞抗原谱应覆盖 HNA 系统中的不同抗原，且所选方法能检测 HNA 系统的免疫抗体，并可鉴定、区分 HNA 和 HLA 抗体，鉴别多种 HNA 抗体并存情况，区分非细胞毒性和细胞毒性的淋巴细胞抗体。另外，待检标本要求新鲜，应控制在 24 小时内，存在操作烦琐、耗时等不足。

2. 基因分型技术 同 HLA 系统基因分型方法，如 PCR-SSP、PCR-RFLP、PCR-SBT 等，可有效区分 HNA-1、HNA-2、HNA-3、HNA-4 和 HNA-5 系统基因多态性，但尚有少数 HNA 表型的分子机制尚不清楚，导致无合适方法进行基因分型。

第四节 白细胞血型系统的临床应用

白细胞血型抗原具有重要的生物学作用和临床意义，对其进行分型有助于指导 HLA 在移植医学、输血医学、人类遗传学和法医学等学科中的应用，更好地施行粒细胞输血治疗。

一、HLA 在输血医学中的应用

在临床输血治疗中，HLA 抗原可以引起 NHFTR、PTR、输血相关的急性肺损伤（transfusion-related acute lung injury，TRALI）、嵌合体及输血相关移植物抗宿主病（transfusion-associated graft versus host disease，TA-GVHD）、白细胞减少、荨麻疹等输血不良反应。因此，对于需要反复输血治疗的患者，应避免 HLA 引起的免疫反应，选择合适的血液成分进行临床输注，以降低急、慢性输血反应的发生。HLA 导致的输血不良反应机制和临床症状详见第十五章。

二、HLA 在移植医学中的应用

作为人体组织细胞的遗传学标志，HLA 在抗原识别、提呈、免疫应答、免疫调控等方面均发挥着重要作用。HLA 是器官移植免疫排斥反应的主要抗原，移植物能否在受者体内存活，很大程度上取决于供受者 HLA 型别是否匹配。

1. 造血干细胞移植 HSC 来源于脐带血、骨髓及外周血，含有大量的免疫细胞（如成熟 T 淋巴细胞），可以引起免疫排斥反应。在实体器官移植中，供受体 HLA-A、HLA-B、HLA-C、HLA-D 基因位点可以完全匹配，也可以部分匹配。但在 HSCT 中，HLA 匹配程度最为严格，要求上述基因位点全部匹配。

2. 实质器官移植 HLA-A、HLA-B 及 HLA-DR 位点的匹配程度影响肾移植。HLA-DR 与移植后肾近期存活有关，而 HLA-A、HLA-B 与移植后肾远期存活有关。随着新型免疫抑制剂的逐渐推广和应用，HLA 不匹配肾移植的近期存活率明显提高，但是 HLA 不匹配的肾源可能影响着移植肾的长期存活效果。临床上最好选择 HLA 位点匹配的供肾进行肾移植。目前，临床肝脏移植、胸腔器官移植未完全要求 HLA 匹配。

三、HLA 在法医学和亲子鉴定中的应用

人类基因终生不变，HLA 具有复杂的遗传多态性，最能代表人类遗传标志。除同卵双生外，人类个体间 HLA 型别完全相同的概率极低。HLA 基因型或表型检测已成为法医学上个体识别和亲子鉴定的重要手段之一。

1. 个体识别 通过对嫌疑人遗留的血迹、分泌物或其他组织标本进行 HLA 检测，并与被认定对象的 HLA 进行比对，从而得出排除或不排除的结论。个体识别主要用于法医学上的案件分析。

2. 亲子鉴定 依据孟德尔遗传规律，确定父母与子女之间的血亲关系。肯定孩子的某个遗传基因来自父（母）亲，而假设父（母）亲并不带有这个基因，可以排除假设父（母）亲是孩子的亲生父（母）亲；而假设父（母）亲带有这个基因，则不能排除假设父（母）亲是孩子的亲生父

（母）亲的可能性。

四、粒细胞系统在临床输血中的应用

粒细胞抗原能通过免疫刺激产生粒细胞抗体，引起免疫性粒细胞减少症和输血不良反应，如①新生儿同种免疫性粒细胞减少症(neonatal alloimmune neutropenia,NAN),多由HNA-1a、HNA-1b和HNA-2a等抗体引起，少数病例也可检测到HNA-1c、HNA-3a和HNA-4a等抗体。②自身免疫性粒细胞减少症（autoimmune neutropenia，AIN），多由于HNA-1、HNA-2a和HNA-4a等抗体引起。③药物诱导的免疫性粒细胞减少症（drug-induced autoimmune neutropenia，DIAN），常由于止痛药、抗炎药、抗精神病药、抗抑郁症药、抗惊厥药、抗甲亢药及抗生素等引起。④输血相关性同种免疫性粒细胞减少症（transfusion-related alloimmune neutropenia，TRAN）和TRALI，由供者血浆中高效价的HNA抗体（如HNA-1b抗体）引起。⑤骨髓移植后同种免疫性粒细胞减少症（alloimmune neutropenia after bone-marrow transplantation，ANBT），主要由患者体内的粒细胞抗体（IgM、IgG抗体）引起。⑥NHFTR，多由于粒细胞破坏、致热原释放等引起。

【案例 3-1】

HLA 基因多态性与亲子鉴定

病例资料

1例二联体亲子鉴定案件，对假设父和假设子进行了短串联重复序列(short tandem repeats，STR）16个位点基因座检测，但不能得出肯定或排除父权的结论。于是进一步开展HLA基因分型检测，以确认或排除二者的亲子关系。

1. 实验室检查

（1）STR位点检测：采用基因分型试剂盒对假设父和假设子进行了STR 16位点基因座检测，表中数字代表各位点的基因型（案例表3-1-1）。

案例表 3-1-1　假设父和假设子的 STR 16 位点基因座的结果

位点序号	被检测者	被检测父	被检测子
1	D8S1179	12 / 15	15 / 15
2	D21S11	30 / 32 2	30 / 31
3	D7S820	12 / 12	11 / 12
4	CSF1PO	12 / 12	9 / 12
5	D3S1358	16 / 17	16 / 17
6	TH01	7 / 8	7 / 9
7	D13S317	8 / 11	10 / 12
8	D16S539	9 / 11	9 / 11
9	D2S1338	19 / 23	19 / 24
10	D19S433	14 / 15 2	14 / 15 2
11	vWA	17 / 17	14 / 17
12	TOPX	8 / 8	8 / 8
13	D18S51	14 / 16	15 / 16
14	Amelogenin	X / Y	X / X
15	D5S818	10 / 12	12 / 12
16	FG A	24 / 26	23 / 24

（2）HLA 基因分型：采用 PCR-SSOP 方法，进行 HLA-A、B、DRB1 位点基因分型，表中数字代表各位点的基因型（案例表 3-1-2）。

案例表 3-1-2 假设父和假设子的 HLA 分型结果

被检测者	被检测父	被检测子
HLA-A	020110 / 3301	020601 / 020601
HLA-B	15010101 / 3503	151101 / 1518
HLA-DRB1	07 / 1501	08 / 09

2. 结果 排除了二人具有生物学亲子关系。

3. 结果解析

（1）STR：又称为微卫星 DNA，是 DNA 分子上核心序列，长度为 2～6bp，以 PCR 技术为基础的 DNA 标记。一般认为，人类基因组 DNA 中平均 6～10kb 有一个 STR 位点，其多态性成为法医物证检验、个体识别和亲子鉴定的丰富来源。

（2）本例亲子鉴定案件中，对假设父和假设子进行了 16 个位点 STR 基因座检测，显示假设父只在 D13S317 位点（案例表 3-1-1 中的第 7 个位点）不符合作为假设子和亲生父亲的遗传基因条件，由于 STR 位于人类基因组高变区，存在较高的突变率，只有在 3 个及以上 STR 位点违反遗传规律时，才可做出排除亲子关系的结论。因此，本例鉴定只显示一个位点（D13S317 位点）违反遗传规律，不能得出肯定或排除父权的结论。

（3）继续进行 HLA 基因分型，发现假设父在 HLA-A、B、DRB1 三个位点均不符合作为假设子的亲生父亲的遗传基因条件，据此可以排除二人具有生物学上的亲子关系。

（4）尽管 HLA 是目前亲子鉴定非父排除率最高的遗传标记标志，但是由于检测价格昂贵，在亲子鉴定中应用受限。但在有争议的亲子鉴定中，HLA 应该是最好的遗传标记。本例亲子鉴定经 16 个位点 STR 分型后不能得出肯定或排除父权的结论，继续 HLA 基因分型后才可以排除二者之间的亲子关系。

（刘 湘 王 林）

本章小结

人类白细胞抗原包括与红细胞共有的血型抗原、与其他组织细胞共有的血型抗原（HLA）及白细胞本身所特有的血型抗原（如粒细胞抗原）。HLA 是由位于 6 号染色体短臂上的具有高度多态性的紧密连锁基因群组成，分为三类，即 HLA-Ⅰ、Ⅱ、Ⅲ基因，分别编码 HLA-Ⅰ、Ⅱ、Ⅲ分子。HLA-Ⅰ类分子广泛分布于体内所有有核细胞表面，HLA-Ⅱ类分子主要表达在巨噬细胞、DC 及 B 细胞等专职 APC 表面。HLA 可以通过输血、妊娠、器官移植等免疫产生抗体，诱发机体发生免疫学反应。临床通过血清学试验（如微量淋巴细胞毒、ELISA、流式细胞术等）、细胞学试验（如混合淋巴细胞培养试验、纯合分型细胞试验、预致敏淋巴细胞试验等）进行 HLA 抗原抗体检测，以及 PCR-SSP、PCR-SSOP、SBT、基因芯片等开展 HLA 基因分型，主要用于临床输血治疗、器官移植和 HSCT 的供受者组织相容性配型、HLA 群体遗传多态性和人类遗传学等方面。粒细胞特异性抗原主要分布在粒细胞表面，也可因输血免疫产生抗体，导致粒细胞相关的免疫学反应，临床上可通过粒细胞凝集、粒细胞荧光、流式细胞术等血清学试验检测抗原或抗体，通过分子生物学技术进行粒细胞系统基因多态性研究。

第四章　血小板血型系统

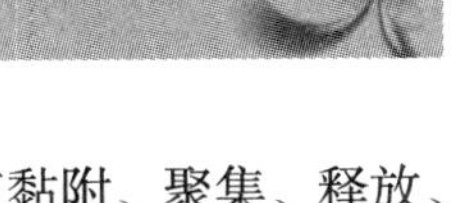

血小板是由骨髓中成熟巨核细胞胞质脱落释放到血液中的有形成分，具有黏附、聚集、释放、促凝和血块收缩等功能。血小板表面具有复杂的结构，含有多种抗原成分，如血小板特异性抗原和血小板相关抗原，在自身免疫、同种免疫和药物诱导的免疫反应中发挥着重要作用。

第一节　血小板血型抗原

血小板血型抗原主要分为两类，即血小板相关抗原和血小板特异性抗原。血小板相关抗原（platelet associated antigen）是指血小板与其他细胞或组织共有的抗原，又称血小板非特异性抗原，包括 HLA 和某些红细胞血型系统抗原。血小板特异性抗原通常是血小板膜糖蛋白（glycoprotein，GP）结构的一部分，由特有的抗原决定簇组成。

一、血小板相关抗原

（一）与红细胞血型系统共有的抗原

血小板表面存在着 ABO、Ii、Lewis、P1PK 等红细胞血型系统抗原，但没有发现 Rh、Duffy、Kidd、Kell、Lutheran 等血型系统抗原。ABO 血型抗原主要表达在血小板膜 GPⅡb、GPⅢa、GPⅣ、GPⅤ、PECAM-1、GPⅠb/Ⅸ、GPⅠa/Ⅱa 和 CD109 等上，其中 GPⅠa/Ⅱa 上表达的 ABO 血型抗原最多。血小板表面的 ABO 抗原大多是从巨核细胞分化而来的，少量是从血浆中吸附的，在血小板表面表达的数量明显少于红细胞。血小板表面的 ABO 抗原存在着个体差异，不同个体血小板表面的 ABO 抗原含量不同，即使同一个体不同血小板上的 ABO 抗原量也不相同。ABO 抗原表达量与血清中糖基转移酶的活性密切相关。部分个体血清中糖基转移酶活性很高，血小板膜上会出现较高水平的 A 或 B 抗原，这就是临床上要求 ABO 同型血小板输注的原因之一，以降低血小板输注不良反应或避免 PTR。

（二）与 HLA 系统共有的血型抗原

血小板上存在有 HLA-A、HLA-B 和 HLA-C 抗原，位于血小板内膜，是血小板膜的组成部分。迄今，在血小板表面未发现 HLA-DR、HLA-DP 和 HLA-DQ 抗原，但在特定细胞因子的刺激下，血小板表面可以表达 HLA-DR 抗原。血小板表面的 HLA 抗原大部分为内源生成的血小板膜蛋白，小部分是从血浆中吸附的。在 0℃条件下，使用氯喹或酸溶液处理血小板可以去除血小板表面的 HLA 抗原，为临床输血避免 PTR 提供了重要依据。

（三）其他非特异性抗原

血小板表面除了 ABO 抗原、HLA 抗原外，还可表达 CD36、CD109。其中 CD36 是一种多功能的细胞膜糖蛋白，存在于血小板膜 GPⅣ分子上，也可视为血小板特异性抗原。CD36 缺失的人群，多次输血或妊娠后可产生抗-CD36，可导致 PTR 或者输血后紫癜（post-transfusion purpura，PTP）。

二、血小板特异性抗原

血小板特异性抗原又称为人类血小板抗原（human platelet antigen，HPA），是血小板膜 GP 携带的一类特异性抗原，是构成血小板膜结构的一部分，具有独特的遗传多态性和独特的型特异性（图 4-1）。血小板特异性抗原基因属于双等位共显性遗传系统，具有单核苷酸多态性。最新研究发现，HPA 并非只表达在血小板表面，也分布于其他细胞上，如 HPA-1 和 HPA-4 存在于成纤维细胞、内皮细胞和平滑肌细胞表面；HPA-5 存在于活化的 T 淋巴细胞和内皮细胞上。大部分 HPA 定位于细胞膜糖蛋白Ⅱb/Ⅲa、Ⅰb/Ⅸ、Ⅰa/Ⅱa 和 CD109 上。

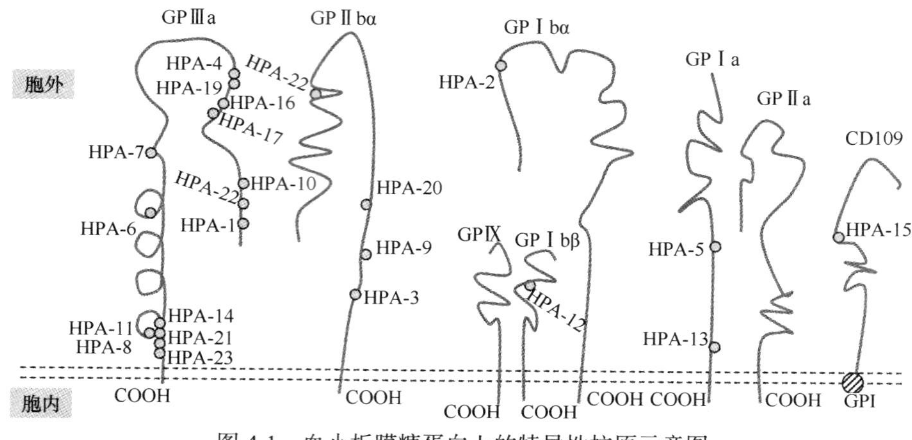

图 4-1　血小板膜糖蛋白上的特异性抗原示意图

（一）HPA 命名

血小板特异性抗原起初以发现者或患者的名字进行命名，如 Bak、Ko、Gov、Mo、Max、Yuk 等抗原。1990 年国际血液学标准化委员会（International Council for Standardization in Haematology，ICSH）和 ISBT 统一了国际命名方法：①人类血小板抗原系统用英文缩写 HPA 表示。②不同抗原系统按发现时间的先后顺序进行数字编号。③共显性双等位基因遗传系统中，“a”表示高频等位基因对应的抗原，“b”表示低频等位基因对应的抗原，而“w”则表示没有对应等位基因的抗原。

（二）HPA 的种类

依据人类血小板抗原免疫多态性数据库（immunol polymorphism database of human platelet antigen，IPD-HPA），通过免疫血清学技术已经确定了 35 个血小板同种特异性抗原（HPA-1～29bw），其中 12 个对偶抗原已纳入了 6 个系统，即 HPA-1～HPA-5 和 HPA-15 系统。血小板基因多态性由 HPA 发生 SNP 引起，导致相应位置氨基酸变异。HPA 分布及其多态性变化见表 4-1。

表 4-1　HPA 及其多态性变化

抗原	曾用名	发现年份	糖蛋白	CD	DNA 多态性	氨基酸改变
HPA-1a	Zw^a、pl^{A1}	1959	Ⅲa	CD61	T176	Leu33
HPA-1b	Zw^b、pl^{A2}	1961			C176	Pro33
HPA-2a	Ko^b	1961	Ⅰbα	CD42b	C482	Thr145
HPA-2b	Ko^a、Sib^a	1965			T482	Met145
HPA-3a	Bak^a、Lek^a	1980	Ⅱb	CD41	T2621	Ile843

续表

抗原	曾用名	发现年份	糖蛋白	CD	DNA 多态性	氨基酸改变
HPA-3b	Lek[b]	1988			G2621	Ser843
HPA-4a	Yuk[b]、Pen[a]	1985	Ⅲa	CD61	G506	Arg143
HPA-4b	Yuk[a]、Pen[b]	1986			A506	Gln143
HPA-5a	Br[b]、Zav[b]	1989	Ⅰa	CD49b	G1600	Glu505
HPA-5b	Br[a]、Zav[a]、Hc[a]	1989			A1600	Lys505
HPA-6bw	Ca[a]、Tu[a]	1993	Ⅲa	CD61	A1544G	Gln489Arg
HPA-7bw	Mo[a]	1993	Ⅲa	CD61	G1297C	Ala407Pro
HPA-8bw	Sr[a]	1990	Ⅲa	CD61	T1984C	Cys636Arg
HPA-9bw	Max[a]	1995	Ⅱb	CD41	A2602G	Met837Val
HPA-10bw	La[a]	1997	Ⅲa	CD61	A263G	Gln62Arg
HPA-11bw	Gro[a]	1994	Ⅲa	CD61	A1976G	His633Arg
HPA-12bw	Iy[a]	1995	Ⅰbβ	CD42c	A119G	Glu15Gly
HPA-13bw	Sit[a]	1999	Ⅰa	CD49b	T2483C	Met799Thr
HPA-14bw	Oe[a]	2002	Ⅲa	CD61	1909 ～ 1911 AAG Del	Lys611 Del
HPA-15a	Gov[b]	1990	CD109	CD109	T2108	Tyr703
HPA-15b	Gov[a]	1995			C2108	Ser703
HPA-16bw	Duv[a]	2002	Ⅲa	CD61	C497T	Thr140Ile
HPA-17bw	Va[a]	1992	Ⅱb/Ⅲa	CD61	C662T	Thr195Met
HPA-18bw	Cab[a]	2009	GPⅠa	CD49b	G2235T	Gln716His
HPA-19bw	Sta	2009	GPⅢa		A487C	Lys137Gln
HPA-20bw	Kno	2009	GPⅡb	CD41	C1949T	Thr619Met
HPA-21bw	Nos	2009	GPⅢa	CD61	G1960A	Glu628Lys
HPA-22bw	Sey	2012	GPⅡb	CD41	A584C	Lys164Thr
HPA-23bw	Hug	2012	GPⅢa	CD61	C1942T	Arg622Trp
HPA-24bw	Cab2[a+]	2011	GPⅡb	CD41	G1508A	Ser472Asn
HPA-25bw	Swi[a]	2011	GPⅢa	CD49b	C3347T	Thr1087Met
HPA-26bw	Sec[a]	2012	GPⅢa	CD61	G1818T	Lys580Asn
HPA-27bw	Cab[3a+]	2013	GPⅡb	CD41	C2614A	Leu841Met
HPA-28bw	War	2013	GPⅡb	CD41	G2311T	Val740Leu
HPA-29bw	Kha[b]	2015	GPⅢa	CD61	C98T	Thr7Met

1. HPA-1 系统　是最早发现的血小板特异性抗原，位于 GPⅢa 分子上。由于 GPⅢa 多肽链第 176 位 T→C 的转换，导致 GPⅢa 分子第 33 位氨基酸 Leu→Pro 的替换，决定了 HPA-1a 和 HPA-1b 的特异性。不同地域和种族人群中，HPA-1a、HPA-1b 基因频率不同，HPA-1a 均高于 HPA-1b。HPA-1 抗原可以诱导产生特异性 HPA-1 抗体，导致 PTP 和新生儿同种免疫性血小板减少性紫癜（neonatal alloimmune thrombocytopenic purpura，NAITP）等。

2. HPA-2 系统　HPA-2 抗原位于 GPⅠbα 分子上，由于 GPⅠbα 多肽链第 482 位 C→T 转换，导致 GPⅠbα 分子第 145 位氨基酸 Thr→Met 的替换，产生了 HPA-2a 和 HPA-2b 抗原。Ko[b]（HPA-2a）为高频抗原，Ko[a]（HPA-2b）为低频抗原，Ko 抗原刺激机体所产生的抗体多为 IgM 型，可直接使血小板凝集。

3. HPA-3 系统　HPA-3 抗原位于 GPⅡb 上，由于 GPⅡb 多肽链第 2621 位 T→G 的转换，导致 GPⅡb 分子氨基酸 Ile→Ser 的替换，产生 HPA-3a 和 HPA-3b 抗原。

4. HPA-4 系统 HPA-4 抗原位于 GPⅢa 分子上，由于 GPⅢa 多肽链第 506 位 G→A 的转换，导致 GPⅢa 分子氨基酸 Arg→Gln 的替换，产生了 HPA-4a 和 HPA-4b 抗原。

5. HPA-5 系统 HPA-5 抗原位于血小板 GPⅠa 分子上，由于发生第 1600 位 G→A 转换，导致 GPⅠa 分子氨基酸 Glu→Lys 的替换，产生了 HPA-5a 和 HPA-5b 抗原。

6. HPA-15 系统 定位于 CD109 糖蛋白上，由于 cDNA 链第 2108 位发生了 C→T 转换，导致 CD109 分子氨基酸 Ser→Tyr 的替换，产生了 HPA-15a 和 HPA-15b 抗原。

7. 其他 HPA 随着血小板血型研究的深入，最近又有 23 个低频抗原的检出，有待进一步研究其等位基因多态性和分子结构。

第二节 血小板血型抗体

HPA 和血小板相关抗原 HLA 均具有多态性，可介导产生同种抗体，引发同种免疫性血小板减少。

一、HLA 抗体

血小板表面的 HLA 数量较多，约占外周血 HLA-Ⅰ类抗原总量的 70%，多次血小板输血治疗的患者，可免疫产生 HLA 抗体，引起 PTR。HLA 抗体的产生，与患者免疫抑制剂的使用、血液制剂中白细胞数量和基础疾病等因素密切相关。若患者输注的血液制剂中含有足量的白细胞，由于白细胞表面有 HLA-Ⅰ、Ⅱ类抗原，可以使患者诱发初次同种免疫，产生记忆性 B 淋巴细胞，当患者再次接受含有少量 HLA 抗原的血小板（或其他血液制剂）时，机体就会产生回忆性的免疫反应，迅速产生大量 HLA 抗体，导致输入的血小板破坏。因此，临床上各种血液制剂输注前需要去白细胞处理，以降低白细胞造成的不良反应。

二、血小板特异性抗体

HPA 是血小板表面所具有的特异性抗原，具有遗传多态性。患者因反复输血或多次妊娠等免疫刺激，机体可产生血小板特异性抗体，如 HPA-1a、HPA-2b、HPA-3a、HPA-4a 等抗体，可引起 PTP、PTR 或 NAITP。由于不同人种间血小板抗原出现的频率不同，血小板特异性抗体出现的频率也不相同。我国 HPA-1a 阳性率＞99%，HPA-1a 抗体产生的概率很小，因 HPA-1a 抗体引起的 PTR 较少见，但欧美国家由 HPA-la 抗体引起的 PTR 和 NAITP 相对较多。我国和日本曾发现有 HPA-2b 抗体引起的 PTR。

三、血小板自身抗体

自身免疫性疾病患者，由于免疫系统紊乱，机体产生针对自身血小板抗原（如 HPA、HLA 等）的抗体，多为 IgG 或 IgA 类抗体，可引起特发性血小板减少性紫癜（idiopathic thrombocytopenic purpura，ITP）。

第三节 血小板血型系统检测

在临床医学和输血实践中，传统血小板血型检测方法主要依靠血清学技术，通过已知抗原或抗体检测相应的血小板抗体或抗原，为协助临床诊断血小板免疫反应提供了重要依据。近年来，随着检测技术的进步，分子生物学技术开始应用于血小板血型基因分型。

一、血清学检测

血小板血清学检测方法包括血小板抗原鉴定、抗体筛查与鉴定、交叉配血试验等，可以通过荧光免疫、酶免、流式细胞术等技术进行检测。

（一）检测方法

1. 简易致敏红细胞血小板血清学试验（simplified sensitized erythrocyte platelet serology assay，SEPSA）　是固相红细胞吸附技术的一种类型，可用于血小板抗体（HLA、HPA）的检测和交叉配合试验，也可用于血小板抗原的鉴定，适宜于免疫性血小板减少症的诊断和发病机制研究，以及开展配合型血小板输血治疗等工作。由于氯喹或酸可以破坏血小板表面的 HLA 抗原，所以使用氯喹或酸预处理的血小板可用来区分抗-HPA 和抗-HLA。下面以血小板交叉配血试验为例，简要介绍 SEPSA 的检测原理及结果判定。

（1）检测原理：将血小板抗体固定在 U 型板孔壁上，与供者血小板和患者血清共孵育，洗涤去除未参与反应的物质，加入指示细胞（IgG 致敏的红细胞）和兔抗人 IgG（第二抗体），观察反应结果。若患者血清中有血小板抗体，供受者就形成血小板抗原-抗体复合物，兔抗人 IgG 就会在指示细胞上的 IgG 的 Fc 段和复合物 IgG 的 Fc 段起桥梁作用，阻止指示细胞向孔底移动，为阳性结果。若患者血清中无血小板抗体，不能形成大的免疫复合物，致敏有 IgG 的指示细胞不能结合并附着于孔壁，离心后移入孔底中央，形成红细胞扣，为阴性结果（图 4-2）。

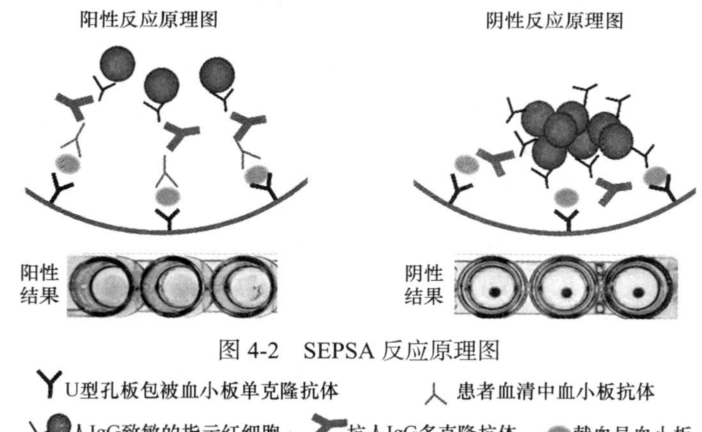

图 4-2　SEPSA 反应原理图

（2）技术应用的种类

1）直接试验：受检者血小板直接加入到 U 型板孔内，再加入指示细胞与之反应，观察结果，阳性结果说明受检者血小板已致敏有血小板抗体。

2）自身抗体检测：受检者血小板和受检者血清加入到 U 型板孔共孵育，再加入指示细胞与之反应，观察结果，阳性结果说明受检者血清中有自身抗体。

3）同种抗体筛检：受检者血清和多人份混合的 O 型血小板加入到 U 型板孔共孵育，再加入指示细胞继续反应，观察结果，阳性结果说明受检者血清中有同种抗体。若使用已知抗原特异性的血小板谱细胞和受检者血清反应，可判断患者血清抗体的特异性。

4）血小板抗原鉴定：受检血小板和已知的特异性抗体加入到 U 型板孔共孵育，再加入指示细胞继续反应，观察结果，根据已知抗体判断血小板抗原。

5）交叉配血试验：同上。临床上应选择配合试验阴性反应的血小板进行输血治疗。

2. 微柱凝胶血小板定型试验 是建立在传统血小板检测和微柱凝胶基础上的一项新技术。技术要点同第二章 ABO 血型鉴定。试验原理：在微柱凝胶管中加入受检者血清、血小板和指示细胞，共孵育，离心后直接观察结果。受检者血清中存在血小板抗体，网络状凝集复合物就出现在凝胶中上部，为阳性结果。血清中无血小板抗体，红细胞仍游离存在，离心后沉到柱底，为阴性结果（图 4-3）。

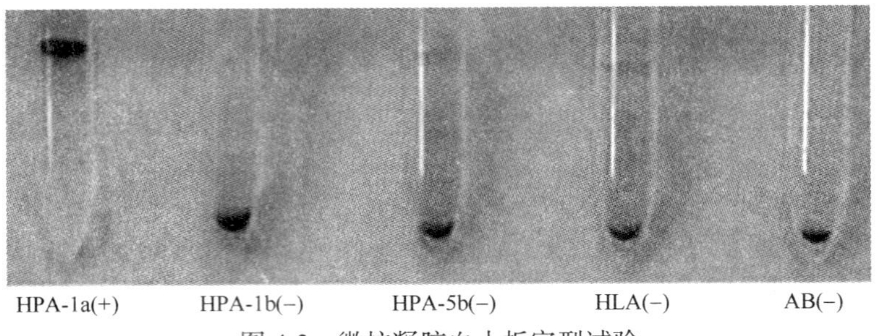

图 4-3 微柱凝胶血小板定型试验

3. 血小板免疫荧光试验（platelet immunofluorescence test，PIFT） 是经多聚甲醛或氯喹预处理的血小板与特异性血小板抗体共孵育，然后再与异硫氰酸荧光素（FITC）标记的抗人球蛋白试剂进行反应，通过荧光显微镜直接观察结果。根据抗体与血小板的反应情况来判断血小板抗原的特异性。该技术在临床上较为常用，可用于血小板抗原鉴定、抗体检测和交叉配血试验。

4. 单克隆抗体特异性捕获血小板抗原试验（monoclonal antibody-specific immobilization of platelet antigens assay，MAIPA） 是目前检测和鉴定血小板特异性抗体最为广泛的方法。检测原理：血小板先与血清抗体结合，再与不同的鼠抗人血小板膜糖蛋白单克隆抗体结合（如抗-GPⅠb、Ⅱb、Ⅲa、Ⅸ等），洗涤去除未结合的游离物质，然后裂解血小板，裂解产物转移到包被有羊抗鼠 IgG 的微孔板内，并与之结合，洗涤去除未结合的物质，再加入辣根过氧化物酶标记的羊抗人 IgG，作用底物显色，用以判定血小板膜糖蛋白特异的同种抗体（图 4-4）。

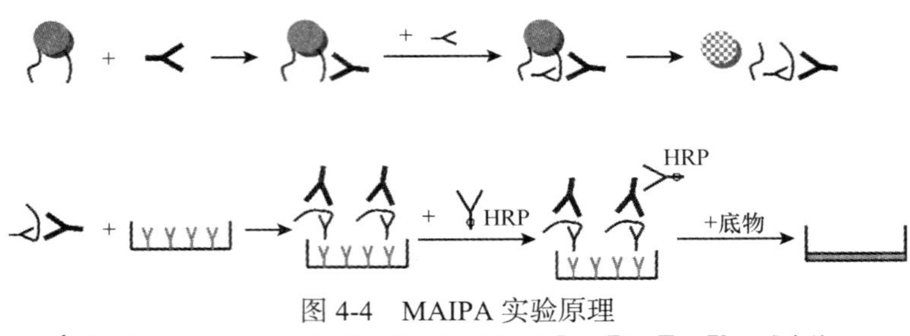

图 4-4 MAIPA 实验原理

血清抗体　血小板膜糖蛋白抗体(如抗-GPⅠb、Ⅱb、Ⅲa、Ⅸ)，或者抗-HLA
微孔板中包被的羊抗鼠的IgG　HRP HRP标记的羊抗人IgG

5. 改进的抗原捕获酶联免疫吸附试验（modified antigen capture ELISA，MACE） 是将随机混合血小板或供者血小板与待测血清反应，血小板上的 GPⅡb/Ⅲa 抗原与血清中的 GPⅡb/Ⅲa 抗体结合形成复合物，经裂解后转移复合物至包被有 GPⅠb、GPⅡb、GPⅢa、GPⅨ、HLA 等鼠抗人单克隆抗体的微孔内，复合物被固定在微孔中，再加入酶标记的第二抗体与之反应，然后作用于底物显色（图 4-5）。

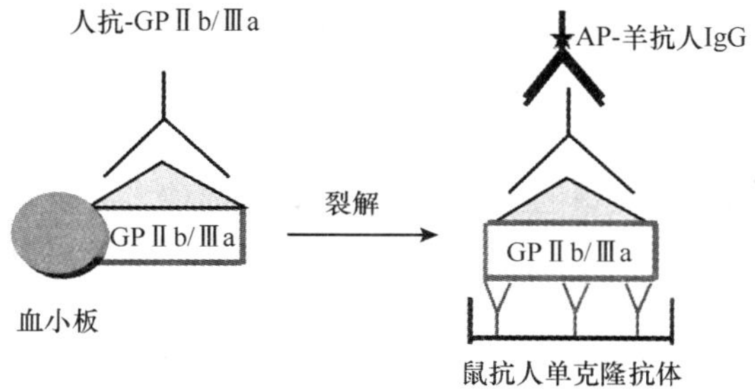

图 4-5　MACE 试验原理

6. 流式细胞术　血小板抗原与血小板抗体特异性反应，加入荧光素标记的抗人 IgG，孵育后通过流式细胞仪检测。根据前向散射光和侧向散射光强度确定血小板区域，以排除红细胞、白细胞和细胞碎片等干扰，再分析血小板区的荧光强度。流式细胞术（flow cytometry，FCM）可用于鉴定血小板抗原，也可用于检测血小板抗体，可用于血小板交叉配合试验（图 4-6）。

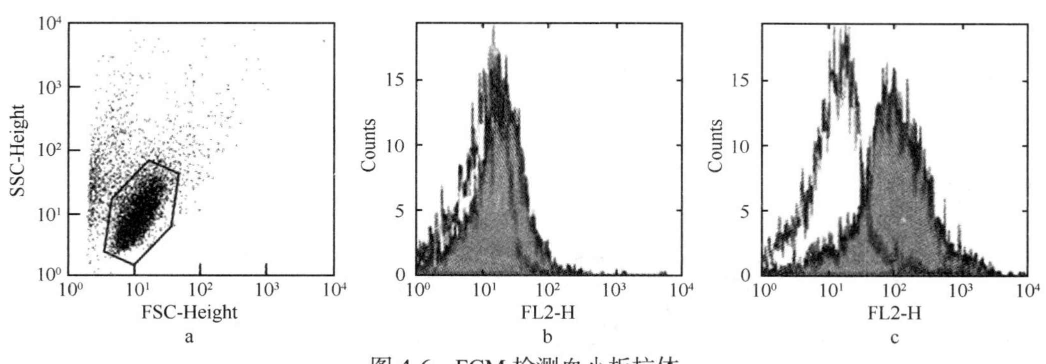

图 4-6　FCM 检测血小板抗体

a：血小板设门；b：血小板抗体阴性；c：血小板抗体阳性

（二）方法学评价

血小板血清学检测方法各有利弊，见表 4-2。

表 4-2　血小板血清学检测方法比较

	优点	缺点
SEPSA	简便快速，敏感性好，特异性强，结果直观可靠，临床应用广泛。可同时检出 HPA 和 HLA 抗体，无需特殊仪器。固相化的血小板及指示细胞能长期保存，使用方便	操作烦琐
微柱凝胶法	操作简便、快速、敏感性强。可用于血小板交叉配血试验、血小板抗体筛检、致敏血小板抗体的检测等	需要专用的仪器
PIFT	可以在显微镜下直接观察荧光标记的血小板，避免细胞碎片引起的非特异性反应	敏感性差，HPA-5 抗体易漏检
MAIPA	敏感性强，能检出血小板表面低表达的抗原，如 HPA-5。可以去除血小板非特异性抗体（如抗-HLA）的干扰	操作烦琐，易出现假阴性
MACE	特异性较高，血小板无需氯喹或酸进行预处理，就能直接检测和区分血清中的 HLA 和 HPA 抗体	无
FCM	敏感性非常高，因检测完整血小板，可以检测 MAIPA 和 MACE 无法检测的裂解后不稳定 GP 表位的同种抗体	需要特殊仪器，成本较高

二、分子生物学检测

血小板血清学检测需要一定数量的血小板及特异性抗血清，由于血小板抗原难以重组，特异性 HPA 抗血清难以获得，血小板血清学技术受到了较大的制约。随着分子生物学的发展，血小板血型的分子背景、基因结构得到了深入的研究，目前国内外已广泛开展 HPA 基因分型工作，主要通过 PCR-RFLP、PCR-ASO、PCR-SSP 及 DNA 序列分析法等进行检测。

1. PCR-RFLP 较早运用于 HPA 基因分型法，方法比较简单，DNA 纯度要求不高，实验重复性好，可进行大批量检测，如人群 HPA 基因频率调查。PCR-RFLP 检测需要特定的限制性酶切位点，因此有些 HPA 等位基因无法使用此方法进行基因分型。

2. PCR-ASO 是用一对特异性引物扩增包含 HPA 等位基因多态性的一段 DNA，然后将 PCR 扩增产物点样固定于杂交膜上，分别与两个 5'端标记有地高辛的特异性寡核苷酸探针进行杂交，根据杂交结果判断 HPA 特异性。PCR-ASO 技术特异性强，常用于 HPA-1、HPA-4 和 HPA-8 等的检测，但存在杂交过程费时、操作烦琐，杂交背景较强和杂交信号较弱等缺点。

3. PCR-SSP 临床上最常用的 HPA 基因型方法（图 4-7），具有快速、操作简单和结果可靠的优点。临床上广泛用于：①血液中心或中心血站献血者血小板的基因分型和构建血小板供者资料库。②血小板配合性输注，降低或避免 PTR、PTP。③NAITP 的病因学诊断。④冠状动脉性疾病、心脑血管等血栓性疾病的辅助检查及病因学研究。⑤人类 HPA 遗传特点分析，为人类学研究和地区遗传背景提供资料。

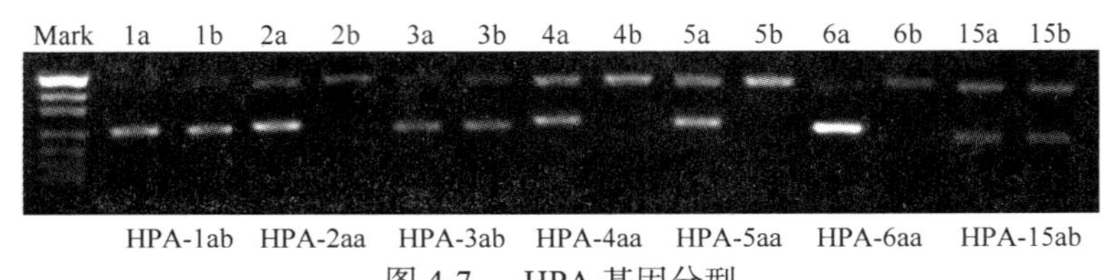

图 4-7 HPA 基因分型

4. DNA 序列分析（DNA sequencing） 利用 PCR 或克隆纯化制备 DNA 或 cDNA 模版，用 DNA 序列分析仪对 HPA 多态性位点进行序列分析，该法能直接检测 HPA 的未知多态性位点和新突变的位点，但耗时较长。

第四节 血小板血型的临床应用

血小板表面存在着复杂的抗原系统，如相关抗原（HLA 和 ABO 抗原）和 HPA 等，可通过妊娠、输血或移植等免疫刺激，产生血小板同种抗体，导致 PTR、PTP、NAITP 等。由于自身免疫系统失调，患者体内产生的血小板自身抗体也可以导致自身血小板减少。

一、血小板抗原的同种免疫作用

1. HLA 同种免疫 反复输血是引起血小板上的 HLA 发生同种免疫的主要原因，尤其是多次输注含有白细胞或白细胞碎片的血液制剂，HLA 抗体产生的概率增高。因此，为了有效降低或避免 HLA 发生的同种免疫反应，血液制剂输注前需要去除白细胞。

2. 红细胞血型抗原同种免疫 血小板表面含有红细胞 ABO、Lewis 等血型抗原，以 ABO 抗原最为重要。ABO 主、次侧不合的血小板输注均可产生同种免疫反应。ABO 主侧不合：受者体内的抗-A 或抗-B 与供者血小板表面上的 A 或 B 抗原反应，导致血小板破坏或寿命缩短；ABO 次侧不合：供者体中的抗-A 或抗-B 与受者血小板悬液中的可溶性 ABO 血型物质形成复合物，易被血小板膜上的 Fc 受体和补体受体吸附，导致血小板被单核-巨噬细胞吞噬破坏。

3. HPA 同种免疫　因反复输血或多次妊娠等免疫刺激，位于血小板膜 GP 上的 HPA 可以诱导受体产生血小板特异性抗体，引起新生儿血小板减少症和 PTR、PTP 等免疫学反应。由于 HPA 的分布具有种族特异性和区域性，白种人容易产生 HPA-5b 抗体；黄种人容易产生 HPA-3b 抗体。

二、血小板输注无效

PTR 是指患者多次输入 ABO 血型相合且保存时间不超过 72 小时的血小板，并且治疗剂量充足，但血小板增加值低于预期值，甚至血小板数目不增加反而下降，临床出血症状未见明显改善。免疫性因素和非免疫性因素均可引起 PTR。判定血小板输注效果可以通过校正后的血小板上升数（corrected count increment，CCI）或血小板回收率（percentage platelet recovery，PPR）来衡量。输血后 1 小时 CCI＜7500，24 小时 CCI＜4500，或者输血后 1 小时 PPR＜30%和 24 小时 PPR＜20%，均判定为 PTR。CCI 和 PPR 换算公司如下：

$$\text{CCI}=\frac{\text{输血后血小板增加数}(10^9/\text{L})\times\text{体表面积}(\text{m}^2)}{\text{输入的血小板总数}(\times10^{11})}\times1000$$

$$\text{PPR}=\frac{\text{输血后血小板增加数}(10^9/\text{L})\times\text{血容量}(\text{L})}{\text{输入的血小板总数}(\times10^{11})}\times100\%$$

1. 免疫性因素　由于反复输血，患者体内产生了同种抗体，当再次输入对应抗原阳性的血小板时，容易发生免疫学反应，导致输注的血小板被破坏。临床上，HLA 抗体、HPA 抗体、ABO 血型抗体、血小板自身抗体、药物相关的血小板抗体和异体血浆蛋白抗体等均可导致 PTR，其中 HLA 抗体占主导地位。

2. 非免疫性因素　非免疫性因素引起血小板寿命缩短逐渐成为 PTR 的主要原因。如①血小板本身质量因素：血小板采集数量不足，不合适的保存温度、保存时间、保存器材，离心或振荡损伤，运输和输注过程中操作不当等因素均可影响血小板输注效果。②患者自身因素：脾肿大伴脾功能亢进、感染、发热、败血症、药物作用和 DIC 等，均可使血小板破坏或消耗增加。

三、输血后紫癜

PTP 主要发生于有输血史和（或）孕产史的患者，是一种少见的血小板输注不良反应。由于患者体内已产生了血小板抗体，可以破坏输入的和（或）自身的血小板，引起急性、暂时性血小板减少的临床综合征。PTP 患者体内可检测到高效价的血小板特异性抗体，如 GPⅡb/Ⅲa 抗原介导而产生的 HPA-1a、HPA-1b、HPA-2b、HPA-3a 等抗体。血小板特异性抗体破坏自身血小板的机制目前尚不清楚，可能是抗体致敏的外源性血小板吸附在自身血小板上而使其破坏，或者是抗体与自身和外源性血小板存在着交叉反应，致使自身血小板破坏。

为预防 PTP 和 PTR 的发生，临床应积极提倡配合型血小板输注，选用 ABO 同型的血小板，RhD 阴性育龄妇女最好选用 RhD 阴性供者的浓缩血小板，以及 HPA 与 HLA 配合性的血小板。对已发生 PTP 或 PTR 的患者，最有效的方法是血浆置换疗法，同时输注机采血小板，结合静脉注射大剂量免疫球蛋白、较大剂量的皮质激素短程治疗等方法，以改善患者临床症状。

四、胎儿新生儿同种免疫血小板减少症

胎儿新生儿同种免疫性血小板减少症（fetal-neonatal alloimmune thrombocytopenia，FNAIT）是由于母胎或母婴血小板血型不同的同种免疫引起，妊娠前、中期胎盘表达的 HPA-1a 可以刺激母体产生血小板抗体，并通过胎盘进入胎儿体内，结合胎儿血小板并导致其破坏和减少。由于 HPA 存在着种族差异性，白种人 HPA-la 抗体引起的 FNAIT 较多，并且第一胎就可致病。黄种人由于 HPA-la 抗原频率极高，HPA-la 抗体产生的概率很低，FNAITP 多由于 HPA-3a、HPA-4a 抗体引起。FNAIT 患者的临床诊治详见第十二章。

五、特发性血小板减少性紫癜

ITP 主要是由于血小板自身抗体导致的自身免疫性疾病，临床以血小板减少和皮肤黏膜出血为主要特征。ITP 患者机体产生的自身抗体与血小板抗原结合后，通过抗体 Fc 段结合单核-巨噬细胞，血小板被单核-巨噬细胞清除，导致血小板持续减少。由于巨核细胞与血小板表面存在相同的抗原成分，所以血小板自身抗体还能与巨核细胞结合，抑制巨核细胞成熟，导致血小板生成障碍。

【案例 4-1】

PTR 的输血治疗

病例资料

患者，女，25 岁，2 年前曾进行外周血 HSCT，因咳嗽、咳痰 4 月余，伴呼吸困难 1 个月，2 个月前曾入住呼吸科治疗。入院时患者咳嗽、咳黄色黏痰，伴咽部疼痛，发热达 37.5℃，胸部 CT 示“左上肺尖后段、左上肺舌段及右肺中叶感染”，怀疑为曲霉菌感染，给予伏立康唑 200mg/次，2 次/日静滴，抗真菌治疗 2 周，后改用伏立康唑 175mg 口服，2 次/日。治疗近 1 个月，肺部 CT 提示病灶缩小症状缓解，而后出院。10 天前患者又出现呼吸困难，复查肺部 CT 提示病灶增大，并出现空洞，为明确诊断再次入院。

1. 初诊 ①左侧肺部阴影待查。②肺部曲霉菌感染。

2. 诊治经过

（1）患者疾病复发后入院初期，检查血型为 A 型 Rh 阳性，血常规显示血小板低于参考值，不规则抗体筛查阴性。痰液培养曲霉菌阳性。机采血小板输注共 4U（隔天 1U），PLT 升高不明显。输注前后，检查结果见案例表 4-1-1。

（2）加大剂量卡泊芬净和伏立康唑静脉注射抗真菌治疗，2 周后症状缓解，肺部 CT 显示病灶明显缩小，PLT 明显升高。

案例表 4-1-1　血小板输注前后血常规检查结果

检验项目	RBC（$\times10^{12}$/L）	Hb（g/L）	HCT	WBC（$\times10^9$/L）	G（%）	PLT（$\times10^9$/L）	MPV（fl）
入院时	3.29	105	0.32	6.59	68.5	44	11.8
第 1 天输注 1U 后	3.43	107	0.33	7.21	69.4	38	10.2
第 3 天输注 1U 后	2.89	90	0.28	6.89	76.4	33	10.9
第 5 天输注 1U 后	2.94	88	0.27	7.31	81.6	20	10.0
第 7 天输注 1U 后	3.11	89	0.28	7.56	72.1	26	11.2
第 14 天后	3.56	110	0.35	7.01	69.4	105	10.8

3. 案例解析

（1）患者为肺部曲霉菌感染，入院时 PLT 已经低于正常范围，患者入院查体未发现皮肤、黏膜及脏器的潜在出血，红细胞、白细胞均正常，综合上述信息，无需考虑骨髓移植不成功引起的血小板计数降低，结合影像学 CT 检查结果主要考虑肺部曲霉菌感染导致的血小板消耗。

（2）曲霉菌感染引起 PLT 持续下降在国外屡见报道。曲霉菌感染可导致机体内环境紊乱，Ca^{2+}增多、自由基氧化和 ATP 成分减少等，这些因素又可影响红细胞、血小板膜蛋白的结构，致使其膜骨架蛋白与脂质发生改变；此外，病原微生物进入人体后，经过一系列反应形成免疫复合物，与红细胞、粒细胞、血小板黏附，在补体、单核-巨噬细胞和自然杀伤（natural killer，NK）细胞等协同下，可导致自身血细胞和输注的异体血细胞破坏，表现为血细胞计数降低及输注无效。

（3）输血只是一种替代治疗手段，临床治疗原则是能不输血最好不要输血，疾病首先考虑治疗原发病。本案例控制真菌感染后血小板明显增高，临床症状也出现了有效的改善。

4. 拓展问题及讨论

（1）若不规则抗体筛查为阳性，如何选择血小板进行临床输血治疗？

（2）哪些因素影响血小板输血治疗效果？

（王　林）

本章小结

血小板表面具有复杂的抗原组成，包括 HLA、红细胞血型抗原和特有的 HPA 抗原。反复输血、多次妊娠、病毒感染等均可免疫刺激机体产生相应抗体，引起 PTR、PTP、FNAIT、ITP 等血小板相关的免疫性疾病。临床上要求 ABO 同型血小板输血治疗，输血前最好施行血小板交叉配合性试验。血小板血型血清学检验方法较多，但 SEPSA 最为常用。近年来，随着分子生物学的发展，国内个别血液中心或中心血站已开始了血小板血型基因分型，构建 HLA、HPA 基因资料库，为临床提供相合的血小板输血治疗给予了便捷有效的保证。

第五章　血液成分的制备及其临床应用

血液是一种流体组织，由血浆和血细胞组成，在人体内不断循环流动。正常人血液约占体重的 7%～8%，相对密度（俗称：比重）1.050～1.060，pH 7.35～7.45。血浆是血液中的液体成分，包括水、电解质、血浆蛋白、凝血因子等。血细胞是血液的有形成分，如红细胞、白细胞和血小板。通过物理或化学方法可以把全血分离制备成高纯度、高活性的单一成分，以便临床合理输血治疗，有效达到治疗或缓解疾病的目的。成分输血的开展能最大限度地实现一血多用、节约血液资源，同时也可提升医疗供血、用血单位的输血技术水平。

第一节　概　　述

将采集的血液置入含有抗凝剂的容器中，经自然沉降或离心后，血液分为两部分，上部分淡黄色透明的液体为血浆，下部分红色不透明的沉淀物为红细胞。在血浆和红细胞之间有呈灰白色的薄膜层，为白细胞和血小板。离体血液不经抗凝处理，自然凝固后析出的淡黄色透明液体为血清。与血浆相比，血清中不含纤维蛋白原（fibrinogen，Fg）和某些凝血因子。

一、血液成分分类

全血是将血液直接采集到含有保养液的血袋中，不做任何处理。血液保养液仅针对红细胞而设计（表 5-1），除红细胞外，血袋中的其他细胞很快就丧失了生理功能。血液成分是将采集的全血分离成纯度高、临床疗效好的单一血液制剂，如血浆、红细胞、血小板、白细胞等，再按各自的最佳保存状态进行储存。红细胞制剂品种较多，如浓缩红细胞、悬浮红细胞、少白细胞红细胞、洗涤红细胞、冰冻红细胞、辐照红细胞和年轻红细胞等。血浆成分主要有新鲜冰冻血浆（fresh frozen plasma，FFP）、普通冰冻血浆（frozen plasma，FP）、病原体灭活血浆等。血浆可制成白蛋白、球蛋白、冷沉淀等制品。血小板成分有单采血小板、浓缩血小板、汇集血小板、冰冻血小板等品种。

表 5-1　血液保存液配方及保存时间

	ACD-A	ACD-B	CPD	CP2D	CPDA-1	CPDA-2
枸橼酸钠（g/L）	22.0	13.2	26.3	26.3	26.3	26.3
枸橼酸（g/L）	8.0	4.8	3.27	3.27	3.27	3.27
无水葡萄糖（g/L）	24.5	14.7	25.5	51.1	31.8	44.6
磷酸二氢钠（g/L）	—	—	2.22	2.22	2.22	2.22
腺嘌呤（g/L）	—	—	—	—	0.275	0.550
保养液：血（ml）	1.5：10	2.5：10	1.4：10	1.4：10	1.4：10	1.4：10
保存时间（d）	21	21	21	21	35	42

二、血液采集

依据《中华人民共和国献血法》《献血者健康检查要求》（GB18467—2011）、《血站管理办法》《临床输血技术规范》等法律法规文件，由血液中心或中心血站负责执行无偿献血者的血液采集工作。血液采集前做好献血者的信息核对、健康征询及知情同意、健康检查、采血准备等工作，严格按采血流程采集所需要的血液或其成分，血液采集后及时开展实验室检查（如血型、ALT 及病毒标志物等），按要求运输、制备、储存，并做好献血者的生理恢复指导工作。

三、血液成分制备

成分输血之所以能够迅速开展，得益于血液成分分离方法和保存技术的不断进步，相比于全血输注有明显的优越性。血液成分制备的原则是将全血中各种成分制备成体积小、浓度大、纯度高的单一有效成分。成分制备分为手工法和自动化血液成分单采分离法，均通过离心、过滤等物理方法实现血液成分分离。基于血液中各种成分相对密度的不同，如血小板 1.030～1.060，淋巴细胞 1.050～1.078，粒细胞 1.080～1.095，红细胞 1.090～1.111，血浆 1.025～1.030，通过密度梯度离心分层可以得到高浓度、高纯度的单一成分。

（一）手工法

通过大容量低温离心机和多联塑料采血袋（图 5-1）进行手工法血液成分制备。多联采血袋是多个采血袋通过管道相连形成的无菌密闭系统，包括含有抗凝剂的全血收集首袋、含有红细胞添加剂的末袋和 1～2 个空袋,用于全血的采集、成分制备和储存。将献血者全血采集到含抗凝剂的首袋，通过离心分离全血中的各种成分，浅黄色血浆因相对密度最小处于最上层，红细胞相对密度最大在最下层，二者之间灰白色的膜层为血小板和白细胞，然后通过虹吸或挤压的方法，将它们分到相应空袋中得到各自单一的血液成分。

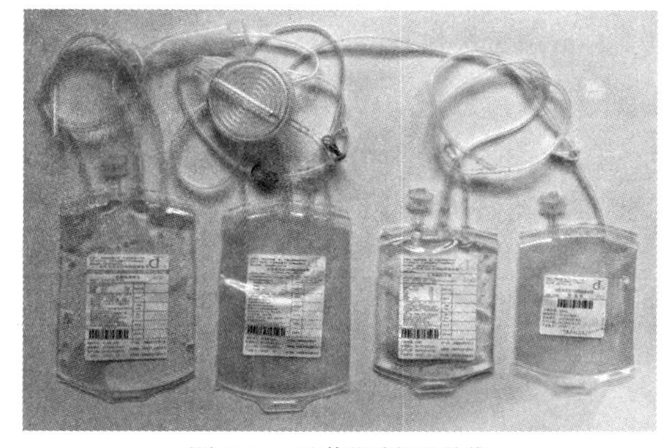

图 5-1　无菌塑料四联袋

离心机的运行参数（如离心机半径、离心转速、离心时间、离心温度、离心加速度和离心刹车强度等）直接影响血液成分的分离效果。血液成分制备时，将多联塑料采血袋对称放在大容量低温离心机内，用塑料片平衡离心杯，根据所要制备血液成分的类型，严格按操作规程选择不同的离心力进行操作。

（二）自动化单采法

应用自动化血细胞分离机，在封闭无菌的管道治疗系统中完成血液的采集、离心、成分提取（或去除）和回输等整个工作程序。血液成分分离机可单独或混合采集各种血液成分，如血小板、血浆、红细胞等，提高了成分输血的水平，为治疗性血液成分去除或置换提供了有效手段，使干细胞移植得以广泛开展。目前自动化单采法分为两种：一种是从健康献血者体内一次性采集足够多的有效血液成分，输给有适应证的患者，以达到成分输血治疗的目的；另一种是减除或置换患者自身病理血液成分，如治疗性血液成分单采术，在临床上应用广泛。

1. 离心式血细胞分离机　根据血液成分相对密度的差异，全血经不同离心力作用后，血浆成分和血细胞中的红细胞、粒细胞、血小板出现分层、分离，提取需要的成分或去除病理性成分，将其他成分回输给供者。离心式血细胞分离机分为间断流动离心式和连续流动离心式，临床应用最为广泛，既能进行治疗性血细胞单采去除，又能进行血浆置换。

（1）间断流动离心式：采集、处理、回输为一个循环。完成一个循环后再进行下一个循环，间断进行，一般只需要一个静脉通路即可。

（2）连续流动离心式：采集、处理、回输是一个连续不间断的过程。通常使用双静脉通路，一侧静脉抽出血液，另一侧静脉回输分离后的血液成分。

2. 膜过滤式分离机 利用通透性和生物膜相容性都较好的高分子材料制成的膜滤器（孔径0.5nm），代替离心容器，当血液流入膜滤器时，在一定膜压下，血浆从膜中透过后由导管排出，而血细胞成分被阻挡于膜滤器内，从另一导管排出，与置换液混合后回输给供者或患者。对供者，用于血浆单采制备；对患者，用于治疗性血浆置换。

为了选择性去除血浆中的致病物质，克服全血浆被去除的缺点，在膜过滤式基础上又研制出双重过滤膜式血浆分离机，其工作原理为：先让患者血液通过一个孔径较大的膜式过滤器，使血浆和血细胞分开，再采用一个孔径较小的膜式过滤器，去除血浆中的病理性大分子物质，然后把剩余的血浆与血细胞回输给患者。此技术的优点是无需补充大量置换液，节约血浆制剂，减少感染。

3. 吸附柱式分离机 以免疫亲和层析为基本工作原理，选用有特殊吸附作用的物质（如单克隆抗体、血型物质、DNA 等）作为吸附剂制成不同的免疫吸附柱，当患者血液流经吸附柱时，可以吸附病理性抗体、蛋白抗体和免疫复合物等，吸附净化后的血液再回输给患者，达到纯化血液成分、减除病理成分，有针对性地治疗临床不同疾病的目的。

该分离机一般配备两个吸附柱，即原柱和二次柱。全血原柱可用于低密度脂蛋白血浆单采术清除脂蛋白，白细胞单采术去除白细胞，还可用于血液透析相关性淀粉样变的血浆单采术，以清除 β_2-m 或分离血浆。

（三）方法学评价

自动化分离获取的某种单一血液成分的纯度明显高于手工法（表 5-2）。

表 5-2 手工法和自动化血液成分制备对比

	优点	缺点
手工法	只需多联塑料采血袋、大容量低温离心机，不需其他特殊设备，费用低廉，基层医疗机构易于开展	操作费时，易造成细菌污染，单次去除血液病理性成分的量有限，病情严重者不宜使用。多用于血浆置换，很少用于治疗性血细胞成分去除。偶尔用于儿童患者和真性红细胞增多症治疗
自动化法	离心式临床应用最为广泛；膜过滤式分离速度快，操作简便，血浆去除率高，血小板不易混入；吸附柱式无需去除血浆，避免置换液的副作用	膜滤器为一次性使用，价格较昂贵；膜压的变化可能引起轻度溶血；膜过滤式分离不能选择性地去除血浆病理成分，需要去除全血浆，只能用于血浆置换，不能用于治疗性血细胞单采或去除

四、成分血液优点

全血临床输注容易扩充患者血容量，诱发输血相关的不良反应和病原微生物感染。全血采集后制成红细胞、血小板、血浆成分制剂，或是单采某种血液成分可有效节约血液资源，根据不同疾病选择不同血液成分，更合理、经济地利用血液资源，减少患者个人经济负担和社会压力，同时也避免输入不必要的血液成分所引起的输血反应和降低输血传播疾病的风险。各种成分血液制剂在各自最佳保存状态下进行贮存和运输，保持相对高的活性和含量，最大限度地保证了血液质量，临床输注后也可发挥最佳的治疗效果。

（李建斌）

第二节　红细胞类成分

红细胞是血液的主要成分之一，占全血总量的 40%以上，具有运输氧气和二氧化碳的功能。全血采集于多联塑料采血袋中，根据血液中成分相对密度的差异，利用低温离心机通过重力离心法分离、制备红细胞和其他各种血液成分。红细胞制剂种类较多，如浓缩红细胞、悬浮红细胞、洗涤红细胞、少白细胞红细胞、冰冻解冻去甘油红细胞、辐照红细胞等。

一、浓缩红细胞

浓缩红细胞（concentrated red blood cells，CRBC）是将全血离心分离出大部分血浆后剩余的部分，可在全血保存期的任何时间内制备。一般推荐使用双联袋制备浓缩红细胞。

（一）制备方法及特点

1. 制备方法　将双联塑料袋采集的全血在 4±2℃条件下，以 5000×*g* 离心 7 分钟，小心取出血袋放置分浆夹中，在全封闭的条件下转移大部分血浆至空转移袋内，热合断离血袋连接管，即制备成浓缩红细胞制剂。

2. 特点

（1）浓缩红细胞含有全血中全部的红细胞、白细胞、血小板和部分血浆。浓缩红细胞的血细胞比容（hematocrit，HCT）为 0.65～0.80。200ml 全血制备的浓缩红细胞容量为 120±12ml；300ml 全血制备的浓缩红细胞容量为 180±18ml；400ml 全血制备的浓缩红细胞容量为 240±24ml。

（2）浓缩红细胞因去除大部分血浆而使红细胞浓缩、黏稠，不方便输注，输注前一般需要生理盐水适当稀释，也容易造成污染，目前临床已很少应用，逐渐被悬浮红细胞取代。

（二）适应证

浓缩红细胞去除了全血中的大部分血浆，降低了输血引起的循环超负荷风险，可用于慢性贫血患者，以纠正红细胞减少引起的缺氧症状。

（三）保存

保存温度为 4±2℃，其中含有 ACD-B、CPD 保养液的制剂保存期为 21 天，含有 CPDA-1 保养液的制剂保存期为 35 天（表 5-1）。

二、悬浮红细胞

悬浮红细胞（suspended red blood cells，SRBC），又称为添加剂红细胞（red blood cells in additive solution），是全血离心分离移出约 90%血浆后，向剩余物中加入红细胞添加液即可。SRBC 多采用三联袋制备，临床应用最为广泛，适用于大多数需要补充红细胞、提高血液携氧能力的患者。

（一）制备方法及特点

1. 制备方法

（1）手工夹板法：用含有红细胞添加液的三联袋采集全血（图 5-2a），在 4±2℃的条件下以 3838×*g* 离心 12 分钟，转移上层血浆至空转移袋内，注意不要混入红细胞（图 5-2b）。再将红细胞添加液加入首袋红细胞内并混合均匀，热合断离血袋连接管，就完成了悬浮红细胞的制备过程

（图 5-2c）。

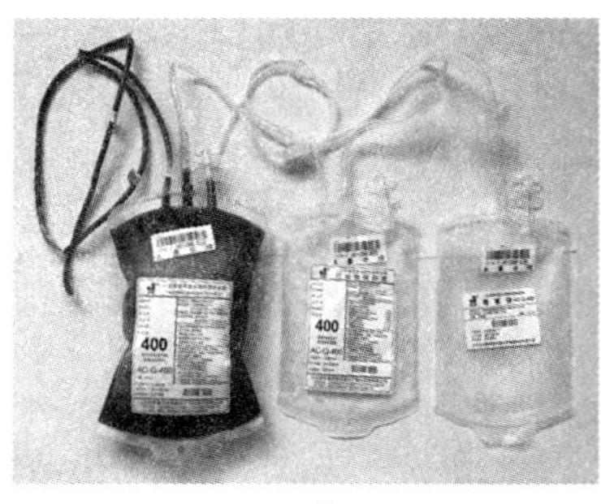
a

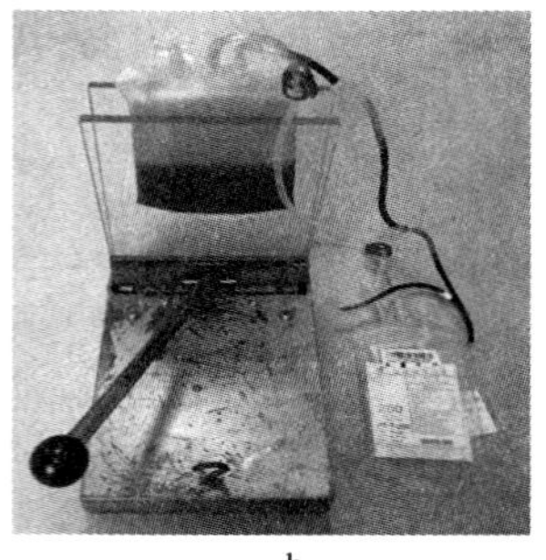
b

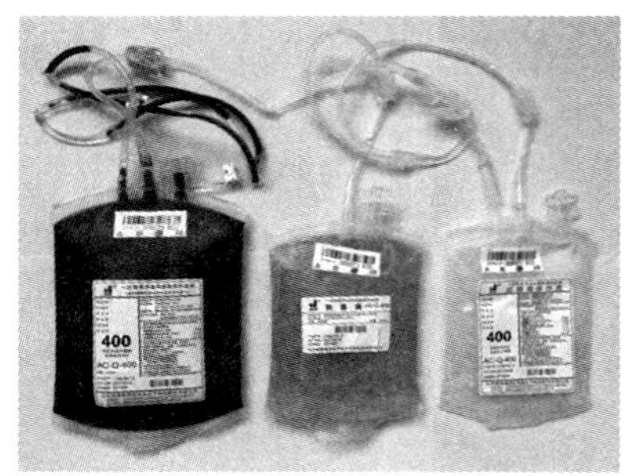
c

图 5-2 悬浮红细胞制备示意图

（2）全自动血液成分分离机法：将离心后血袋挂于自动分浆机挂钩上，折断易折塞，血转移袋和红细胞保存液袋放于机顶挤压板上，将各转移管卡入各个相应的探测器内，选择相应的程序仪器自动分浆，红细胞保存液完全转移至采血袋，而后自动热合红细胞悬液和血浆袋。

2. 特点

（1）悬浮红细胞含有全血中全部的红细胞、一定量白细胞和血小板、少量血浆成分，具有补充红细胞和扩充血容量的双重作用（表 5-3）。

（2）容量为标示量±10%，HCT 为 0.50～0.65。

（3）新一代全自动血液成分分离机可自动挤压分离全血，利用挤压板上的界面传感器自动判断结果，从而实现血浆、白膜层、红细胞和血小板的高效分离。红细胞-白膜界面、血浆-白膜界面仪器均可精确探测和识别白膜层。

表 5-3 悬浮红细胞的特点

项目	悬浮红细胞质量要求
外观	肉眼观察色泽正常，无溶血、凝块、气泡等情况；血袋完好，并保留注满全血经热合的导管至少 35cm
容量	200ml、300ml、400ml 全血分别可制备 200±20ml、300±30ml、400±40ml
HCT	0.50～0.65
血红蛋白含量	200ml、300ml、400ml 全血中含量分别为≥20g、≥30g、≥40g
储存期末溶血率	<红细胞总量的 0.8%
无菌试验	无细菌生长

（二）适应证

悬浮红细胞含有红细胞添加液，红细胞保存效果更佳。由于去除了大部分血浆，可减少血浆引起的输血反应，已成为临床应用最为广泛的红细胞制剂，适用于大部分需要补充红细胞、提高血液携氧能力的患者，如血容量正常的慢性贫血患者，外伤或手术引起的急性失血患者等。临床输注时不能在其内加入任何药物，以免引起红细胞变性或溶血。因制剂尚含有一定量的白细胞，长期反复输注可引起 NHFTR；因有少量血浆残留，过敏体质患者临床输注时有可能发生过敏反应。

（三）保存

保存温度为 4±2℃，保存时间因添加液种类不同而不同（表 5-4）。添加液种类较多，如 MAP（甘露醇-腺嘌呤-磷酸盐）、SAGM（生理盐水-腺嘌呤-葡萄糖-甘露醇）、CPDA-1、AS 系列等。红细胞添加液种类与全血保养液呈一一对应关系，如全血保养液为ACD-B时，悬浮红细胞添加液必须为MAP。含CPDA-1、MAP、SAGM添加液的悬浮红细胞保存期为35天，含AS-1、AS-3、AS-5添加液的悬浮红细胞保存期为42天。

表5-4　悬浮红细胞的添加液配方

	MAP	SAGM	AS-1	AS-3	AS-5
葡萄糖（g/L）	7.93	9.00	22.00	11.00	9.00
甘露醇（g/L）	14.57	5.25	7.50	0	5.25
腺嘌呤（g/L）	0.14	0.17	0.27	0.30	0.30
枸橼酸（g/L）	0.20	0	0	0.42	0
枸橼酸钠（g/L）	1.50	0	0	5.88	0
氯化钠（g/L）	4.97	8.77	9	4.10	8.77
磷酸二氢钠（g/L）	0.94	0	0	2.76	0
对应的全血保养液	ACD-B	CPD	CPD	CP2D	CPD
保存时间（d）	35	35	42	42	42

三、少白细胞红细胞

少白细胞红细胞（leukocyte reduced red blood cells，LRRBC）是将全血中大部分白细胞、血小板及血浆去除后的红细胞制剂，又分为浓缩少白细胞红细胞和悬浮少白细胞红细胞。

各种红细胞制剂中均存在着一定数量的白细胞，如①全血：10^9/U。②浓缩红细胞：10^8/U。③洗涤红细胞：10^7/U。④冰冻红细胞：10^6～10^7/U。⑤过滤后少白细胞红细胞$<5\times10^6$/U。患者因反复输血、多次妊娠或移植等免疫刺激，可能诱发机体产生白细胞抗体（如HLA抗体），若再次输入含有白细胞的血液成分时，可出现严重的NHFTR、PTR、TA-GVHD等（表5-5），也可传播白细胞携带的血源性病毒，如巨细胞病毒（cytomegalovirus，CMV）、人类免疫缺陷病毒（human immunodeficiency virus，HIV）、人类T淋巴细胞病毒（human T-cell lymphotropic virus，HTLV）等，诱发输血相关传染性疾病。因此，去除全血或成分血中白细胞可以减少输血不良反应的发生，一般认为白细胞$\leqslant2.5\times10^8$/U可预防NHFTR，白细胞$\leqslant2.5\times10^6$/U可预防CMV感染或HLA抗体所致的同种免疫。

表5-5　白细胞数量与输血反应的相关性

白细胞数量	作用细胞	副作用
$\geqslant10^9$	粒细胞、单核细胞	NHFTR
$\geqslant10^8$	$CD4^+$	HTLV-1感染
$\geqslant10^7$	单核细胞、B淋巴细胞	HLA免疫反应
	淋巴细胞、粒细胞、单核细胞	CMV感染
	$CD4^+$、$CD8^+$	TA-GVHD

去除白细胞的方法很多，效果而异，但白细胞过滤器是滤除血液制剂中的白细胞的最简便、最有效的方法，在血液成分分离制备中应用最为广泛，目前已发展到第三代（表5-6）。

表 5-6 不同血液过滤器的应用

	材料	作用
一代	孔径 170～260μm 的网状微聚体	去除大的微聚体颗粒，预防急性呼吸窘迫综合征
二代	孔径 20～40μm 的网状聚酯或塑料；柱状纤维或泡沫	吸附微聚体、细胞碎片，预防急性呼吸窘迫综合征、FNHTR
三代	聚酯纤维无纺布	高效去除白细胞，可从浓缩血小板中去除白细胞

（一）制备方法及特点

1. 制备方法

（1）离心法：用三联袋或四联袋采集全血，22±2℃的条件下以 1848×*g* 离心 7 分钟，使红细胞下沉，白膜层松散不成片，转移上层血浆至空转移袋内，再将白膜层及近白膜层 1～1.5cm 处的红细胞一并挤入另一空转移袋内，热合断离血袋连接管，即为浓缩少白细胞红细胞，然后在其中加入添加液，混合均匀，即为悬浮少白细胞红细胞。

（2）洗涤法：用无菌生理盐水将红细胞洗涤 3～6 次（常规洗涤 3 次），可去除 98%以上的血浆蛋白和 80%以上的白细胞，再用生理盐水悬浮红细胞，制成的洗涤红细胞用于有临床适应证的患者。

（3）冰冻融化法：冰冻红细胞在反复洗涤去除甘油的过程中可去除绝大多数白细胞，主要用于稀有血型个体的输血治疗。

（4）过滤法：将全血或悬浮红细胞、浓缩红细胞经白细胞滤器过滤后，制成少白细胞红细胞制剂，应在血液采集后 48 小时内完成。若血液制备前已存放在 4±2℃，在室温 18～25℃条件下过滤应小于 3 小时，过滤后及时返至 4±2℃。根据过滤器的种类和对血液成分的要求，分为前过滤法和后过滤法。

1）前过滤法：全血→过滤→去白细胞全血→去白细胞悬浮红细胞。

2）后过滤法：全血→悬浮红细胞→过滤→去白细胞悬浮红细胞。

2. 特点

（1）离心法：可去除 70%的白细胞。为了提高白细胞的去除效果，需将靠近白膜层的红细胞一起去除，红细胞丢失较多。

（2）过滤法：方法简单易行，白细胞去除率可达 99.9%，过滤效果很好（表 5-7），临床应用广泛。

表 5-7 去白细胞悬浮红细胞的特点

项目	质量要求
外观	肉眼观察色泽正常，无溶血、凝块、气泡等情况；血袋完好，并保留注满全血经热合的导管至少 35cm
容量（ml）	标示量±10 %
血红蛋白含量	源于 200ml、300ml、400ml 全血中的含量分别为≥18g、≥27g、≥36g
血细胞比容	0.45～0.60
白细胞残留量（个）	源于 200ml、300ml、400ml 全血中残留量分别为≤2.5×10^6、≤3.8×10^6、≤5.0×10^6
储存期末溶血率	＜红细胞总量的 0.8%
无菌试验	无细菌生长

（二）适应证

离心法制备的少白细胞红细胞由于残存白细胞多，仅用于预防 NHFTR。白细胞滤器制备的少白细胞红细胞因白细胞去除率高，可用于预防 NHFTR、HLA 同种免疫、嗜白细胞病毒感染，主要用于反复输血、器官移植患者的输血治疗。

（三）保存

保存温度和时间同悬浮红细胞。

四、洗涤红细胞

洗涤红细胞（washed red blood cells，WRBC）是将保存期内的浓缩红细胞或悬浮红细胞在密闭无菌条件下用生理盐水洗涤，去除血浆等非红细胞成分，并将红细胞悬浮在生理盐水或红细胞保存液中。WRBC 中不仅血浆蛋白含量少，还可以去除大部分白细胞和血小板，是避免白细胞和血浆蛋白副作用的良好方法。

（一）制备方法及特点

1. 制备方法

（1）手工法：使用无菌接合机将保存期内浓缩红细胞（或悬浮红细胞）的血袋导管和三联袋（或四联袋）的洗涤管路进行无菌接合连通。打开生理盐水联袋易折塞，使盐水缓慢流入红细胞袋内，每单位红细胞中加入生理盐水 100ml，夹紧导管，混匀，4±2℃条件下以 1977×*g* 离心 5 分钟，离心后通过分浆夹转移上清液和白膜层至空袋内（图 5-2）。重复洗涤 3～4 次。最后每单位红细胞中加入 50 ml 红细胞保存液或生理盐水，热合并切断相连接的导管，即完成了洗涤红细胞制剂的制备。

（2）机器洗涤法：自动血液处理仪采用全封闭系统进行红细胞洗涤，安全性好，洗涤效率高，红细胞洗涤质量优于手工法。

2. 特点 洗涤红细胞可以去除 80%～90%的白细胞和 99%以上的血浆蛋白（表 5-8）。

表 5-8 洗涤红细胞的特点

项目	质量要求
外观	肉眼观察无色泽异常，无溶血、凝块、气泡等情况；血袋完好，并保留注满洗涤红细胞或全血经热合的导管至少 20cm
容量	200ml、300ml、400ml 全血或悬浮红细胞分别可制备 125±12.5ml、188±18.8ml、250±25ml
血红蛋白含量	源于 200ml、300ml、400ml 全血中的含量分别为≥18g、≥27g、≥36g
上清液中的蛋白质	源于 200ml、300ml、400ml 全血中的含量分别为<0.5g、<0.75g、<1.0g
溶血率	<红细胞总量的 0.8%
无菌试验	无细菌生长

（二）适应证

洗涤红细胞适用于血浆蛋白过敏、AIHA、高血钾症、NHFTR 及肝肾功能障碍等患者的输血治疗，以及宫内输血、新生儿换血治疗。

（三）保存

保存温度为 4±2℃。若以生理盐水作为保存液混悬，保存期为 24 小时；若以红细胞添加液混悬保存，保存时间与洗涤前的红细胞悬液。

五、冰冻解冻去甘油红细胞

冰冻解冻去甘油红细胞（frozen thawed deglycerolized red blood cells，FTDRBC）是采用甘油作为冰冻保护剂进行红细胞深低温保存，临床需要时经解冻、洗涤、去甘油等处理的红细胞制剂。FTDRBC 又称为冰冻红细胞（frozen red blood cells，FRBC）。低温可使红细胞代谢速度减慢，代谢消耗减少，进而避免代谢毒物积累，延长红细胞保存时间。但是在 0℃以下血液结冰时，细胞内外可形成冰晶破坏细胞结构，使细胞脱水死亡，因此红细胞在冰冻的过程中必须加入保护剂，使细胞不被破坏。常用的细胞内保护剂有甘油、二甲基亚砜（dimethyl sulphoxide，DMSO）；细胞外保护剂有羟乙基淀粉（hydroxyethyl starch，HES）、乳糖。冰冻红细胞常用甘油作为保护剂。

（一）制备方法及特点

1. 制备方法 将采集 2～6 天内的全血或悬浮红细胞，在 4±2℃条件下以 1977×*g* 离心 5 分钟，去除血浆及白膜层，制备成浓缩红细胞，用无菌接驳机将红细胞转移至 1000ml 的冻存袋内。

（1）高浓度甘油慢冻-解冻-去甘油法：①甘油化：每单位浓缩红细胞加入 57.1%甘油溶液 160ml，加入速度先慢后快，15～20 分钟内加完，期间不断振荡混匀，室温平衡 30 分钟后于－65℃以下低温保存。②解冻：输注前从低温冷冻保存箱中取出冰冻红细胞，立即放入 37～40℃恒温水浴箱中，轻轻摇动使其快速融化，直至完全解冻。③洗涤去甘油：在其中加入 9% NaCl 80ml，加时振摇混匀，而后平衡 5 分钟，再加入 0.9% NaCl 250ml，混匀后 3400×*g* 离心 9 分钟，去上清，完成第一次洗涤；再依次用 400ml、100ml 的 0.9% NaCl 完成第二、第三次洗涤过程，最后用 100ml 的 0.9% NaCl 制备成红细胞悬液。

（2）低浓度甘油超速冷冻-解冻-去甘油法：在浓缩红细胞中加入等体积甘油，1.5～2 分钟冷冻后保存在－196℃液氮中。输注前从液氮中取出，45℃水浴振荡快速解冻，用细胞分离机分次进行洗涤，加入 16%甘露醇生理盐水 300～350ml，离心去上清，再加 1000～2000ml 的 0.9% NaCl 洗涤，去上清，最后用等体积的 0.9% NaCl 悬浮。

（3）自动化设备冰冻-解冻-去甘油法：①红细胞甘油化和冰冻保存：打开全自动细胞洗涤机电源，机器自检，开启离心机，进入甘油化程序。安装甘油化耗材并检查耗材安装情况。甘油化耗材与甘油袋连接，预冲甘油入滴壶，安装完毕后确认。红细胞转移袋与甘油化耗材无菌接驳，放置到摇床上，按确认键。设置红细胞重量参数并甘油化红细胞。参数设置完毕后按启动键，机器开始进入自动甘油化程序。当显示真实数值与目标数值一致时，机器停止甘油化。甘油化红细胞室温平衡 30 分钟后于－65℃以下低温保存（图 5-3）。②冰冻红细胞复苏和洗涤去甘油：取保存期内冻存红细胞，检查血液外观是否有破损。42℃水浴摇动解冻红细胞，计算净重量。加入洗涤所用 9%氯化钠溶液、0.9%氯化钠溶液、去甘油耗材。开启机器自检，按照说明安装去甘油耗材。进入离心杯测试，开启离心机，进入去甘油程序。当显示真实数值与目标数值一致时，停止甘油化，提示程序结束。热合洗涤红细胞产品袋。

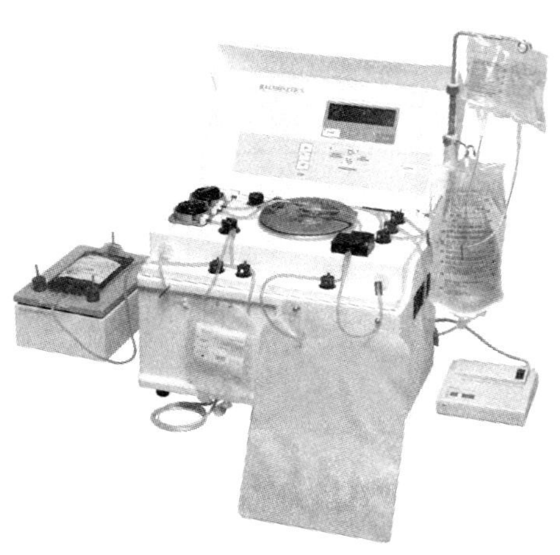

图 5-3 自动化冰冻和解冻去甘油操作方法

2. 特点 冰冻解冻去甘油红细胞是长期保存红细胞的理想方法。不同容量冰冻红细胞中血红蛋白含量和白细胞残留量不同（表 5-9）。

表 5-9　冰冻解冻去甘油红细胞的特点

项目	质量要求
外观	肉眼观察无色泽异常、溶血、凝块、气泡等情况；血袋完好，并保留注满冰冻解冻去甘油红细胞经热合的导管至少 20cm
容量	源于 200ml、300ml、400ml 全血中的容量分别为 200±20ml、300±30ml、400±40ml
血红蛋白含量	源于 200ml、300ml、400ml 全血中的含量分别为≥16g、≥24g、≥32g
游离血红蛋白含量	≤1g/L
白细胞残留量（个）	源于 200ml、300ml、400ml 全血中的残留量分别为≤2.0×10^7、≤3.0×10^7、≤4.0×10^7
甘油残留量	≤10g/L
无菌试验	无细菌生长

（二）适应证

多用于稀有血型和自体血液的长期保存，以便急需时能够及时使用，同时又可避免输血反应与输血传播相关疾病的风险。

（三）保存

高浓度甘油冰冻红细胞可以在–65℃以下保存 3 年，低浓度甘油超速冷冻红细胞可以在液氮中保存 10 年以上。冰冻红细胞解冻洗涤后应保存在 4±2℃，并于 24 小时内完成输注。

六、辐照红细胞

辐照红细胞（irradiant red blood cells，IRBC）是用射线照射灭活淋巴细胞的红细胞制剂，用来预防 TA-GVHD 的发生。

TA-GVHD 是最严重的输血并发症之一，若受血者输入含有淋巴细胞（主要是 T 淋巴细胞）的血液或血液成分，可出现与骨髓移植引起 GVHD 类似的临床综合征，死亡率高达 90%～100%，多发生于免疫功能受抑的患者。该病起病突然，临床表现缺乏特异性，不易早期诊断，极易漏诊或误诊，绝大多数对皮质激素或免疫抑制剂治疗无效，而且治疗效果差，但可以有效地预防。绝大多数血液制剂中都含有足够量能引起 TA-GVHD 的淋巴细胞（表 5-10），采用 γ 射线辐照是预防 TA-GVHD 的可靠、有效方法。

表 5-10　全血和血液制剂中的淋巴细胞含量

血液成分	剂量（单位）	淋巴细胞数量（个）
全血	1	（1～2）$\times10^9$
洗涤红细胞	1	（1～2）$\times10^8$
冰冻解冻去甘油红细胞	1	5×10^7
手工血小板	1	4×10^7
单采血小板	1	3×10^6
手工粒细胞	1	1×10^{10}
单采血浆	1	1.5×10^5
FFP	1	0
冷沉淀	1	0

（一）制备方法及特点

按照辐照仪使用说明书设置辐照参数，用照射强度为25～30Gy的γ射线对红细胞制剂进行照射，使血液中的T淋巴细胞失去活性，从而起着预防TA-GVHD的目的。

（二）适应证

辐照红细胞制剂中的淋巴细胞已失去活性，不易引起TA-GVHD，可用于先天性免疫缺陷、早产儿、获得性免疫抑制的人群，以及接受骨髓或外周血HSCT的患者、霍奇金病患者、使用嘌呤类药物治疗患者的输血治疗。一、二级亲属提供的红细胞成分，输注前需要辐照处理。

（三）保存

保存温度为4±2℃。红细胞在采集后14天内可辐照，辐照后能再储存14天，原则上辐照后尽快使用。

七、年轻红细胞

年轻红细胞（young red blood cells，YRBC）是一种具有较多网织红细胞、酶活性相对较高、细胞平均年龄较小的红细胞成分。国外大多使用血细胞分离机制备，国内用离心结合手工分离方法制备。

（一）制备方法及特点

红细胞在分化成熟的过程中体积逐渐变小，密度逐渐变大。年轻红细胞为网织红细胞与成熟红细胞之间的红细胞，比成熟红细胞体积大、密度小，根据这一原理采用离心法制备年轻红细胞。

（1）特制挤压板法：用三联袋采集400ml全血，4±2℃条件下以1670×*g*、1960×*g*、2280×*g*依次离心5分钟，将主袋放入特制挤压板上，先分离出上层血浆，再分离主袋红细胞上层约100 ml红细胞至收集袋（图5-2），即为2U年轻红细胞。

（2）离心分离钳法：具体制备流程见图5-4。

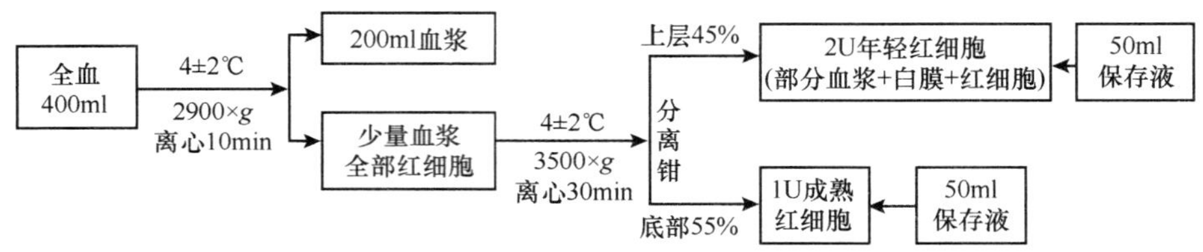

图5-4　离心分离钳法制备年轻红细胞的流程图

（3）血液分离机法：把浓缩红细胞引入分离机的加工袋中，用生理盐水洗涤红细胞两次，再收集最先流出的红细胞，收集量为原来的一半，即为年轻红细胞。

（二）适应证

年轻红细胞多为网织红细胞与成熟红细胞之间的红细胞，在体内存活时间比成熟红细胞长，可以延长输血间隔周期，多用于需要长期输血治疗的患者，如严重的再生障碍性贫血（aplastic anemia，AA）、珠蛋白生成障碍性贫血和重型地中海贫血等疾病患者。

（三）保存

保存温度为4±2℃，含ACD-B、CPD保养液的年轻红细胞可保存21天，含CPDA-1保养液的年轻红细胞可保存35天。

（孙连桃 武其文）

第三节 血小板类成分

血小板是血液有形成分中相对密度最小的一种血细胞，相对密度约为1.040，利用离心法可以从全血中分离提取较浓、较纯的血小板成分。目前血小板制备方法有两种：①手工法：制备浓缩血小板，可进行多人份汇集保存。②血细胞分离机法：从单一献血者直接采集达1～2个治疗剂量的单采血小板，将不需要的血液成分回输给献血者。美国规定一个治疗剂量血小板≥3.0×10^{11}个，中国规定一个治疗剂量血小板≥2.5×10^{11}个。

无论哪种类型采集的血小板均需要健康献血者PLT处于（150～450）$\times10^9$/L，HCT＞0.36。若PLT≥250×10^9/L，体重达60kg可1次性采集2个治疗剂量（≥5.0×10^{11}个）。血小板采集前禁服阿司匹林、吲哚美辛（消炎药）、保泰松、布洛芬、维生素E、双嘧达莫（潘生丁）、氨茶碱、青霉素及抗过敏类药物。血小板单采献血间隔时间不少于2周，一年不超过24次。单采血小板后再捐献全血间隔时间应大于4周；全血献血后再单采血小板间隔时间应大于3个月。采集的血小板均需要去除白细胞、病毒灭活、辐照等处理，以制备高质量和安全的血小板制剂。

一、浓缩血小板

将采集后6小时内置于20～24℃保存和运输的全血，在全封闭条件下分离的血小板并悬浮在血浆内，称为浓缩血小板（platelet concentrated，PC），又称随机供者血小板或手工制备血小板。PC制备方法包括富含血小板血浆（platelet-rich plasma，PRP）法和从白膜中提取血小板的白膜法。美国多使用PRP法，欧洲多使用白膜法，而中国两种方法都有使用。

（一）制备方法及特点

1. 制备方法 200ml全血应在5分钟内完成采集，400ml全血应在10分钟内完成采集。

（1）PRP法：通过三联袋或四联袋采集400ml全血，22±2℃条件下以1328×*g*离心7分钟，使红细胞、白细胞基本下沉，血小板因相对密度较轻约70%保留于血浆中，为PRP层。将上层富血小板的血浆转移至空袋中，尽量减少红细胞的混入，热合断离主袋（浓缩红细胞）与转移袋（PRP）之间的导管。PRP袋与空转移袋在22±2℃条件下以2533×*g*离心12分钟，使血小板下沉于袋底部，分离上层少血小板血浆进入空转移袋内，留下40～60ml的血浆和沉淀即为浓缩血小板，约含全血中60%的血小板。22±2℃静置1～2小时，使血小板自然解聚重新悬浮后置于血小板振荡器中保存。

（2）白膜法：四联袋采集全血400ml于主袋中，22±2℃条件下以2793×*g*离心15分钟，离心后主袋置于分浆夹内，分出上层大部分血浆至第一转移袋内，当主袋内血浆剩余量距白膜层大2～3cm时，20～30 ml血浆连同白膜层及白膜层下约1cm高度的红细胞被挤入第二个转移袋内（保证导管内无血液残留），即为少量血浆、白细胞、血小板、红细胞混悬液。主袋中加入红细胞保存液为悬浮红细胞。热合断离主袋与第二个转移袋。将第二个转移袋和另一个空转移袋整齐叠放入离心杯，加入适当填充物挤压避免袋体产生皱褶，22±2℃条件下以269×*g*离心10分钟使红细胞和白细胞下沉，离心后将上清液挤入空袋内，热合保留导管至少 15cm，即为浓缩血小板。白膜法操作简单，可一次性得到血浆、浓缩（或悬浮）红细胞和白膜层等产品。

（3）自动分离法：四联袋采集全血 400ml 于主袋中，全自动成分分离机通过自动挤压分离，利用挤压板上的界面传感器自动判断结果，从而实现对血浆、白膜层、红细胞、血小板成分的高效分离。

2. 特点

（1）手工制备的 PC 回收率大于 70%。①PRP 法：血小板回收率较高，白细胞污染量较多。②白膜法：血小板回收率较低，白细胞污染量少。浓缩血小板的特点见表 5-11。

（2）全自动血液成分分离机在制备浓缩血小板的过程中，通过挤压板的配合，可以将白膜层最大限度地收集到转移袋中，避免白膜损失。在二次轻离心分离过程中，可以精准控制挤压板推进精度，保证血小板终产品的产率，红细胞混入率低。

表 5-11　浓缩血小板的特点

项目	质量要求
外观	肉眼观察为黄色云雾状液体，无色泽异常、蛋白析出、气泡及重度乳糜等情况；血袋完好，并保留注满血小板经热合的导管至少 15cm
容量	源于 200ml、300ml、300ml 全血中的容量分别为 25～38ml、38～57ml、50～76ml
储存期末 pH	6.4～7.4
血小板含量（个）	源于 200ml、300ml、400ml 全血中的含量分别为≥2.0×10^{10}、≥3.0×10^{10}、≥4.0×10^{10}
红细胞混入量（个）	源于 200ml、300ml、400ml 全血中混入量分别为≤1.0×10^{9}、≤1.5×10^{9}、≤2.0×10^{9}
无菌试验	无细菌生长

（二）适应证

综合评估病情、外周血小板数量和功能，以及引起血小板减少的原因等，才决定患者是否输注血小板。血小板输注分为预防性输注和治疗性输注。

1. 预防性输注　预防性输注在血小板输注中占主导地位，仅限于出血危险性较大的情况，可使 PLT 提高到安全水平，显著降低血小板低下者的出血概率和程度，特别是减少颅内出血和内脏大出血的危险性，降低死亡率，具有显著的临床价值，主要用于：①各种血小板生成障碍性疾病，如 AA、恶性血液病、大剂量放疗化疗等，均可引起血小板减少，当 PLT＜5×10^9/L 时，无论有无明显出血都应及时输注血小板，以免发生颅内出血。②各种原因引起的 PLT＜20×10^9/L 且伴有严重出血者，需要预防性血小板输注。③若 PLT≤50×10^9/L，需要进行手术治疗者，应综合考虑手术大小和部位，进行预防性输注。

2. 治疗性血小板输注　主要用于治疗存在活动性出血且血小板减少性疾病，如①血小板生成减少引起的出血。②大量输血所致的血小板稀释性减少，PLT＜50×10^9/L 并伴有严重出血者。③严重感染或 DIC 导致 PLT 低下并伴有出血者。④ITP 患者体内存在血小板自身抗体，使自身血小板和输注的血小板破坏严重，应严格掌握输血指征：若脾切除治疗术前或术中有严重出血者，或者 PLT＜20×10^9/L 并伴有出血危及生命者。⑤血小板数量正常，但功能异常所致严重出血危及生命者。

（三）保存

保存温度为 22±2℃。为防止血小板聚集和被激活，并促进气体交换，血小板必须在恒定振荡条件下保存，水平振动频率 60 次/min，振幅 5cm。使用普通采集袋可保存 PC 24 小时，专用采集袋可保存 5 天。血小板 pH 控制在 6.0～7.4，pH 过高或过低都可损伤血小板功能及活性，影响血小板输注疗效。

二、单采血小板

使用血细胞分离机采集献血者的血小板所制成的血小板制剂，为单采血小板，又称机采血小板，即从单个献血者体内采集1～2个成人治疗剂量的血小板，且要求去除白细胞。在每份单采血小板制剂中，白细胞残留量在欧洲规定≤5.0×10^6个，在美国几乎能达到≤1.0×10^6个。血细胞分离机通过离心式、膜滤式和吸附柱式制备的单采血小板，具有纯度高、质量好等优点，临床应用广泛。

（一）制备方法及特点

1. 制备方法 Amicus血细胞分离机采用类似PRP分离方法制备血小板。献血者的全血与抗凝剂混合后被泵入到分离袋中，通过离心分离成PRP及PC成分（包括白细胞和红细胞）。为了提高血小板收集效率并控制白细胞的混入，结合血液HCT与密度之间的正比关系（HCT越高、密度越大），通过界面探测系统与血浆再循环泵的联动性，将进入分离袋的血液成分HCT恒定在0.35，此时血液成分的密度大于血浆和血小板的密度、小于白细胞和红细胞的密度；在分离袋中只允许血浆和血小板被淘洗出来进入收集袋，而白细胞和红细胞回输给献血者。

抗凝全血进入分离袋后，密度较小的PRP将在靠近分离袋内壁的位置，而密度较大的浓缩红细胞（CRBC）在靠近分离袋外壁的位置。PRP从分离袋中泵入收集袋内；CRBC通过浓缩红细胞管路流出分离袋，最终还输给献血者（图5-5）。

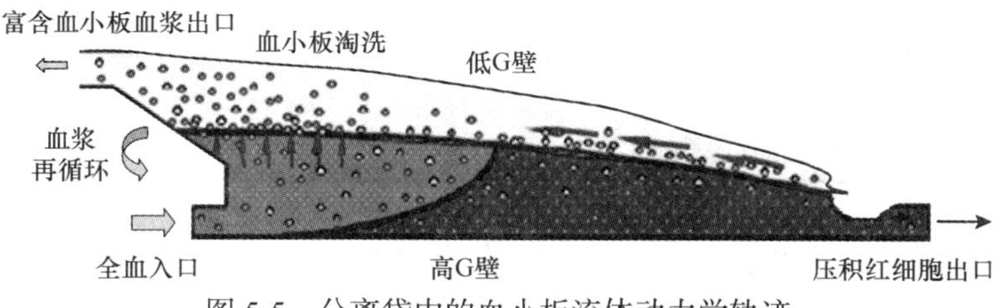

图5-5 分离袋中的血小板流体动力学轨迹

白细胞按密度分类可分为密度较小的淋巴细胞、单核细胞和密度较大的粒细胞。白细胞的密度均大于血小板淘洗环境的密度，不能通过富血小板血浆管路，而随着压积红细胞还输回献血者（图5-6）。

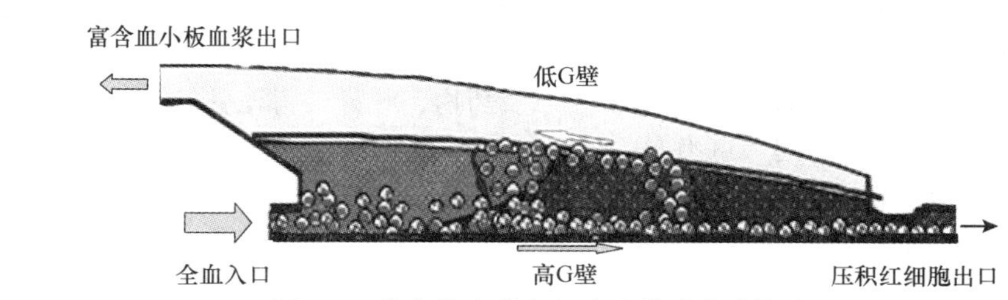

图5-6 分离袋中的白细胞流体动力学轨迹

PRP进入采集袋后，密度较大的血小板在离心力作用下留在收集袋内；而密度较小的血浆通过血浆管路流出收集袋。采集程序结束后，收集袋中为浓缩血小板和少量血浆；用于血小板再悬浮的血浆及副产品血浆留在血浆袋中，其余部分还输给献血者。

2. 特点

（1）机采血小板只采集血小板，可节省献血者资源，并且 1 次能从健康献血者血液中采集大于 2.5×10^{11} 个血小板，足够 1 位患者 1 次治疗。一次机采血小板相当于 10～12U 的手工浓缩血小板（每 200ml 全血仅可提取约 2.0×10^{10} 个浓缩血小板）。机采血小板高度浓缩，纯度较高，白细胞含量低，红细胞混入量少（表 5-12），明显优于手工制备的浓缩血小板（表 5-13）。

表 5-12　单采血小板的特点

项目	质量要求
外观	肉眼观察呈黄色云雾状液体，无色泽异常、蛋白析出、气泡及重度乳糜等情况；血袋完好，并保留注满血小板经热合的导管至少 15cm
容量	储存期为 1d：125～200ml；储存期为 5d：250～300ml
储存期末 pH	6.4～7.4
血小板含量	$\geqslant2.5\times10^{11}$/袋
白细胞残留量	$\leqslant5.0\times10^{6}$/袋
红细胞混入量	$\leqslant8.0\times10^{9}$/袋
无菌试验	无细菌生长

表 5-13　不同血小板制剂的特性比较

项目	单采血小板	浓缩血小板
血小板含量	$\geqslant2.5\times10^{11}$/袋	$\geqslant2.0\times10^{10}$/200ml 全血，$\geqslant4.0\times10^{10}$/400ml 全血
白细胞混入量	$\leqslant5.0\times10^{6}$/袋	10^{7}/200ml 全血
红细胞混入量	$\leqslant8.0\times10^{9}$/袋	$\leqslant1.0\times10^{9}$/200ml 全血
保存期	开放系统制备或普通血袋：24h，密闭系统制备或血小板专用袋：5d	普通血袋：24h，专用血袋：5d
容量	普通血袋：125～200ml，专用袋：250～300ml	25～38ml/200ml 全血

（2）单采血小板混入白细胞少，可减少输血传播性疾病的概率。单采血小板可减少多种异体抗原对患者的免疫刺激，降低 NHFTR 和 PTR 的发生率。

（二）适应证

1. 急性血小板减少者，如大量失血、严重感染等。

2. 血小板生成障碍引起的血小板减少，如白血病、AA、淋巴瘤和恶性肿瘤等大剂量放化疗后的骨髓衰竭者，以及骨髓移植患者在移植成功前血小板过低，必须输入血小板以度过危险期。

3. 先天性或获得性血小板功能缺陷，如巨大血小板综合征、血小板无力症、血小板病、血管性血友病（von Willebrand disease，vWD）等，以及药物、肝肾疾病等引起的血小板功能异常者，虽然血小板数量正常，但可引起严重出血。

4. 预防性输注血小板应慎重选择适应证，血小板数量减少或血小板功能异常但无严重出血者不宜采用。

（三）保存

保存温度和环境同浓缩血小板。

三、汇集血小板

手工制备 PC 中血小板含量较低，要达到一个成人治疗剂量，需要约 5 袋 400ml 全血，因此将多人份 PC 汇集后经白细胞滤除处理，可提高血小板含量。

（一）制备方法及特点

1. 制备方法 挑选保存 24 小时内合格的同型血小板，每 7 袋为 1 个汇集量导入汇集袋，然后悬挂汇集袋，使流速呈点线状进行白细胞滤除，滤除后热合断开滤器与成品袋，即为混合 PC。

2. 特点 汇集后血小板含量≥2.0×10^{10} 个×汇集单位数，红细胞混入量≤1.0×10^{9} 个×汇集单位数。

（二）适应证

同浓缩血小板。

（三）保存

22±2℃振荡保存，多单位血小板汇集后有细菌污染的可能，处理后的血小板必须在 6 小时内输注。

四、少白细胞血小板

临床上常采用多个浓缩血小板（10～12U）给一个患者输注以达到治疗目的，每次输入的 PC 中白细胞＞1.0×10^{8}，反复多次输注多人份的血小板容易产生 HLA 抗体，引起发热、同种免疫等输血反应。因此，去除血小板中的白细胞对降低临床输血不良反应尤显重要。

（一）制备方法及特点

1. 制备方法

（1）单一单位离心法：用二联袋将 PRP 法制备的 PC 放于振荡器上完全解聚，在 22±2℃条件下以 450×g 离心 10 分钟，沉淀 PC 中的红细胞和白细胞，将上清血小板悬液挤入空转移袋内，热合封闭导管即为少白细胞血小板。

（2）多个单位 PC 混合离心法：将 4 袋解聚后的 PC 转移入特制的转移袋（下端有凸出 2ml 的容器）中，390×g 离心 10 分钟，分离上层悬液即为少白细胞血小板。

（3）过滤法：用无菌接口机连接 PC 与滤除白细胞输血器，打开滤器上端止流夹，倒置滤器，当滤器完全被血小板混悬液浸润后放下滤器，调节滑轮对白细胞进行滤除。

（4）血细胞分离机法：仪器采用涡旋减少白细胞的原理，使血小板中白细胞含量降到≤5.0×10^{6} 个/治疗量。

2. 特点

（1）离心法：能去除 70%～95%的白细胞，血小板损失较大，血小板回收率约为 70%。

（2）过滤法：以吸附为基础去除白细胞，临床床边使用滤器较为常用，操作简单，白细胞滤除率＞98%，血小板回收率＞90%，可以有效地避免同种免疫的发生，降低白细胞传播病毒的风险，是一种比较理想的减除白细胞的方法。但在制备过程中可能导致过滤器阻塞、细胞因子释放和血小板活化。

（3）血细胞分离机法：单采血小板纯度高，白细胞残留量低，不必再用白细胞滤器进行过滤，一般不会出现细胞因子释放和血小板活化。

（二）适应证

单采血小板由于血小板纯度高，白细胞残留量低，适用于血小板数量和质量异常引起的出血或有潜在出血者，尤其适用于机体已产生 HLA 抗体的患者，以及骨髓移植需要血小板输血治疗的患者。

（三）保存

22±2℃振荡保存，多单位血小板汇集后离心有细菌污染的可能，处理后的血小板必须在 24 小时内完成输注。

五、洗涤血小板

浓缩血小板因残存有一定量的血浆、白细胞、红细胞，用于临床输血时会出现荨麻疹、发热、PTR、TA-GVHD 等不良反应，血小板洗涤后再进行输注可有效降低多种输血不良反应的发生。

（一）制备方法及特点

1. 制备方法 可采用单人份或者多人份混合的 PC 进行制备。

储存期内已解聚的 PC，在 22±2℃条件下以 178×*g* 离心 3 分钟，去除袋底的白细胞和红细胞，将上清液中少白细胞的血小板转移至另一空袋内。在其中再加入 200ml 血小板洗涤液，22±2℃温度下以 2475×*g* 离心 15 分钟，移去上清。再加入 200ml 血小板洗涤液，静置 30 分钟，22±2℃温度下以 2475×*g* 再次离心 7 分钟，移去上清。然后加入不含有 IgA 的同型血浆或血小板洗涤液的悬浮剂，22±2℃静置 60 分钟，水平振荡解聚。

2. 特点 一般使用生理盐水、盐缓冲液和 ACD-A 或枸橼酸盐组成的洗涤液洗涤血小板。洗涤后血小板回收率为 90%，血浆去除率达 95%以上，白细胞无显著改变。

（二）适应证

洗涤血小板主要去除血浆中的有害抗体和引起输血小板不良反应的物质，适用于不能接受任何剂量 K^+、机体有 IgA 抗体的患者，以预防或减少发热、荨麻疹和过敏反应。

（三）保存

洗涤血小板必须在 4 小时内输注，输注前血小板应解聚良好。

六、辐照血小板

用γ射线辐照血小板可灭活淋巴细胞，而对血小板功能影响很小，大大降低了 TA-GVHD，适用于所有存在免疫缺陷的患者或者正在接受免疫抑制治疗的患者。另外，有较近亲缘关系的供者血小板、HLA 配型的血小板，以及实施宫内输血和新生儿换血治疗所用的血小板也需要辐照处理。

七、冰冻血小板

冰冻血小板是将单采血小板中加入冷冻保护剂并低温保存的血液制剂，可延长血小板的保存时间。目前认为冰冻血小板止血效果较好，主要应用于外科、妇产科和自体血小板的保存。冰冻血小板常用的冷冻保护剂为 DMSO。

(一)制备方法及特点

1. 制备方法 ①采用一个治疗量的机采血小板，在有效期内检验合格并已充分解聚，称重。②在振荡频率 60 次/min 的振荡器上，通过无菌操作将 DMSO 缓慢加入血小板袋内(≤1ml/min)，DMSO 终浓度为 5%。③热合封口，检查有无渗漏，然后进入降温程序，降温速度为 2～3℃/min，1.5～2 小时内完成冰冻降温过程，最后放置-80℃冰冻保存。

2. 特点 冰冻血小板的回收率约为新鲜血小板的 70%，目前中国尚未制定质量标准。

(二)适应证

冰冻血小板使用前一般不需要交叉配血，按照 ABO 同型输注即可。冰冻血小板在人体内存活率较低，但有良好的止血功能。冰冻血小板可批量制备、长期保存，适用于各种突发事件的应急用血。

(三)保存

血小板混悬液在-80℃冰箱降温冰冻时不可叠放，保持 3～5cm 的空隙。临床输注前应在 37℃循环式水浴箱中静止融化，而后尽快输注。冰冻血小板有效期为 1 年。

八、病毒灭活血小板

根据病原体的化学和生物学特性，采用不同的病原体去除技术进行灭活。①有机溶剂、去污剂和表面活性剂处理及加热灭菌技术，为灭活血浆病毒而开发的高效技术，但不能用于细胞成分的灭活。②TNTERCEPT(又称 S-59 补骨脂素系统)和 Mirasol 等处理血小板和血浆，再经紫外线照射处理，可灭活淋巴细胞，有效预防 TA-GVHD；阻止微生物增殖，从而避免发生输血传播疾病，同时也减少了辐照、传染病检查和献血者血小板筛查的相关费用。③Amotosalen 是一种天然存在的小平面分子家族，能迅速通过细胞膜和病毒外壳，可逆性地插入 DNA 和 RNA 的螺旋区域。紫外线照射时，UV-A 与核酸碱基 T 和 C 形成共价键交联，阻断 DNA 复制和 RNA 转录，从而有效地灭活病毒、细菌、原虫和白细胞。但由于血浆对病毒灭活有干扰作用，使用 Amotosalen 灭活血小板中的病原体时，须将血小板重新悬浮于血浆较少的介质中。此外，通常采用 S-59 减少设备或类似方法移除制剂中残余的 Amotosalen。病毒灭活后，可将血小板制剂置于常规条件下保存。④核黄素(维生素 B_2)是一种营养物，也可以迅速插入 DNA 和 RNA 碱基之间，在 280～320nm 紫外光下可引发光溶解，导致单股螺旋断裂及共价化合物形成，进而抑制病毒复制。

(李建斌 武其文)

第四节 白细胞类成分

白细胞是一群形态、功能和来源不同的细胞群，分为淋巴细胞、中性粒细胞、单核细胞、嗜酸性粒细胞和嗜碱性粒细胞。临床上真正用于治疗的白细胞是中性粒细胞。

一、浓缩粒细胞

手工制备浓缩粒细胞因其含量较少，无法满足临床 1 个治疗剂量。一般要求收集 5～10 名献血者的粒细胞(每人献血 400ml/次)才能满足 1 个治疗剂量，而且患者需要连续输注 4～5 天，极易诱发免疫反应，产生粒细胞抗体，导致粒细胞输注无效。手工法制备浓缩粒细胞较少使用。

（一）制备方法及特点

1. 制备方法 使用四联袋采集全血，在22±2℃条件下以2793×g离心15分钟，然后将主袋置于分浆夹内，移出大部分血浆至第2个转移袋内，在血浆剩余量距白膜层大约1～2cm时，夹住第2个转移袋管路，将剩余血浆、白膜层及白膜层下约1cm的红细胞挤入第3个转移袋内，即为浓缩（白）粒细胞。第4个袋内的红细胞保存液转移主袋内，混匀，即为悬浮红细胞。

2. 特点 200ml全血制成的浓缩粒细胞制剂含粒细胞数量约为0.5×10^9个，容量为20～30ml/U。

（二）适应证

粒细胞输注主要用于抗感染治疗，在严格掌握患者输注指征和充分权衡利弊条件下，才可考虑是否输血治疗。一般要求有明确的细菌感染症状、中性粒细胞$<0.5\times10^9$/L且强有力抗生素治疗48小时仍无效者，才进行粒细胞输注。粒细胞进入患者体内后很快离开血管到达感染部位，因此输注效果不能以外周血粒细胞数量作为评判标准，要以患者体温是否下降、感染是否得到控制或好转来评价治疗效果。

粒细胞治疗需要每天输注，每次输注剂量大于1.0×10^{10}个，连续输注4～5天，直到体温下降或证明无效为止。目前临床开展粒细胞输注治疗不多，原因：①浓缩粒细胞中含有较多的红细胞，容易产生同种免疫反应，输注前必须选择ABO同型血液进行交叉配合试验。②粒细胞离体后功能很快丧失。③粒细胞抗原性强，多次输注易产生粒细胞抗体。④浓缩粒细胞制剂中常混有大量有免疫活性的淋巴细胞，免疫功能低下者输注后可导致TA-GVHD。⑤浓缩粒细胞输注后容易并发肺部并发症，还能传播病毒。⑥随着新型抗生素不断应用，以及无菌层流病房的抗菌、控制感染效果比输注浓缩粒细胞更好。⑦粒细胞显著减少者可通过注射粒细胞集落刺激因子（granulocyte colony-stimulating factor，G-CSF）和粒-巨噬细胞集落刺激因子（Granulocyte-macrophage colony-stimulating factor，GM-CSF）提高粒细胞数量，不良反应少。

（三）保存

22±2℃保存浓缩粒细胞不超过8小时。

二、单采粒细胞

单采法是用血细胞分离机从1位献血者体内单采获得足够1次输注量的粒细胞。由于骨髓中贮存的粒细胞是外周血液循环中的10～15倍，所以单纯从外周血不易采集足够量的粒细胞，需要使用刺激剂（如皮质固醇类药物）使骨髓和边缘池的粒细胞释放进入外周血液循环中。一般在采血前2小时、12小时和17小时前献血者口服泼尼松20mg，以增加血液循环中的粒细胞数量。美国AABB用G-CSF诱导献血者，每次可单采粒细胞达10×10^{10}个，并不影响献血者的健康。

（一）制备方法及特点

1. 制备方法 严格按照不同厂家仪器的要求机采粒细胞。

2. 特点 单采的粒细胞肉眼观察无色泽异常，无凝块、溶血、气泡及重度乳糜出现等情况。血袋保留注满单采粒细胞经热合的导管至少20 cm。单采粒细胞的中性粒细胞$\geq1.0\times10^{10}$个，容量为150～500ml，血细胞比容≤0.15。

（二）适应证

粒细胞输注主要用于抗感染治疗，适应证同浓缩粒细胞。

（三）保存

单采粒细胞采集后尽快使用，不适合贮存。保存同浓缩粒细胞。

三、单个核细胞

外周血单个核细胞（peripheral blood mononuclear cell，PBMC）即外周血中具有单个核的细胞，包括淋巴细胞和单核细胞。常用 Ficoll-Hypaque（聚蔗糖-泛影葡胺）密度梯度离心法分离提取 PBMC。红细胞和粒细胞的密度大于分层液而处于管底，尤其红细胞遇到 Ficoll 而凝集成串钱状后沉积于管底。血小板因密度小而悬浮于血浆中。唯有与分层液密度相当的单个核细胞密集在血浆层和分层液的界面中，呈白膜状，小心吸取该层细胞经洗涤、离心、重悬即得到单个核细胞。此方法适用于外周血、脐血及骨髓中单个核细胞的分离。

（一）制备方法

利用全自动血细胞分离机，采集已经注射动员剂的供者外周血单个核细胞，或者无菌条件下采集供者脐血或骨髓，抗凝处理后注入无菌塑料袋内。先将 Ficoll-Hypaque 混合溶液加入四联袋主袋内，利用无菌接口机将盛有 Ficoll-Hypaque 混合溶液的四联袋与标本收集袋相连，按样本与试剂体积 1∶1 的比例，将血液样本沿袋壁缓慢加入四联袋主袋内液面上，保持血液和淋巴细胞分离液的界面清晰。将四联袋平衡后置入大型低温离心机内，800×g、22℃离心 30 分钟。离心后轻轻取出四联袋，将主袋放在分浆夹上，此时袋内的液体自上而下分为 5 层：血浆血小板层、单个核细胞层、淋巴细胞分离液层、多核细胞层、红细胞层。将血浆血小板层的上 2/3 液体挤压入四联袋的一空袋内，将剩余的血浆血小板层、单个核细胞层、淋巴细胞分离液层的上部，挤压入四联袋另一空袋内，即为富含单个核细胞的液体（图 5-7）。打开无菌生理盐水袋与富含单个核细胞袋的通道，将无菌生理盐水加入单个核细胞袋内，平衡后 1800×g、22℃离心 7 分钟，弃去上清液，再重复洗涤 1 次，根据临床要求用无菌生理盐水或脐带血血浆悬浮单个核细胞。

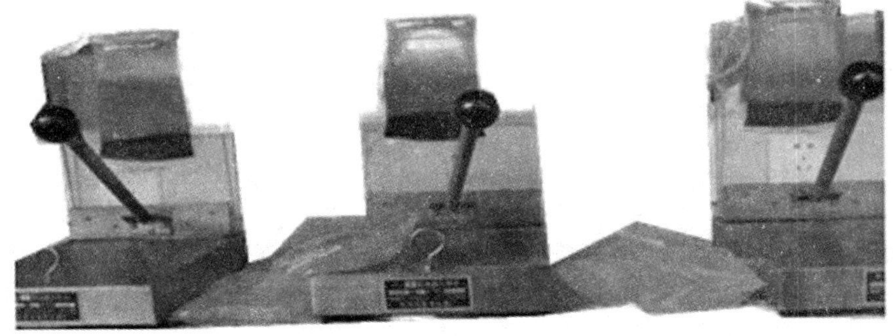

图 5-7　四联袋制备 PBMC 的示意图

（二）特点

国内外 PBMC 的分离制备方法很多，多采用试管法，但由于受到试管容量（最大容量为 50ml）和不能完全无菌操作的限制，只能得到有限的 PBMC，多局限于实验研究。目前利用无菌塑料四联袋分离提取的 PBMC，分离全过程采用无菌连接技术，不仅解决了分离过程的细菌污染问题，而且能分离得到足量的 PBMC，可用于临床治疗。

（黄远帅）

第五节 造血干细胞

正常人外周血中存在少量造血干细胞，称为外周血造血干细胞（peripheral blood stem cells，PBSC）。肿瘤患者经过细胞毒性药物化疗后，在骨髓造血恢复期外周血中会出现大量干细胞。随着造血成长因子的发现，人们对 PBSC 的研究更加深入，造血生长因子单独应用或与化疗联合应用，能够将骨髓中造血干细胞动员到外周血中，通过自动化血细胞分离机采集获取，用于血液病的移植治疗，使得自体及异体 PBSC 移植技术迅速发展起来。

（一）制备方法及特点

1. 制备方法

（1）PBSC 动员：是将骨髓造血干/祖细胞动员到外周血的过程。造血生长因子、骨髓抑制性化疗，以及骨髓抑制性化疗联合造血生长因子均具有动员作用。应用于骨髓抑制性化疗的许多抗肿瘤药物，如大剂量环磷酰胺或大剂量阿糖胞苷，具有动员 PBSC 的作用，动员效果与药物剂量、骨髓抑制程度正相关。化疗后 PBSC 的增多与骨髓抑制后造血功能恢复一致，PBSC 产生的高峰时间即为血细胞恢复最快的时间，随后迅速下降。化疗后使用造血生长因子能增加动员效果，还能减轻化疗对骨髓细胞的毒性。然而，化疗动员 PBSC 只限于肿瘤患者自体 HSCT。

（2）PBSC 采集：与血细胞单采技术相同，采用全自动血细胞分离机连续分离外周血中单个核细胞。一般情况下，选择供者较大静脉穿刺，以保证分离时血流速度，成人 PBSC 单采时血流速度为 50～70ml/min，循环总量为 10～15L。一般在造血生长因子动员后的第 5、6、7 天采集 PBSC。单纯化疗或化疗联合 CSF 动员时，应检查外周血 $CD34^+$细胞数量，$CD34^+$细胞达到（20～40）$\times10^6$/L 时开始采集 PBSC。每次采集的 PBSC 数量与动员情况、采集时间长短、仪器采集效率有关。为保证 PBSC 植活，植入的 $CD34^+$细胞数量应达到 2×10^6 个/kg。异体供者一般采集一次，而多次化疗的患者需要多次动员、采集。每次采集的 PBSC 总体积为 150～400ml，循环血量 15L 时采集的有核细胞数为（10～80）$\times10^9$，其中 90%以上为单个核细胞，$CD34^+$细胞占 0.1%～5%，还有少量分叶核细胞、红细胞。肿瘤患者的自体 PBSC 中可能混有少量肿瘤细胞。

2. 特点 经过充分动员，通过细胞成分分离技术采集的 PBSC 多于骨髓，供者无须住院和麻醉，可以多次采集，明显优于骨髓（一般不能多次采集），采集后没有明显疼痛，耐受性好。PBSC 移植后，患者白细胞和血小板恢复较快，优于骨髓移植。

个别献血者 PBSC 动员和采集可能出现不良反应，如造血生长因子引起的骨痛、头痛、乏力、肌肉疼痛、失眠、厌食、恶心呕吐、脾脏肿大等；静脉插管可能引起出血、血肿、感染、血栓等；采集过程中可能出现枸橼酸中毒，低钙引起口腔异味、麻木、抽搐等；采集后可能发生血小板减少。

（二）适应证

HSCT 能够治疗多种疾病，如血液系统、免疫系统、代谢系统和肿瘤等疾病，主要用于治疗造血系统的恶性疾病。抗肿瘤化学药物治疗及放射治疗能够大量杀灭肿瘤细胞，并能克服轻度耐药。然而，大剂量放化疗会造成严重骨髓抑制，必须有造血干细胞作为拯救措施，才能进行大剂量的化疗或放疗，增强抗肿瘤治疗的疗效。

（三）保存

1. 4℃液态保存　第一次采集的PBSC在4℃保存24小时后再采集第二次，并在48小时内将两次采集的PBSC一起输给患者，可以获得移植成功。PBSC在4℃可以保存数小时到数天，随着存放时间延长，PBSC会进行性减少。PBSC支持高剂量化疗，适用于短期内干细胞移植，简便、经济、可靠、实用。

2. –80℃简易保存　由6%的细胞外冷冻防护剂HES、5%的细胞内冷冻保护剂DMSO和4%的人血白蛋白作为PBSC的冷冻保护剂，与PBSC混合后直接在–80℃冰箱保存。此种PBSC进行移植，与非程序控降温保存的干细胞同样有效，DMSO用量少可减轻回输引起的毒副作用。

3. 液氮保存　由外周血分离采集的HSC，经程序降温仪降温后，置于–196℃液氮长期冷冻保存是最常用的方法。在冷冻保存过程中，为防止细胞内液形成冰晶造成细胞损伤，冷冻前必须在干细胞悬液中加入DMSO，且在血浆中的终浓度为10%。为避免室温下DMSO对造血干细胞的毒副作用，应在冰水浴中操作，先以1～3℃/min的速度冷冻降温，降至–40℃后，再以3～5℃/min的速度降至–80℃，然后将样品置于液氮中长期保存。液氮保存需要程序降温仪，其设备昂贵、复杂、不易普及。

（钱开诚）

第六节　血浆及凝血因子类成分

血浆是指抗凝全血去除细胞成分后的淡黄色液体，含有水、电解质、白蛋白、免疫球蛋白和各种凝血因子等，由血液中心（或中心血站）通过无偿献血者的全血分离制备，主要用于临床输注；也可以由单采血浆站单采原料血浆用于制备血浆制剂或制品。目前，根据制备方法及来源的不同，国内常用的血浆制剂分为FFP和普通FP；根据采集和处理方式不同，分为单采血浆和病毒灭活血浆等。

一、新鲜冰冻血浆

FFP是全血采集后6～8小时内在4℃条件下离心分离出的血浆，在–30℃以下速冻成块后贮存于–18℃以下。我国采供血机构制备的FFP有200ml、100ml和50ml等规格，37℃水浴中融化后输注。

（一）制备方法及特点

1. 制备方法　全血采集后6小时（保养液为ACD）或8小时（保养液为CPD、CPDA-1）内进行重离心，分离出新鲜液体血浆，并迅速冷冻，使其血浆中心温度在60分钟内降至–30℃以下，并储存于低温血浆速冻机中（图5-8），即为FFP。

2. 特点　FFP含有全部的凝血因子及血浆蛋白，其中因子Ⅷ（FⅧ）活性≥0.7IU/ml，血浆蛋白含量≥50g/L（表5-14）。

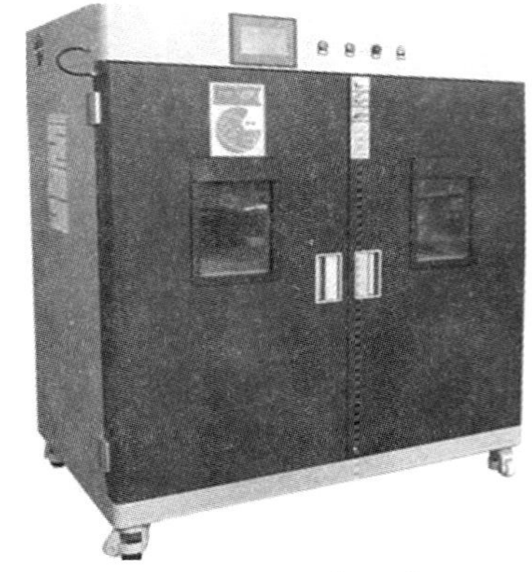
图 5-8 低温血浆速冻机

表 5-14 FFP 的特点

项目	FFP 的质量要求
外观	肉眼观察呈黄色澄清液体，无色泽异常、蛋白析出、气泡及重度乳糜等情况；血袋完好，并保留注满 FFP 经热合的导管至少 10cm
容量（ml）	标示量±10%
血浆蛋白含量	≥50g/L
Ⅷ因子含量	≥0.7 IU/ml
无菌试验	无细菌生长

（二）适应证

FFP 主要用于补充各种凝血因子、扩充血容量。适用于：①Ⅴ因子和Ⅷ因子缺乏的血友病患者，在缺乏冷沉淀凝血因子的情况下可选用 FFP。②肝病患者获得性凝血功能障碍，如急性肝衰竭引起的出血。③24 小时内输注等于或大于自身血容量的大量输血，发生了稀释性凝血病，或伴发凝血功能障碍者。④口服香豆素类药物过量引起凝血酶原时间（prothrombin time，PT）延长、出血者，应立即应用维生素 K1，若为急性出血应先输注 FFP 或普通 FP。⑤抗凝血酶Ⅲ（antithrombin Ⅲ，AT-Ⅲ）缺乏引起的出血患者，若无 AT-Ⅲ浓缩剂可选用 FFP。⑥免疫功能紊乱性疾病、血栓性血小板减少性紫癜（thrombotic thrombocytopenic purpura，TTP）实施血浆置换者。

（三）保存

FFP 保存在−18℃以下，保存期为 1 年，1 年后改为普通 FP，可继续保存 4 年。FFP 不能反复冻融，融化后必须尽快输注，避免不稳定凝血因子失活。若融化后未能及时输注，须 4℃保存，但不能超过 24 小时。FFP 不能在室温下自然融化，避免大量纤维蛋白析出。血浆冰冻后采血袋脆性增大，易造成破袋，应轻拿轻放，应在冰冻状态下运输。

二、普通冰冻血浆

（一）制备方法及特点

1. 制备方法

（1）全血采集后超过 6 小时（保养液为 ACD）或 8 小时（保养液为 CPD、CPDA-1）分离出的血浆，即为 FP。

（2）FFP 保存 1 年后，由于凝血因子活性下降，改为 FP。

（3）FFP 制备冷沉淀后的血浆，为 FP。

2. 特点 FP 中含有稳定的凝血因子及血浆蛋白，血浆蛋白含量≥50g/L（表 5-15）。

表 5-15 FP 的特点

项目	质量要求
外观	肉眼观察呈黄色澄清液体，无色泽异常、蛋白析出、气泡及重度乳糜等情况；血袋完好，并保留注满冰冻血浆经热合的导管至少 10cm

续表

项目	质量要求
容量（ml）	标示量±10％
血浆蛋白含量	≥50g/L
无菌试验	无细菌生长

（二）适应证

与 FFP 相比，FP 缺乏不稳定凝血因子，主要用于Ⅴ因子和Ⅷ因子以外的凝血因子水平降低或缺乏者的输血治疗，如严重烧创伤、大手术所致的急性失血性休克并且出现胶体液与凝血因子缺乏者，以及严重肝脏疾病、DIC、大量输血患者等。

（三）保存

–18℃以下冰冻保存，有效期为 5 年。

三、冷沉淀凝血因子

冷沉淀凝血因子又简称为冷沉淀（cryoprecipitate，Cryo），是 FFP 在低温（1～5℃）融化后不溶解的白色沉淀物，主要含有凝血因子Ⅷ、XⅢ和 Fg、纤维连接蛋白（fibronectin，FN）、血管性血友病因子（von Willebrand Factor，vWF）等。由于 Cryo 制备过程中缺乏病毒灭活，临床输注易诱发病毒感染，在一些发达国家已较少使用。

（一）制备方法及特点

1. 制备方法

（1）离心法：取出待制备冷沉淀的 FFP，置 4±2℃冰箱中过夜融化或在 4±2℃水浴装置中融化。当血浆基本融化结束时，取出血浆，在 4±2℃的环境下重离心。将大部分上层血浆移至空袋，制成 FP。留下 20～30ml 血浆与沉淀物混合，即为冷沉淀凝血因子。

（2）虹吸法：将 FFP 置于 4±2℃恒温水浴融化箱中融化，待双联袋导管融化变软后，解开双联袋并核对献血条码，将空转移袋置于水浴箱外，位置低于血浆袋，两袋之间形成一定的高度落差。血浆融化后，随时被虹吸至转移袋中，当融化至剩下 40～50 ml 血浆沉淀物时，闭合导管，阻断虹吸，称重热合，保留注满血浆的导管至少 10cm，检查血袋条码完整性，热合断离导管，即为冷沉淀凝血因子。

2. 特点　冷沉淀凝血因子制备工艺较为简单，含有丰富的凝血因子Ⅷ、XⅢ和 Fg、FN、vWF 等（表 5-16），在临床使用较多。使用时要严格掌握适应证，不可滥用。

表 5-16　冷沉淀凝血因子的特点

项目	质量要求
外观	融化后的冷沉淀应呈黄色澄清液体，无色泽异常、蛋白析出、气泡及重度乳糜等情况；血袋完好，并保留注满血浆经热合的导管至少 10cm
容量（ml）	标示量±10％
纤维蛋白原含量	源于 200ml、300ml、400ml 全血中的含量分别为≥75mg、≥113mg、≥150mg
Ⅷ因子含量	源于 200ml、300ml、400ml 全血中的含量分别为≥40 IU、≥60 IU、≥80 IU
无菌试验	无细菌生长

（二）适应证

1. 冷沉淀中含有丰富的FⅧ，常用作FⅧ浓缩剂的替代物治疗血友病A及获得性凝血因子Ⅷ缺乏症。

2. 先天性或获得性纤维蛋白原缺乏症、低Fg血症、异常Fg血症或Fg消耗增多时，可引起不同程度的出血，在缺乏Fg浓缩剂时，可选用冷沉淀。

3. 冷沉淀中含有较高的FⅧ和vWF，是vWF的理想替代品，但血小板型vWD患者输注冷沉淀的同时还应输注血小板制剂。

4. 在严重感染、创伤、烧伤、皮肤溃疡和肝功能衰竭时，可用冷沉淀补充FN，也可在局部外用以促进创口、溃疡组织快速修复。

5. 低血容量性休克并发DIC可选用冷沉淀凝血因子治疗。

（三）保存与使用

冷沉淀制备过程中温度应控制在2～6℃范围内，制备完成后应在1小时内重新迅速冻结，自采集日起可在低于-18℃温度下保存12个月。

冷沉淀应在冰冻状态下运输。输注前先在37℃水浴中不断轻轻摇动，10分钟内融化，避免局部温度过高导致FⅧ失活。若37℃加温后未完全融化，说明Fg已转变为纤维蛋白不能使用。融化后的冷沉淀应在4小时内以患者可以耐受的最快速度输注，不可重新冻存。

四、单采血浆

由于人体血浆蛋白合成速度远远快于血细胞的更新，所以间隔2周可以采浆1次，每次单采量不超过580ml（含抗凝剂溶液），主要用作原料血浆生产各种高浓度、高纯度的蛋白制品，如白蛋白、免疫球蛋白和凝血因子制品等。尤其在发达国家，血浆较少直接用于临床输注，多用于生产各种蛋白制品，而我国血浆（如FFP、FP）主要用于临床治疗，有些血浆进行了病毒灭活处理。用于生产血液制品的原料血浆要求使用FFP，已经全部通过病毒灭活。自1985年后，欧盟和美国逐步将各种病毒灭活技术应用于血浆蛋白制品生产过程，我国从1995年后开始对凝血因子类产品及白蛋白制品进行病毒灭活处理。因此输注血浆蛋白制品比血液成分更为安全。

目前国内外多采用多人份血浆混合，通过复杂的物理和化学方法（如低温乙醇法和层析法）分离和析出不同的蛋白组分，用于制作蛋白制品。用于分离人凝血因子Ⅷ的血浆，自采集之日起保存期不超过1年；用于分离其他血液制品的血浆，自采集之日起保存期不超过3年。

五、病毒灭活血浆

病毒灭活血浆（virus inactivated plasma，VIP）是将血浆进行物理或化学方法处理，选择性灭活病毒而不影响血浆各种成分的有效活性。

（一）制备方法及特点

1. 制备方法

（1）物理方法：①加热法：使用特定的温度和作用时间，对血浆中病毒进行灭活同时保留血浆蛋白活性，如巴斯德消毒法。②照射法：通过X射线、γ射线、紫外线等照射灭活病毒，如亚甲蓝/光照法、紫外线/光敏剂法。光照处理后的血浆，用输血过滤器滤除绝大部分白细胞和亚甲蓝成分，即得病毒灭活血浆。③滤除法：通过纳米膜技术过滤去除病毒。④压力循环法：也称超高压或高静水压法。

（2）化学方法：①过烷化剂处理灭活病毒核酸。②有机溶剂结合表面活性剂处理法、氧化剂处理灭活病毒。

2. 特点

（1）亚甲蓝光照法操作简单，能有效灭活大多数包膜病毒，使病毒失去感染、致病和繁殖能力，因此在采供血机构得到了广泛应用。但亚甲蓝/光照法只能灭活包膜病毒，如 HBV、HCV、HIV 等，对非包膜病毒如 HAV、B19 等病毒无效。经病毒灭活后的血浆可通过过滤吸附去除亚甲蓝，使终产品中亚甲蓝含量≤0.3μmol/L。

（2）压力循环法或冷等静压病原体灭活法是将不同规格的单袋血浆放入到密封的超高压容器内，采用液体介质均匀作用于血浆袋表面，在各个方向上压力相等，从而实现物理灭菌。该方法是一种新型的单袋血浆病毒灭活方法，无化学品加入，也不同于高温处理，即时均匀施压和泄压，对致病微生物的杀灭效果很好，并且不影响正常血浆蛋白成分的活性。

（二）适应证

适应证同 FP。

（三）保存

−18℃以下冰冻保存，有效期为 5 年。

（李建斌　孙连桃）

本 章 小 结

将采集的血液进行抗凝处理，通过物理方法分离成体积小、纯度高、临床疗效好、不良反应少的单一血液成分，如红细胞、白细胞、血小板、干细胞、血浆等，这种技术被称为血液成分制备。血液成分制备可通过手工法制备，也可通过自动化血液分离机单采提取单一血液成分进行制备。成分血液各自在其最佳的状态保存，具有高纯度和高活性，输给患者可发挥其应有的生理功能。红细胞制剂品种较多，如浓缩红细胞、悬浮红细胞、少白细胞红细胞、洗涤红细胞、冰冻红细胞、辐照红细胞和年轻红细胞等。血浆成分主要有 FFP、普通 FP、病原体灭活血浆等。血小板成分有单采血小板、浓缩血小板、汇集血小板、冰冻血小板等品种。临床根据患者的输血适应证，合理选择血液成分进行输血治疗，既充分利用和保护了宝贵的血液资源，又使患者需要什么补充什么，避免不必要成分导致的临床输血不良反应，同时也提高了输血的安全性和有效性。

第六章　血液制品及代用品的临床应用

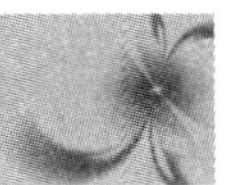

随着输血医学的发展，人们开始应用生物技术和基因工程方法生产制备血液制品和血液代用品。多种血浆蛋白制品（如白蛋白、免疫球蛋白、Fg浓缩剂、凝血因子浓缩剂、纤维蛋白胶、AT-Ⅲ浓缩剂和活化蛋白C等）和血液代用品（血红蛋白代用品、细胞因子等）具有高纯度、高活性等优点，在临床中应用日益广泛，用于治疗某些疾患，可以达到或超过常规输血疗效，还可以规避血液输注产生的某些风险。

第一节　白　蛋　白

人血浆白蛋白是一种单链蛋白，由肝脏合成，在血浆中含量最多，半衰期较长，约为19～21天，分子量约为66kDa，由584个氨基酸残基构成，亲水氨基酸在分子内呈均匀分布，决定了白蛋白具有高度可溶性。白蛋白的主要生理功能是维持血浆胶体渗透压，维持血容量和调节组织与血管之间水分的动态平衡。血液中的白蛋白还可结合、运输小分子物质，转运各种离子、脂肪酸、激素和多种药物，清除各种毒性代谢产物。

通常以健康人血浆为原料，采用低温乙醇蛋白分离法进行提纯，然后再经60℃加温灭活病毒10小时，即可制成安全、稳定的白蛋白制品。临床常用的白蛋白浓度为5%、10%、20%和25%，其中25%白蛋白黏度与全血相当。白蛋白的pH多为中性，于2～6℃保存，有效期为5年。在各种血浆蛋白制品中，白蛋白临床应用最广泛。

一、适应证和禁忌证

（一）适应证

白蛋白制品具有维持血液胶体渗透压、扩充血容量的作用。临床上白蛋白制品适用于：①低蛋白血症患者，通过补充白蛋白改善血流动力学状态，减轻水肿、减少腹水和胸腔积液。②大面积烧伤、失血性休克、外伤、外科手术等患者，需要补充蛋白质和血容量。③需要开展血浆置换疗法的严重肝、肾疾病患者，可选用白蛋白溶液或白蛋白与生理盐水组成的等渗溶液作为置换液，以降低术后肾功能衰竭的危险。④HDN患儿，需要补充白蛋白制品以结合血液游离胆红素。⑤脑水肿患者，通过补充外源性白蛋白提高血液胶体渗透压，减轻脑水肿。

（二）禁忌证

白蛋白制品输注不良反应比较少见，大多是暂时性的。有些患者慎用白蛋白制品：①对白蛋白制品过敏者。②体内容量负荷过重者，如充血性心衰和肺水肿等。③低钙血症和高铝血症患者：白蛋白能结合 Ca^{2+}，引起低钙血症。白蛋白制品中含有微量的铝，大剂量使用可引起高铝血症。④急性失血引起血容量不足者，先用晶体液部分扩容，恢复组织灌注，再输注白蛋白，否则可能会加重组织灌注不足，导致组织器官功能衰竭。

二、用　　法

白蛋白制品可单独静滴，也可通过适量生理盐水稀释后静滴，根据患者病情调整输注速度，紧急快速扩容时需要加快输注速度。一般情况下，血容量正常或轻度减少的患者，5%的白蛋白输注速度应为 2～4ml/min，25%的白蛋白输注速度为 1ml/min，儿童及老年患者应酌情减慢。

第二节 免疫球蛋白

免疫球蛋白（immunoglobulin，Ig）是机体接受抗原刺激后，由浆细胞产生的一类具有免疫保护作用的蛋白质，分为 IgG、IgM、IgA、IgD 和 IgE 五种，广泛分布于人体的各种体液和外分泌液中，抵挡抗原对人体的侵害作用。目前，作为血液制品生产的 Ig 主要为 IgG，常用的制品有肌肉注射免疫球蛋白（intramuscular injection of immunoglobulin，IMIG）、静脉注射免疫球蛋白（intravenous immunoglobulin，IVIG）、皮下注射免疫球蛋白（subcutaneous immunoglobulin，SCIG）和特异性 Ig。

一、适应证和禁忌证

（一）适应证

1. IMIG 又称丙种球蛋白，只能用于肌肉注射，主要用于感染、毒素损伤或者需要暂时性被动免疫者，如白喉、脊髓灰质炎、甲肝以及其他细菌或病毒感染的非特异性被动免疫。

2. IVIG 采用胃酶消化、化学修饰、离子交换层析等进一步处理制备的 Ig，多为冻干粉剂，可配成 5%或 10%的溶液进行使用，主要用于先天性免疫缺陷、获得性抗体缺陷、自身免疫性疾病、病毒或细菌感染性疾病患者，以及治疗肾、肝、肺等实体器官移植排斥反应等。

3. SCIG 不含防腐剂，耐受性好，不良反应少，主要用于原发性抗体缺陷和混合免疫缺陷。

4. 特异性 Ig 从特殊供者血浆中提取的高效价 Ig，如抗破伤风、抗狂犬病、抗乙型肝炎、抗牛痘、抗风疹、抗-D 等 Ig，对应疾病特异性治疗，效果优于普通 Ig。

（二）禁忌证

过敏反应是临床最常见的不良反应，如 IgA 缺乏的患者，因输血治疗体内产生了抗-IgA，若再次输注含有 IgA 的血浆成分，可出现过敏反应。

二、用　　法

1. IMIG 根据预防或治疗需要，可一次肌肉注射 0.3～0. 6g，必要时加倍。

2. IVIG 常用的剂量为 100 mg/kg，每 3～4 周静脉注射一次，一般提高患者 IgG 水平达 2～4g/L 即可。

3. SCIG 对于免疫缺陷者，以 0.05～0.20ml/（kg·h）的剂量皮下缓慢注射。

第三节 凝血因子制品

凝血因子是一系列具有酶活性和凝血功能的蛋白质（Ca^{2+}除外），目前发现有 14 个凝血因子，包括凝血因子Ⅰ～XⅢ（除外 FⅥ）、激肽释放酶原（PK）、高分子量的激肽原（HMWK）。凝血因子制品种类较多，临床常用的有 Fg 浓缩剂、凝血因子Ⅷ浓缩剂、凝血因子Ⅸ浓缩剂、AT 浓缩剂、凝血酶原复合物（prothrombin complex concentrates，PCC）、纤维蛋白胶和活化的蛋白 C 制品等。在病理情况下，机体缺乏某些凝血因子可能会出现出血现象，因此需要补充相应的凝血因子进行预防和治疗。

一、Fg浓缩剂

正常人血浆Fg由肝脏合成，含量约为2～4g/L。当肝脏受到严重损伤或机体营养不良时，Fg合成减少，血浆Fg含量减低，可引起凝血障碍。机体维持有效止血功能需要Fg≥0.5g/L，进行大手术或大创伤治疗时应保持Fg≥1.0g/L。

1. 适应证 Fg浓缩剂适用于：①先天性无（低）Fg血症。②肝病等引起的Fg缺乏症。③DIC。④原发性纤溶症等。

2. 用法 首次使用剂量为60mg/kg体重，维持剂量为每日20mg/kg。

二、凝血因子Ⅷ浓缩剂

凝血因子Ⅷ（FⅧ）又称抗血友病球蛋白（anti-hemophilia globulin，AHG），是体内内源性凝血系统重要的凝血因子。从多人份（500～5000个献血者）血浆中分离、提纯可获得FⅧ浓缩剂，为冻干品。不同来源的FⅧ浓缩剂其FⅧ活性差异较大。与冷沉淀相比，FⅧ浓缩剂具有高活性、高稳定性。

1. 适应证 FⅧ浓缩剂适用于：①FⅧ缺乏症（血友病A）的替代治疗。②vWD的预防和治疗。③DIC。

2. 用法 FⅧ使用剂量可以较精确计算，输注方便，过敏反应及其他输血不良反应较少。体内有FⅧ抗体者可考虑加大输注剂量。近年来，基因重组的FⅧ（rFⅧ）制品也开始应用于临床。

所需剂量（IU）=期望提升的FⅧ水平（%）×体重（kg）×0.5（小儿患者为0.67）。

三、凝血因子Ⅸ浓缩剂

凝血因子Ⅸ（FⅨ）由肝脏合成，是体内内源性凝血系统中重要的凝血因子之一，主要用于：①FⅨ缺乏（血友病B）的替代治疗。②肝功能障碍导致FⅨ合成障碍者。③维生素K缺乏症、DIC等。而血栓性疾病、体内存在FⅨ抗体的患者应慎用。

四、抗凝血酶浓缩剂

AT-Ⅲ是体内重要的抗凝蛋白，抑制血液凝固。采用肝素琼脂凝胶亲和层析技术，从血浆中分离纯化可制备AT-Ⅲ浓缩剂，经过病毒灭活处理后，可用于临床治疗。①先天性AT-Ⅲ缺乏症，长期口服AT-Ⅲ浓缩剂可预防血栓。②获得性AT-Ⅲ缺乏症，如DIC、急性肝功能衰竭或肝硬化需要手术的患者，在禁用肝素时可考虑输注AT-Ⅲ浓缩剂。

五、凝血酶原复合物

PCC是依赖维生素K的凝血因子Ⅱ、Ⅶ、Ⅸ、Ⅹ的混合制品，通过多人份混合血浆制备，主要用于：①治疗先天性凝血因子Ⅱ、Ⅶ、Ⅸ、Ⅹ缺乏症，如血友病B、严重肝病、DIC等。②用于过量口服抗凝剂（如香豆素类）诱导的出血。

六、纤维蛋白胶

纤维蛋白胶（fibrin sealant，FS）是从人血浆中分离制备的具有止血作用的黏合剂，也叫纤维蛋白黏合剂，由Fg、因子ⅩⅢ、FN和凝血酶、$CaCl_2$组成，无组织毒性，几秒钟到几分钟内快速黏合，对局部组织生长和修复有促进作用，广泛应用于临床显微外科、神经外科、心脏外科、普外科、泌尿科、耳鼻喉科、烧伤外科、眼科和妇科等疾病的止血治疗。

七、活化蛋白C

活化蛋白C是一种重要的生理抗凝剂，通过灭活凝血因子Ⅴa和Ⅷa、抑制凝血酶的生成，起到抗凝作用，主要用于：①血栓性疾病。②DIC。③死亡危险高的成年严重感染患者。但重组人活化蛋白C可导致出血，如胃肠道和腹腔内出血。

（李　萍）

第四节　血液代用品

血液代用品包括晶体液、血红蛋白代用品、血浆代用品和细胞因子等。血红蛋白代用品主要用于替代红细胞行使携氧和供氧功能，又称为红细胞代用品（red blood cell substitutes），可以看作是具有携氧能力的血浆容量扩充剂。血浆代用品具有扩充血容量和维持胶体渗透压的作用。随着分子生物学技术的发展，许多细胞因子基因被克隆、重组，使得细胞因子得以大量生产，有力地推动了细胞因子的基础研究和临床应用。

一、晶　体　液

临床输血治疗中，晶体溶液主要用来快速补充血容量，一般与胶体液按2∶1的比例同时使用，可能及时保护大出血等低血容量患者的肝肾功能。根据成分不同，晶体液可分为电解质溶液和非电解质溶液。①电解质溶液，包括0.9%氯化钠、复方氯化钠、乳酸林格液（等渗电解质平衡液）、5%碳酸氢钠。②非电解质溶液，如5%葡萄糖、10%葡萄糖、25%葡萄糖、50%葡萄糖。

晶体液由于黏度低，可快速输入，这对需要尽快补充血容量的低血容量患者是很有价值。晶体液为小分子溶液，不能自由透过细胞膜，可以自由透过毛细血管，在血管内存留时间较短，半衰期为20～30分钟，可以维持细胞内外水分的相对平衡和纠正电解质紊乱，不会发生变态反应。

二、血红蛋白代用品

（一）未经改良的血红蛋白

20世纪60年代发现，血红蛋白溶液具有明显的肾毒性，主要是由其中的红细胞膜碎片引起，因此利用离心、过滤以及化学提取等方法制备了无基质血红蛋白溶液，尽管其肾毒性大大降低，但仍对肾有不良作用。无基质血红蛋白溶液也不宜用作红细胞代用品。血红蛋白脱离红细胞后，功能受限，如①氧亲和力增高，不利于组织供氧。红细胞中的血红蛋白结合胞内的2，3-二磷酸甘油酸（2，3-DPG）后，与氧的亲和力降低，有利于组织供氧。②胞外血红蛋白半存活期仅2～4小时，容易从原来的四聚体迅速降解为二聚体，经肾排泄。③游离血红蛋白可使血浆胶体渗透压升高，组织间隙的水分被吸入血管内，使循环负担加重。

（二）改良的无基质血红蛋白

改良的无基质血红蛋白一般分为交联血红蛋白和微囊化血红蛋白两类。其中，交联血红蛋白又分为聚合血红蛋白、分子内交联血红蛋白和结合血红蛋白三种。

1. 交联血红蛋白

（1）聚合血红蛋白：即分子间交联血红蛋白。用戊二醛将4～5个血红蛋白分子聚合成大分子，可以稳定血红蛋白四聚体结构、降低胶体渗透压并延长血管内半存活期。

（2）分子内交联血红蛋白：将血红蛋白分子内2条α链或β链交联，稳定四聚体结构并降低氧亲和力。常用双阿司匹林作交联剂，使血红蛋白分子内2条α链交联，产品为双阿司匹林交联血红蛋白。

（3）结合血红蛋白：将血红蛋白分子与聚乙二醇等大分子物质交联，形成大分子复合物，不能经肾排出，从而延长血管内半存活期。

2. 微囊化血红蛋白 利用脂质体包封血红蛋白形成微囊，氧、CO_2和其他小分子物质可以通过微囊薄膜出入，而血红蛋白、酶等一些大分子物质不能透过薄膜到溶液介质中，类似红细胞的结构和功能。微囊中的血红蛋白渗透压降低并保持四聚体结构，保持良好的释氧功能。微囊化血红蛋白输入后，易被单核巨噬系统清除。包封血红蛋白可长期冻干保存。

（三）临床应用评价

目前，美国FDA已经批准交联血红蛋白产品投入临床试用。红细胞代用品具有良好的载氧能力和释放氧的功能，能够减少红细胞的输注量，有效地扩充血容量，临床应用前景很好。血液代用品代替红细胞输注，其优势体现在：①无红细胞膜上的血型抗原，输注前不需进行交叉配血试验，特别适用于急症处理和战伤抢救。②可长期储存。③血红蛋白溶液可耐受灭菌处理而使病毒灭活，无传播病毒的危险。④血红蛋白的来源不限于人血（一般采用过期的库血），除可从牛血中提取外，利用基因工程生产的重组人血红蛋白有可能成为新的来源。

三、血浆代用品

血浆代用品（plasma substitutes）指用天然形成或人工合成的高分子人造胶体颗粒溶液，分子量比晶体大，不能穿过毛细血管壁而保留在血管内，从而维持或提升血液胶体渗透压，可代替血浆用于静脉输注，补充循环血容量。血浆代用品属血浆容量扩充剂，主要用于纠正低血容量和救治低血容量性休克。

理想的血浆代用品应具备：①平均分子量和分散度接近白蛋白，输入血管后能存留适当时间，以维持胶体渗透压及血容量。②易于排泄或代谢，在组织和血浆中均无长期蓄积作用。③无致敏原性和抗原性，不引起过敏反应。④对器官无损害、无肾毒性、无致畸性和无致突变性。⑤不影响凝血和止血机制，不干扰血型鉴定和交叉配血试验。⑥不影响免疫功能。⑦理化性质稳定，可长期保存。⑧廉价易得。目前，临床应用的血浆代用品有右旋糖酐、HES和明胶制品等。

（一）右旋糖酐类

右旋糖酐（dextran）是大分子葡萄糖聚合物，属于第二代人工胶体，其主链的葡萄糖单位之间以α-1，6-糖苷键结合，在体内分解缓慢。天然右旋糖酐含20万个葡萄糖结构单位，需经部分水解及分级处理，制成分子量相对较小的制品供临床应用，如中分子右旋糖酐和低分子右旋糖酐等。

1. 适应证 ①用于治疗低血容量性休克，扩充血浆容量，改善血流动力。②低分子右旋糖酐用于治疗休克或高黏滞血症，使血液稀释，覆盖在毛细血管内皮及血细胞表面，防止红细胞聚集、避免血细胞沉积，有促进毛细血管血流、改善微循环的作用。③围手术期预防性应用中分子或低分子右旋糖酐，能有效预防手术后深静脉血栓形成，降低肺动脉栓塞。④低分子右旋糖酐还可用于血栓闭塞性脉管炎、脑血栓、心肌梗死等疾病的治疗。⑤血液成分异常者，右旋糖酐可用作体外循环的预充液和治疗性血浆置换术的置换液。

2. 禁忌证 对右旋糖酐过敏、严重出血性疾病、充血性心力衰竭或肾功能衰竭患者，禁用右旋糖酐。

3. 用法

（1）作为扩容剂用于治疗低血容量性休克，6%中分子右旋糖酐不应超过20ml/（kg·d），10%

低分子右旋糖酐不应超过15ml/(kg·d)。如有必要继续治疗，每日剂量减半，使用不能超过5天。

(2)预防术后深静脉血栓形成及肺动脉栓塞，目前多采用小剂量肝素、右旋糖酐或华法林。手术当日右旋糖酐剂量为10ml/kg，以后每日5～7ml/kg，连用7天或连用至患者离床活动。

(二)羟乙基淀粉类

羟乙基淀粉(HES)的分子结构与糖原类似，是高度分支的支链淀粉，在血液循环中存留时间较长，扩容效应至少能维持4～6小时，从而发挥扩充血浆容量的作用。

1. 适应证 HES具有快速强效的扩容效应，主要用于大出血、大面积烧伤、重症监护或手术患者，用以扩充血容量，改善微循环。目前第二代产品贺斯和第三代产品万汶是最为理想的胶体液。

2. 禁忌证 第一代高分子量的HES可影响凝血功能，对肾脏有毒性作用，可在体内蓄积。贺斯(中分子量HES，200/0.5)和万汶(中分子量HES，130/0.4)在有效性、安全性和耐受性等方面优于第一代产品，但长期大剂量使用万汶，患者会出现皮肤瘙痒。

3. 用法 贺斯的最大剂量可达33ml/kg，一般每次500～1000ml。万汶每日使用剂量最大可达50ml/kg，并可持续使用数天。

(三)明胶制品

明胶是胶原蛋白部分水解的产物，明胶制品包括氧化聚明胶、琥珀酰明胶和脲联明胶。①琥珀酰明胶：亦称改良液体明胶(商品名佳乐施)，临床应用最广泛。②脲联明胶：亦称海脉素。目前，临床应用的明胶制品大多是明胶衍生物，它既保持了大分子特性，又具有较低的胶凝点。

1. 适应证 明胶制品适用于各种原因所致低血容量性休克的扩容治疗，也用作治疗性血浆置换术的载体溶液，可减少胰岛素在玻璃容器或塑料输液管道中的损失。

2. 禁忌证 明胶制品虽无抗原性，但在临床输注时可出现轻重不同的类过敏反应，可能与明胶直接作用于肥大细胞引起组胺释放有关，也可能与补体系统激活有关。随着生产工艺的改进，过敏反应的发生率也有所下降。

脲联明胶制品中Ca^{2+}浓度较高，经同一输液管输入枸橼酸钠抗凝血或FFP会产生凝块，输血前应先用生理盐水冲管；接受强心甙治疗的患者应慎用脲联明胶。

第五节 细胞因子类制品

细胞因子(cytokine，CK)是指由免疫细胞(淋巴细胞、单核巨噬细胞等)和非免疫细胞(成纤维细胞、上皮样细胞和DC等)产生的一组具有调节细胞功能的高活性、多功能小分子多肽，大多以糖蛋白形式分泌至周围组织液中。目前，已发现的CK种类繁多。如①干扰素(interferon，IFN)：IFN-α、IFN-β和IFN-γ。②白细胞介素(interleukin，IL)：IL-1、IL-2、IL-3、IL-4、IL-11等。③造血因子(hematopoietic factor)：CSF、G-CSF、GM-CSF、多能集落刺激因子(Multi-CSF)、巨噬细胞集落刺激因子(macrophage CSF，M-CSF)、干细胞因子(stem cell factor，SCF)、促红细胞生成素(Erythropoietin，EPO)等。④肿瘤坏死因子(tumor necrosis factor，TNF)：TNF-α、TNF-β。⑤转化生长因子(transforming growth factor，TGF)：TGF-α、TGF-β。

一、干 扰 素

IFN是一族具有抗病毒，影响细胞生长、分化和调节免疫功能的活性蛋白质。Ⅰ型干扰素IFN-α主要来自白细胞、IFN-β主要来自成纤维细胞，二者结合同样的细胞表面受体，具有相似的生物学活性。Ⅱ型干扰素IFN-γ主要由T细胞和NK细胞产生，生物学活性与IFN-Ⅰ型明显不同。

1. IFN-α 是一种能够诱导一系列细胞内蛋白表达，继而发挥抗病毒、抗细胞增殖和调节免疫应答的CK。①IFN-α能通过活化NK细胞、巨噬细胞和增强其免疫功能，产生更广泛的抗病毒效应。②防止病毒性疾病，如IFN-α能有效减轻乙型、丙型和丁型肝炎的症状，阻止病情发展。③免疫调节淋巴细胞和巨噬细胞，以及诱导MHC分子表达。④抑制肿瘤细胞分裂和调节免疫反应，治疗造血系统肿瘤和淋巴瘤的疗效显著。

2. IFN-γ 具有多种生物学活性。①IFN-γ能诱导Ⅰ类和Ⅱ类MHC分子表达，提高免疫系统对肿瘤细胞的识别，诱导产生NO合成酶和IL-1等。②IFN-γ能诱导抗病毒蛋白合成，抑制病毒mRNA复制，防止受感染细胞的转化。IFN-γ在调节免疫、抗增殖活性等方面的作用强于IFN-α，而抗病毒活性低于IFN-α，临床上主要用于治疗慢性肉芽肿病、类风湿关节炎、系统性硬皮病、亚急性重症肝炎等，以及肿瘤、感染和损伤性疾病的辅助治疗。

二、白细胞介素

1. IL-1 对热敏感，70℃处理30分钟能被灭活。pH＜4.5时，IL-1α和IL-1β均不稳定。IL-1具有如下功能：①能诱导单核细胞和中性粒细胞趋化入侵到炎症局部，释放溶酶体酶，还能引起嗜碱性粒细胞和肥大细胞脱颗粒，释放炎症介质，介导炎症反应。②免疫调节作用：IL-1可促进胸腺细胞和T细胞增殖，表达IL-2受体，分泌IL-2、IL-4、IL-6、IFN-γ等，增强CTL的杀肿瘤细胞活性；促进前体B细胞增殖和分化，表达SmIgM和C3b受体；增强NK细胞的肿瘤杀伤活性；增强巨噬细胞的抗肿瘤作用，引起巨噬细胞趋化和合成IL-1、IL-6等。③IL-1诱导多种造血因子（如GM-CSF、M-CSF和IL-3）的释放，与这些造血因子协同刺激造血细胞（特别是干细胞）增殖和分化。④IL-1可刺激骨骼及细胞分解蛋白质；作用于下丘脑食欲中枢，引起厌食；刺激胰岛素分泌，降低血糖。

2. IL-2 又称T细胞生长因子，是Th细胞受抗原或丝裂原刺激后分泌的具有免疫调节作用的细胞因子。IL-2具有很多生物活性，如①促进T细胞生长、增强活化的T细胞产生IFN和CSF，增强机体免疫功能，常用于病毒感染性疾病的治疗，如治疗慢性活动肝炎、单纯疱疹病毒感染。②诱导或增强细胞毒性细胞（如NK、CTL等）的杀伤活性，与体外致敏的CTL联合使用可增强肿瘤杀伤效应，改善患者的免疫状态。IL-2已成功用于治疗黑色素瘤、肾癌、膀胱癌等。③协同刺激B细胞增殖和分泌IgG。

3. IL-3 主要由活化的T细胞产生，能够多克隆刺激造血细胞前体和肥大细胞增殖分化。IL-3与GM-CSF、G-CSF、M-CSF或EPO合用可刺激产生血细胞和血小板，改善化疗、放疗、AA等的骨髓抑制状态。

4. IL-11 是由骨髓基质细胞产生的CK，促进骨髓增生，支持造血前体细胞生长，诱导IL-6表达，抑制脂肪细胞生长，可用于治疗血小板减少和中性粒细胞减少性疾病，促进血小板恢复。

三、集落刺激因子

1. GM-CSF 主要由T细胞和巨噬细胞产生，能够诱导粒细胞前体和巨噬细胞前体细胞呈集落性生长。GM-CSF具有种属特异性，对粒细胞系和单核细胞系细胞具有维持存活、促进生长、诱导分化和增强功能作用。GM-CSF主要用于：①化疗24小时后，可有效地减少患者中性粒细胞减少，降低感染率。②异体移植失败者，使用GM-CSF可增加骨髓恢复而不增加GVHD。③治疗骨髓发育不良和AA，可使部分个体白细胞、血小板和红细胞数量增加。

2. G-CSF 由骨髓基质细胞、巨噬细胞、成纤维细胞、内皮细胞和一些肿瘤细胞等产生，促进骨髓造血细胞增殖分化形成粒细胞集落，诱导中性粒细胞的终末分化和增强中性粒细胞功能，主要用于肿瘤化疗患者和器官移植患者免疫抑制后的改善造血，加速中性粒细胞恢复，减少严重细菌或真菌感染的发生，还可用于治疗骨髓增生异常综合征（MDS）。

3. EPO　第一个被发现的造血刺激因子，由肾脏产生，主要调节红细胞生成，也能促进巨噬细胞及其前体细胞形成巨噬细胞集落，主要用于：①晚期肾病、慢性肾功能衰竭患者，促进造血。②HIV 感染的贫血患者。③实体肿瘤化疗后，EPO 能改善患者的贫血状态。

四、肿瘤坏死因子

TNF 主要由激活的单核巨噬细胞产生，特异性地杀伤某些肿瘤细胞。淋巴细胞产生的淋巴毒素在DNA和氨基酸序列上与TNF同源性较高，功能相似，故将巨噬细胞产生的TNF命名为TNF-α，淋巴细胞产生的淋巴毒素命名为TNF-β。TNF 在体外与 IFN、IL-2、环磷酰胺（CTX）、氟脲嘧啶（5-FU）等合用，有协同或相加作用。

【案例 6-1】

肾病综合征的输血治疗

病例资料

患者，男，25 岁，主诉全身水肿、清晨起床后眼睑明显水肿 2 周。查体：BP130/85mmHg，T36.5℃，P80 次/分，既往无特殊病史。入院第 2 天检查人血白蛋白 12g/L，总胆固醇 12mmol/L，甘油三酯 3.6mmol/L，尿蛋白定性“4+”，尿蛋白定量 5.6g/24h 尿，24 小时尿量 350ml。

1. 初诊　肾病综合征。

2. 诊治经过

（1）患者入院第 2 天发现尿量少，给予利尿剂治疗尿量无明显改变。

（2）入院第 3 天利尿剂治疗的同时，给予 20%白蛋白制品 10g 静脉滴注，患者尿量明显增多。

3. 案例解析

（1）患者出现高蛋白尿、低蛋白血症、高脂血症、水肿，临床初步诊断为肾病综合征。若需确诊，可做肾活检。

（2）依据美国《白蛋白临床应用指南》，肾病综合征患者在利尿治疗的同时，需要补充白蛋白治疗。

（3）患者临床症状符合白蛋白临床应用指南，联合白蛋白和利尿剂治疗后，症状明显改善。

（李　萍）

本 章 小 结

随着输血医学的发展，血液制品及其血液代用品得以快速发展，可适当补充血液成分治疗的不足。临床常用的血浆蛋白制品有白蛋白和免疫球蛋白。白蛋白主要用于纠正低蛋白血症、维持血液胶体渗透压、血浆置换疗法和 HDN 患儿的治疗等；免疫球蛋白主要用于免疫缺陷、免疫调节、感染性疾病和自身免疫性疾病等的治疗。血液代用品包括晶体液、血红蛋白代用品、血浆代用品、凝血因子制品等。晶体液和胶体液具有快速扩容，及时保护患者肝肾功能。血红蛋白代用品是具有携氧能力的血浆容量扩充剂，血浆代用品用于纠正低血容量和救治低血容量性休克，凝血因子制品用于治疗出血性疾病，细胞因子制品在抗病毒、抗肿瘤、改善机体造血功能等方面具有很好的应用前景。

第七章 输血治疗

输血作为临床一种重要的治疗手段，在临床救治中起着不可替代的作用。随着输血技术的不断发展，现代输血治疗不是血液及其成分的简单输注，而是在此基础上发展的治疗性输血（therapeutic transfusion），即通过改变血液质量以达到改善患者临床病症的目的。20世纪末，随着血液成分单采制备技术的逐渐成熟，治疗性血液成分去除术、治疗性血液成分置换术及细胞治疗技术逐渐应用于临床，在恶性血液病、自身免疫性疾病、恶性肿瘤等领域实施干预或有效输血治疗发挥着重要作用。

第一节 治疗性血液成分去除术

治疗性血液成分去除术（therapeutic blood components apheresis，TBCA），又称治疗性血液成分单采术，是通过手工方法或仪器自动化将患者血液采集、某种或某些病理性成分的分离和去除，并将正常血液成分回输患者体内，或适当补充置换液恢复和调节患者生理功能的一种非药物性的、独特有效的治疗技术。

一、概　　述

TBCA 可以借助连续流动的血液成分分离机，建立体外循环，动态地将离体血液分离出红细胞、血小板、白细胞（粒细胞、淋巴细胞和单核细胞）和血浆成分。根据去除血液成分种类的不同，可分为治疗性血浆去除术（therapeutic plasmapheresis，TPA）和治疗性血细胞去除术（therapeutic cytapheresis，TCA）。TPA 因在操作过程中去除了病理性血浆，需要补充一定量的溶液或正常血浆以维持患者血容量动态平衡，故又称为治疗性血浆置换术（therapeutic plasma exchange，TPE）。TCA 通过血液成分单采术（hemapheresis）可将红细胞、血小板、白细胞和 PBSC 等单采分离进行保留或去除。

TBCA 强调个性化原则，根据具体病情、疾病的病理特征和治疗目的确定治疗方案，既可以单采去除单一病理成分，也可以去除多项病理成分，缓解患者病情，尤其对于血细胞和血浆质量异常所导致的疾病可以起到快速而有效的初始治疗作用，广泛用于一些难治性疾病。但该技术只是一项治“标”不治“本”的辅助性治疗手段，只能暂时去除患者血液中的病理成分，并不能阻止新病理性成分的产生，因此临床仍需在病理成分去除的基础上积极治疗原发病。

二、技术原理

（一）血液病理成分

患者血液循环中可出现数量或质量异常的血液成分及有害物质，影响临床疾病进展。血液病理成分包括：①功能或数量异常的血浆成分，如免疫球蛋白、抗体、免疫复合物等。②造血系统异常增殖（如原发性红细胞增多症、白血病、原发性血小板增多症等）产生数量过多或功能异常的血细胞。③药物、代谢性有毒物质等。

（二）病理成分去除原则

1. 明确血液中能被去除的病理成分。

2. 病理成分去除后，能有效消除或减轻对靶组织器官的致病作用，受累器官功能得到恢复，临床病症明显改善。

（三）病理成分去除方法

手工法和自动化血液成分分离机法均可通过单采获取或去除血液病理性的成分（详见第五章）。血液成分分离和去除的同时，尤其是血浆置换须考虑置换液的用量和患者循环血容量及体液平衡。一般情况下，患者置换 2 个血浆容量，病理成分可去除约 85%；置换 3 个血浆容量，病理成分可去除约 95%。因此，反复小量置换比一次大量置换效果好。

（四）抗凝剂

在血液成分去除和置换过程中，必须防止血液离体后凝固，常用抗凝剂 ACD 进行抗凝处理，也可采用肝素或 ACD 与肝素的混合液作抗凝剂。ACD 分 ACD-A 和 ACD-B 两种配方，详见第五章。

1. ACD-A 在单采去除和置换术中，全血以 30～80ml/min 的流速泵入分离机，与 ACD-A 以 8：1～12：1 比例混合（HCT 较低者用 8：1，较高者用 12：1），也可依据机器操作手册规定的比例选用。由于 ACD-A 中的柠檬酸盐能螯合 Ca^{2+}可导致患者出现低血钙症状，患者单采或置换术前可通过饮用一杯牛奶（约 200ml）、口服钙盐有效预防术中低血钙的发生。

在肝功能正常情况下，柠檬酸盐在体内代谢较快，术后 90 分钟 Ca^{2+}可恢复正常。若术后 90 分钟，患者仍出现低钙症状，与柠檬酸盐中毒无关。

2. 肝素 肝素是一种高分子酸性黏多糖，与 AT-Ⅲ结合后，能抑制凝血酶原激活，阻止凝血酶生成，从而达到抗凝的目的。对于有柠檬酸盐过敏、高凝状态及施行大量白细胞单采术的患者或血流较小时，可使用肝素抗凝。有些膜滤式血浆分离机也要求肝素抗凝，但肝素很少单独用于治疗性单采和置换术。

根据活化凝血时间（activated coagulation time，ACT）或凝血时间（coagulation time，CT）来确定肝素的剂量。治疗过程中每 30 分钟测定 1 次 ACT，维持 ACT 为 150～300 秒。如无法测定 ACT，应测定 CT，通过肝素将 CT 保持在 20～30 分钟。若 CT 或 ACT 延长，减少肝素用量；若 CT 或 ACT 缩短，增加肝素用量。儿童首次以 40U/kg 的标准静脉注射肝素，再以小剂量肝素静脉滴注维持。成人首次以 2000～5000U/kg 静脉注射肝素，并以 300～1200U/h 持续静脉滴注。

3. ACD-A 与肝素的混合 当血流较小时，也可选用肝素和 ACD-A 联合抗凝，如用于儿童患者外周血干细胞单采术中。ACD-A 与全血的比例应维持在 1：20～1：30，多数采用 1：24 或 1：26。肝素静脉注射剂量术前为 50mg/（kg·h），术中用 20～30 mg/（kg·h）维持（肝素 1 mg 为 125 U）。ACD-A 和肝素联合抗凝也可用于大剂量白细胞单采术中。

（五）置换液

在实施 TPA 或 TPE 操作过程中，为维持患者循环血容量的动态平衡，避免低血压和水肿，需要补充一定量的溶液替代被去除的血液成分，该溶液被称为置换液或替代液（表 7-1）。

1. 晶体液 常用的晶体液包括平衡盐溶液（balanced salt solution，BSS）、生理盐水、5%葡萄糖氯化钠及林格液等。作为置换液，生理盐水不如 BSS；5%的葡萄糖氯化钠在缺乏 BSS 和生理盐水的情况下可以使用；林格液不宜作为 TPE 的置换液。

2. 人造胶体液 又称血浆代用品，是由人工合成的一种分子量接近血浆白蛋白的胶体溶液，依赖其胶体渗透压而起到代替和扩张血容量的作用，用以纠正或预防循环功能不全。常用的胶体液包括右旋糖酐、HES、明胶等。原则上，晶体液和血浆代用品的总用量不能超过患者总血容量的 40%。

3. 蛋白质溶液 主要包括白蛋白、冷沉淀、FFP 和 IVIG 等（表 7-1）。

表 7-1 临床常用置换液的评价

	优点	缺点
晶体液	价格低廉，过敏反应少，无传播疾病的风险	不含凝血因子及 Ig，扩容效果相对较差。输入过多可引起组织水肿
胶体液	扩容效果好，价格相对低廉，无传播疾病的风险	不含凝血因子和 Ig，用量大时有出血倾向，偶见过敏反应、低血压等
蛋白质溶液	①白蛋白：扩容效果良好，不含炎性介质，无传播疾病的风险。②FFP 和冷沉淀：含有丰富的 Ig 及各种凝血因子，包括 FⅧ。③IVIG：可增强抗感染能力，有免疫调节作用	①白蛋白：价格昂贵、不含凝血因子和 Ig。②FFP 和冷沉淀：需要同型输注，异体蛋白输注可能产生过敏反应，有传播血源性疾病的危险。③IVIG：价格昂贵，扩容效果比白蛋白差

依据疾病类型、置换血浆量和去除病理细胞数、患者经济承受能力、医生临床经验及实验室检查结果等综合评估选择置换液，一般常用生理盐水配置的 4%～5%白蛋白溶液，避免选用 FFP 做置换液。置换液的选用原则：①通常晶体液与胶体液配比为 1.5∶1～2∶1，用以维持正常血容量。②补充患者所需要的成分。③凝血异常或 Ig 低下者，宜用病毒灭活的 FFP 或 IVIG。④选用含有 Ig 的置换液，可反馈性地抑制病理成分的产生，防止血浆置换后“反跳”。⑤选用白蛋白作为置换液，能大量结合病理成分，可去除内源性或外源性毒性物质。⑥置换液的选用，需要结合患者病情、临床用药。

三、临 床 应 用

TBCA 主要用于去除血液中异常增多的病理成分。根据去除血液成分种类的不同，分为 TPA 和 TCA。根据去除细胞成分的不同，TCA 可分为治疗性红细胞去除术（therapeutic erythrocytes apheresis，TEA）、治疗性白细胞去除术（therapeutic leukocytes apheresis，TLA）和治疗性血小板去除术（therapeutic thrombocytes apheresis，TTA），主要用于造血系统恶性增生性疾病，如真性红细胞增多症，各种类型的急、慢性白血病及原发性血小板增多症等产生的过多异常血细胞，以减少对机体的致病作用。一般每次处理血量约为患者血容量的 1.5 倍，3～4 次去除才能达到治疗目的。

（一）治疗性血浆去除术

患者血浆中出现的含量或功能异常的病理性物质（如异常 Ig、低密度脂蛋白、同种抗体、自身抗体、循环免疫复合物等）和内、外源性毒素物质（如代谢性毒素、有害药物和毒物等），可通过 TPE 去除，以降低血浆炎性介质和毒性物质的含量，改善机体免疫功能和临床症状。实施 TPE 治疗应规范操作，避免感染，注意心血管反应和过敏反应，预防凝血异常和低钙血症的发生。对于某些病理性小分子物质，如异常增多的尿素氮、肌酐、血钾、血钙、小分子有害药物及毒物等，使用血液透析去除效果优于 TPE。

1. 适应证 TPE 适用于血浆病理成分的去除和置换。使用 TPE 应遵循的原则：①被清除的物质分子量≥15KD，不能被普通的血液净化技术清除。②被清除的物质在体内有较长的半衰期，体外清除能较长时间地降低血中浓度。③被清除的物质具有毒性，并对传统治疗抵抗。

美国单采学会（American Society for Apheresis，ASFA）和 AABB 将 TPE 应用到 4 类疾病：①标准的、可接受治疗的疾病。②可接受辅助治疗的疾病。③疗效有待确定的疾病。④为某些缺乏效果的疾病开展研究工作。

2. 临床意义 TPE是一种价格昂贵、辅助性的治疗手段，已成功应用于治疗血液系统、神经系统、泌尿系统疾病，以及风湿性、代谢紊乱性疾病等，但TPE不是病因治疗，更不能替代药物治疗，不能盲目滥用。

（1）中毒性疾病：①外源性中毒：如麻醉药、洋地黄等药物中毒；农药、灭鼠药等有机磷中毒。②内源性中毒：如高胆红素血症、急性肝衰竭、代谢性酸中毒、细菌内毒素血症、败血症等。TPE能迅速清除体内与蛋白质结合的大分子病理性物质，有效降低血浆毒物或药物浓度。

（2）TTP：由于小动脉与微血管栓塞，导致器官缺血性功能障碍，对微循环依赖性强的器官（如脑、肾等）最易出现症状。TPE是治疗TTP的主要方法，疗效较好。由于TTP的发病可能与血浆中缺少某种因子有关，因而最好选择FFP作为置换液。

（3）血液高黏滞综合征：多见于多发性骨髓瘤、巨球蛋白血症、轻链病等浆细胞克隆性疾病，以及异常冷球蛋白血症，因患者体内有大量异常Ig，可引起血液黏度异常增高，易形成血栓及微血栓，使用TPE治疗疗效显著。由于患者常出现高Fg血症，故不宜使用含Fg的血浆制剂（如FFP和冷沉淀）作为置换液，可选用晶体液、低分子右旋糖酐及白蛋白进行血浆置换。TPE对病理性IgM去除效果较好，对病理性IgG和IgA去除效果较差。

（4）母胎血型不合的妊娠：孕妇血液中含有高效价的IgG抗体，通过胎盘可引起严重的HDN或死胎。孕妇通过TPE治疗，可迅速降低IgG抗体的水平，减轻对胎儿免疫溶血作用。

（5）ABO血型不合的骨髓移植：供受者ABO血型不合的骨髓移植，受体内的血型抗体可破坏输入的红细胞，甚至破坏植入的供者干细胞。移植前开展TPE可有效降低受体内的ABO抗体效价，阻止输入的红细胞和植入的干细胞被破坏。

（6）自身免疫性贫血：患者体内存在自身抗体，可破坏自身红细胞，出现贫血症状，通过TPE治疗可降低患者血液中的自身抗体和免疫复合物水平。

（7）重症肌无力：TPE可迅速降低患者血液中的自身抗体（抗乙酰胆碱受体），使症状得以缓解。一般1～2周内血浆置换5～6次，若与免疫抑制剂联合应用可避免抗体水平反跳，效果更好。

（8）肺出血肾炎综合征：为病因不明的过敏性疾病，血浆中存在有大量IgG抗肾小球基底膜抗体、Ig和补体，呈线样沉积于肾小球基底膜，用5%白蛋白做置换液开展TPE，每天1次，每次置换1.5个血浆容量，可快速去除抗体，缓解病情、改善预后。该患者若不及时治疗，多死于肺出血和肾功能衰竭。

（9）溶血性尿毒综合征：病因不明，可能与遗传、病毒感染和某些化学物质、药物诱导有关。每天以FFP作为置换液进行TPE，每次置换1.5～2个血浆容量，必要时补充血小板。

（10）吉兰-巴雷综合征：是以周围神经、神经根的脱髓鞘病变及小血管炎性细胞浸润为病理特点的自身免疫性周围神经病。TPE能有效清除患者血浆中的抗外周神经鞘抗体、淋巴因子炎症介质。急性期患者应尽早使用TPE，慢性期在其他治疗方法无效时也可考虑使用TPE。

（11）家族性高胆固醇血症：是一种由于低密度脂蛋白受体缺陷所致的遗传性代谢缺陷疾病，表现为低密度脂蛋白-胆固醇水平异常增高，伴特征性黄色瘤和早发冠心病。TPE治疗效果较为短暂，通常需要连续治疗，两周置换1次。

（12）伴有抑制物的血友病：血友病患者长期需要凝血因子浓缩剂治疗，但因其血液中存在凝血因子抑制物而呈难治状态。这类患者先实施TPE迅速清除或减少其体内的凝血因子抑制物，再输入凝血因子浓缩剂方能达到止血治疗的目的。

（二）治疗性红细胞去除术

循环血液中红细胞异常增多，可导致严重的高黏滞血症，形成血栓或一系列病理性损害，影响组织器官的正常供血供氧和生理功能，甚至危及患者的生命安全。TEA是采用手工或血细胞分离机单采技术，选择性地去除患者血液循环中异常增多的病理红细胞，快速去除或减轻病理成分对患者的致病作用，是最有效的救治措施。

1. 适应证 TEA 通常只作为辅助手段，快速缓解临床症状，减少并发症的发生，为原发病的治疗创造条件。TEA 治疗过程中，血细胞分离机建立体外循环时处理的血量较大，应积极补充钙剂。由于 TEA 动态分离、去除患者病理性红细胞较多，需要补充健康人的红细胞（最好选用洗涤红细胞或去除白细胞的悬浮红细胞），适当补充置换液，以调节、恢复患者生理功能和维持血容量，达到缓解病情、改善健康状态的目的。

2. 临床意义 实施 TEA 治疗应综合考虑患者病情和能耐受去除红细胞的数量，TEA 术中动态监测患者外周血中的红细胞和 Hb 变化。

（1）原发性红细胞增多症：又称真性红细胞增多症，属克隆性造血干细胞病，以骨髓红系病理性增生和外周血红细胞数量异常增多为主要表现，可伴有巨核系、髓系病态造血和外周血血小板、白细胞异常增多，晚期可能转变为骨髓纤维化、骨髓衰竭、白血病等。一般单采浓缩红细胞 200ml 可使 Hb 下降 8～12g/L，平均 10g/L。在施行 TEA 的同时，要以同样速率补充等量的晶体液（如生理盐水或平衡盐溶液）或胶体液（明胶），一般先用晶体液，后用胶体液，动态维持患者循环血量的出入量平衡。原发性红细胞增多症患者可同时伴有血小板异常增多，在使用 TEA 去除红细胞的同时，也可选择性去除血小板。多数患者施行 1 次 TEA 就可取得良好的治疗效果。

（2）继发性红细胞增多症：由其他疾病所致的骨髓红系异常增生和外周血红细胞数量增多，引起血液黏滞度增高，导致全身各脏器血流缓慢和组织缺血，也可选择 TEA 治疗。

（3）镰状细胞贫血伴急性危象：患者血液中含有大量不变形的镰状细胞而引起微循环瘀滞，导致组织缺氧或坏死，临床上可出现溶血性贫血、脑卒中、急性胸部综合征、视网膜栓塞、持续性阴茎异常勃起、多器官衰竭等镰状细胞贫血危象，一旦出现上述并发症，应立即进行 TEA 治疗，在去除病理性红细胞的同时，输入等量正常红细胞，使正常红细胞占红细胞总数的 60%～80%。治疗后，患者 HCT 不应超过 0.30～0.35，避免患者血液黏滞度增高。

（4）CO 中毒有组织器官严重缺氧者：Hb 与 CO 的亲和力比 Hb 与 O_2 的亲和力高约 200 倍，CO 中毒时，大量红细胞失去运输 O_2 和 CO_2 的功能，出现组织器官严重缺氧，可施行 TEA 治疗。

（5）其他情况：阵发性睡眠性血红蛋白尿症（paroxysmal nocturnal hemoglobinuria，PNH）、难治性温抗体型 AIHA、恶性疟疾及卟啉病等，也可开展 TEA 治疗。

（三）治疗性白细胞去除术

白血病患者由于循环血液中存在大量白血病细胞，导致高黏滞血症、白细胞淤积和微血管栓塞等严重病理损害，病情危重。临床常通过血细胞分离机选择性地单采去除患者体内异常增多的病理性白细胞，作为高白细胞性白血病化疗前的常规治疗。

1. 适应证 各类高白细胞性的急、慢性白血病且伴脑或肺部白细胞浸润的患者，应及时实施 TLA，可快速降低循环血液中的白血病细胞数量。主要适用于：①WBC＞200×10^9/L 者。②WBC＞100×10^9/L，伴有血液高黏滞综合征者。③WBC＞50×10^9/L，伴有严重的脑、肺等重要器官相关并发症者。④WBC 处于（50～100）$\times10^9$/L，准备实施化疗，需预防化疗破坏大量白血病细胞所致的严重并发症者。

高白细胞性白血病实施化疗前，应争取将外周血病理性白细胞降低到 30%，一般 1 次单采可减少细胞总数的 25%～50%。由于单采处理的血量较大，抗凝剂用量也较大，应积极补充钙剂和静脉补充适量晶体盐溶液。TLA 治疗不能抑制白血病细胞的生长，不能推迟或防止慢性粒细胞白血病急性病变的发生，可能进一步加重急性早幼粒细胞白血病凝血异常，临床有些疾病应慎用或禁用。

2. 临床意义 循环血液中存在过量的白血病细胞，可能导致严重的高黏滞血症、白细胞淤积，引起脑梗死和脑出血、肺栓塞和肺出血等严重并发症，通过 TLA 技术可快速有效地去除循环血液中异常增多的淋巴细胞、粒细胞等白血病细胞，减轻病理损害和肿瘤负荷，为进一步的化疗、放疗创造有利条件，使化疗药物的效果充分发挥。

（四）治疗性血小板去除术

循环血液中的血小板异常增多，可导致血栓形成、微血管栓塞，以及心、脑、肺等重要器官梗死，危及患者的生命，可通过TTA治疗快速有效地去除循环血液中异常增多的血小板，及时有效地降低病理损害。

1. 适应证 TTA主要适用于PLT＞1000×10^9/L，伴有血栓形成或出血的慢性髓系增生性疾病。但PLT和症状出现并不具有显著相关性，原发性血小板增多者，但PLT＜1000×10^9/L，同时存在有严重的心、脑、肺等重要器官基础疾病，或有血栓和微血栓形成以及有出血倾向者，也应考虑及时开展TTA治疗。TTA治疗处理全血量为患者血容量的1.5倍时，可减少血小板40%左右。

2. 临床意义

（1）原发性血小板增多症：为慢性型巨核细胞系肿瘤增殖性疾病，临床上以原因不明的血小板持续性增多为主要特征，可出现血栓、微血管栓塞、出血和脾大等并发症。若仅采用羟基脲、干扰素等抑制血小板生成的药物进行治疗，起效时间长，难以有效预防严重并发症的发生。若及时进行TTA治疗，能快速有效地去除病理性增多的血小板，降低血栓形成和微血栓形成的风险，预防严重并发症的发生。

（2）引起血小板增高的其他骨髓增生性疾病，也可以进行TTA治疗。

第二节 细胞治疗

正常人体中存在着一些具有特殊作用的细胞，如免疫细胞（DC、粒细胞、NK细胞等）和干细胞等。免疫细胞具有免疫调节功能，能抵抗病原微生物侵袭、杀灭肿瘤，保证人体功能正常和健康；干细胞可分化出具有多种功能的独特细胞，用来修复受损的人体器官和组织。采用生物工程方法获取和（或）通过体外扩增、特殊培养等处理后，使这些细胞具有增强免疫、杀死病原体和肿瘤细胞、促进组织器官再生和机体康复等治疗功效，用于临床损伤性疾病、退行性疾病、造血功能衰竭性疾病、恶性肿瘤、免疫性疾病的治疗。这些具有特殊作用的功能性细胞可以来源于患者自身，也可来源于同种异体；可以独立使用，也可与常规手术、化学药物等治疗方法联合应用；可以用于一般的输注，也可以用于移植；可以直接作用于修复受损的组织和器官或杀伤肿瘤细胞，也可以通过分泌CK或生物活性因子间接调节患者自身细胞的增殖和功能。

一、造血干细胞

HSC是存在于造血组织中的一群原始细胞，具有自我复制、高度增殖更新和多向分化为各种细胞的能力。HSC具有对肿瘤细胞的直接杀伤作用和免疫抑制效应，可通过骨髓、外周血和脐带血直接单采或动员后采集制备，用于恶性血液病、非恶性难治性血液病、遗传性疾病和某些实体瘤的有效治疗。HSCT，简称干细胞移植，是指患者经过大剂量放疗、化疗和免疫抑制预处理，清除体内的肿瘤细胞、异常克隆细胞、阻断继续发病，然后把自体或异体HSC移植给受者，使受者造血重建及免疫重建，从而达到治疗的目的。

（一）在移植中的分类

依据不同标准可将HSCT分为不同类型。①依据HSC的来源不同，分为骨髓干细胞移植（bone marrow stem cell transplantation，BM-SCT）、外周血干细胞移植（peripheral blood stem cell transplantation，PB-SCT）和脐带血干细胞移植（umbilical cord blood stem cell transplantation，

UCB-SCT）。②依据供受体的关系不同，可分为自体干细胞移植（autologous stem cell transplantation，auto-SCT）、异体同基因干细胞移植（syngeneic stem cell transplantation，syn-SCT）和异体异基因干细胞移植（allogeneic stem cell transplantation，allo-SCT），其中 syn-SCT 为同卵双生供者移植。供受体间均可通过骨髓、外周血、脐带血开展移植。③依据供受体 HLA 配型的相合程度，分为 HLA 全相合移植、不全相合移植、单倍体相合移植。④依据供受体的血缘关系远近，分为血缘相关移植、非血缘移植（即骨髓库来源供者）。⑤依据移植前预处理的方式和强度，分为清髓性移植和非清髓性移植。

（二）特点

20 世纪 90 年代以来，随着中国超低温定向保温技术和抗损伤保存技术的世界领先水平确立，HSCT 技术得以飞速进展，临床应用更为广泛、安全有效，尤其 PB-SCT 临床最为常用。PB-SCT 具有以下特点：①采集安全简便（详见第五章）。②造血及免疫机能恢复较快，无论是自体移植还是异体移植，移植后的植活时间大约为两周左右，比 BM-SCT 至少提早一周。③由于患者恢复较快，移植后感染及相关死亡率相对较低。④移植后患者白细胞回升快，可缩短住院时间，减轻患者的经济负担。⑤辐照敏感性低，出血少，减轻了大剂量化疗、放疗的危险性，有利于肿瘤患者的继续治疗。⑥PBSC 采集物中含有较多的成熟淋巴细胞，异基因移植易发生 GVHD。

脐血中含有高浓度、好品质的 HSC，约为骨髓细胞浓度的 10～20 倍，细胞增生能力更强，在临床血液、免疫及代谢等疾病治疗上，UCB-SCT 可以替代 BM-SCT，原因：①BM-SCT：要求穿刺抽取骨髓，麻醉并住院一天，局部有时会淤血或疼痛。移植时 HLA 必须完全相合，供受体间的组织配型要求最高，而同胞间约有 25%的机会相合，非亲属间的配对成功率只有十万分之一，排斥反应较重，常造成移植失败。②UCB-SCT：脐带血采集时对产妇、新生儿无影响。移植时 HLA 无须完全相合，同胞间约有 75%的机会相合，非亲属间适合使用的机会也大大增加，排斥反应发生较少，反应程度也比较轻，感染病毒的风险性比 PB-SCT、BM-SCT 低。UCB-SCT 在移植和配型方面有更高的成功率，可弥补骨髓及外周血 HSC 的某些不足，但 UCB-SCT 也面临的一个尚待解决的问题，即脐带血的 HSC 含量较少，尚不能为多数成年患者提供满意的干细胞数量，同时国内 UCB-SCT 起步较晚，大规模的脐血库有待建立。

（三）临床应用

HSCT 是在严密的分型和配型基础上，把足量的 HSC 移植给受体的治疗过程，是一种治疗血液疾病、免疫疾病、代谢疾病和肿瘤的有效手段。但造血干细胞移植迄今仍然是一种高风险的治疗方法，目前主要用于恶性血液疾病的治疗。SCT 是一种与化疗同样有效并且易于采用的细胞免疫疗法，可适用于多种疾病治疗。

1. 血液系统恶性肿瘤 慢性粒细胞白血病、急性髓细胞白血病、急性淋巴细胞白血病、非霍奇金淋巴瘤、霍奇金淋巴瘤、多发性骨髓瘤、骨髓增生异常综合征。

2. 血液系统非恶性肿瘤 AA、范可尼贫血、地中海贫血、镰状细胞贫血、骨髓纤维化、重型 PNH、无巨核细胞性血小板减少症等。

3. 其他实体瘤 乳腺癌、卵巢癌、睾丸癌、神经母细胞瘤、小细胞肺癌等。

4. 免疫系统疾病 重症联合免疫缺陷症、严重自身免疫性疾病。

二、间充质干细胞

间充质干细胞（mesenchymal stem cells，MSC）是存在于骨髓、脐带和脐带血、胎盘、脂肪等组织中的一类具有自我更新、多向分化潜力的非造血成体干细胞，以骨髓组织中含量最为丰富，因此又称为骨髓间充质干细胞。

（一）特点

1. 具有强大的增殖能力和多向分化潜能，可分化为肌细胞、肝细胞、成骨细胞、脂肪细胞、软骨细胞、基质细胞等多种细胞。

2. 具有免疫调节功能，通过产生 CK 和细胞间的相互作用抑制 T 细胞增殖及其免疫反应，从而发挥免疫重建功能。

3. 来源充足、方便，容易获取，易于分离、培养、扩增和纯化，多次传代扩增后仍具有干细胞特性。

4. 细胞表面抗原免疫原性低，不表达或低表达免疫排斥相关标记，是一类免疫缺陷细胞，适宜于不同个体之间的移植，移植配型要求不严格，异体移植排斥反应较轻。

（二）临床应用

MSC 由于免疫原性低，可作为组织工程和细胞治疗的理想种子细胞，有可能成为最具临床应用前景的多能干细胞。

1. 支持造血，与造血干细胞共移植促进 HSC 植入，提高白血病、难治性贫血等多种血液系统疾病的治疗效果。

2. 作为理想的种子细胞，用于治疗衰老和多种难治性疾病引起的机体无法自行修复的组织器官损伤。

3. 作为免疫调节细胞，治疗免疫排斥和自身免疫性疾病，如脊髓损伤、脑瘫、肌萎缩侧索硬化症、系统性红斑狼疮、系统性硬化症等。此外，间充质干细胞在神经系统修复等方面具有较广阔的发展前景。

三、树突状细胞

DC 因其形态上呈树突样或伪足样突起而得名。DC 通过其胞质皱褶形成的丰富突起与周围病原体进行广泛而充分的接触，方便捕获抗原物质，是体内功能最强的 APC，可激活初始 T 细胞增殖，诱导初次免疫应答，促进细胞毒性 T 细胞（cytotoxic T lymphocyte，CTL）和辅助性 T 细胞（helper T cells，Th）生成，是机体免疫反应的启动者和参与者，在细胞抗肿瘤免疫应答中发挥重要作用。

（一）特点

DC 主要来源于造血干细胞，髓系、淋巴系来源的造血祖细胞均可发育为浆细胞样 DC 和常规 DC。DC 存在于除脑组织外的其他组织和器官中，少量分布于皮肤（黏膜）部位，血液中也可发现 DC，数量少于外周血单核细胞的 1%，但表面具有丰富的抗原递呈分子（MHC-Ⅰ和 MHC-Ⅱ）、共刺激因子（CD80/B7-1、CD86/B7-2、CD40、CD40L 等）和黏附因子（ICAM-1、ICAM-2、ICAM-3、LFA-1、LFA-3 等），能高效地摄取、加工处理和提呈抗原。未成熟 DC 活化后，移至淋巴组织中与 T、B 细胞互相作用，以刺激与控制免疫反应。人体内大部分 DC 处于非成熟状态，低表达共刺激因子和黏附因子，增殖反应能力较低，具有极强的迁移和吞噬抗原功能，摄取抗原或受到某些因素刺激后可分化成为成熟 DC。成熟 DC 形态特殊，具有许多伪足样突起，高表达共刺激因子和黏附因子，能激活未致敏的初始型 T 细胞，启动免疫应答。

（二）临床应用

DC 主要用于抗肿瘤治疗，也可用于治疗自身免疫性疾病和诱导移植免疫耐受。

1. 通过制备 DC 肿瘤疫苗，开展以 DC 为基础的细胞治疗是目前肿瘤生物治疗发展的重要方向。体外诱导培养 $CD34^{+}$造血干细胞或外周血单个核细胞成为成熟 DC，以此负载肿瘤抗原，制备成 DC 肿瘤疫苗，然后回输诱导激发特异性抗肿瘤细胞免疫应答，杀伤肿瘤细胞并产生免疫记忆，起到肿瘤免疫的作用。部分肿瘤疫苗已进入Ⅰ期或Ⅱ期临床试验阶段，如针对黑色素瘤、非霍奇金 B 淋巴瘤等治疗的疫苗。

2. B 细胞稳态的改变将产生过多自身抗体，诱发自身免疫性疾病，而 DC 对维持 B 细胞成熟和分泌抗体具有调节作用，DC 可作为自身免疫性疾病治疗的新靶点。

3. 在器官移植中，免疫排斥、GVHD 和免疫耐受等问题关系着移植成败。成熟 DC 可以启动免疫排斥反应和 GVHD，导致移植失败。而未成熟 DC 及淋巴样 DC 因为不能提供共刺激因子或提供抑制性刺激因子，可以诱导免疫耐受，导致 T 细胞无免疫应答或激活调节性 T 细胞对免疫应答负调控，从而提高移植成功率。

四、自然杀伤细胞

NK 细胞是机体的一种独特的免疫细胞，因其无需抗原致敏、无 MHC 限制、不依赖抗体且具有杀伤活性，直接杀伤靶细胞而被命名。

（一）特点

NK 细胞是淋巴细胞的亚群，起源于骨髓 $CD34^+$造血祖细胞，约占外周血淋巴细胞族群的10%～15%。NK 细胞胞浆丰富，形态上似大颗粒淋巴细胞，含有较大的嗜天青颗粒，颗粒含量与 NK 细胞的杀伤活性呈正相关。但 NK 细胞又不同于 T 细胞和 B 细胞，细胞表面特异性表达 CD56，不表达特异性抗原识别受体，缺乏 CD3 和膜表面免疫球蛋白（SmIg），细胞表面可表达一些特殊的活化或抑制受体，用于识别自身正常、异常组织细胞，杀伤病毒感染细胞和突变的肿瘤细胞，而对宿主正常组织细胞不具有胞毒作用，在机体抵御感染和防止细胞恶性转化等方面起着重要的免疫调节作用。NK 细胞主要利用分泌的穿孔素及 TNF，摧毁目标细胞，如肿瘤细胞、病毒或细菌感染的细胞、某些自身组织细胞（如血细胞）和寄生虫等。

（二）临床应用

1. NK 细胞属于粒状淋巴细胞，是人体免疫系统的组成部分，能迅速溶解某些肿瘤细胞。

2. NK 细胞可用于免疫治疗，即利用 CK 体内扩增、激活 NK 细胞和体外产生淋巴因子激活的杀伤细胞（lymphokine-activated killer cell，LAK）、细胞因子诱导的杀伤细胞（cytokine-induced killer cell，CIK）来杀伤自体肿瘤细胞。

3. 在异基因骨髓移植中，同种异体 NK 细胞具有足够强的免疫抑制作用，可增强移植物抗白血病（graft versus leukemia，GVL），却不会引起 GVHD 的发生，促进非清髓预处理后相合或不相合的 HSC 植入。

五、细胞因子诱导的杀伤细胞

在体外，将人外周血单个核细胞与抗 CD3 单克隆抗体和多种细胞因子（如 IL-2、IL-1、IFN-γ等）共同培养而获得的异质免疫效应细胞群，即为 CIK。由于该种细胞同时表达 $CD3^+$和 $CD56^+$两种膜蛋白分子，故又被称为 NK 细胞样 T 淋巴细胞，兼具有 T 淋巴细胞强大的抗瘤活性和 NK 细胞的非 MHC 限制性杀瘤特点。

（一）特点

国内外用于过继免疫治疗的 CIK 细胞，是将人外周血单个核细胞经多种细胞因子（如 IFN-γ、IL-2、IL-1α、CD3McAb）诱导培养及体外扩增，表现出以 $CD3^+CD56^+$、$CD3^+CD8^+$为主的异质性细胞群，大大增强了杀瘤活性。CIK 细胞的抗肿瘤作用：①直接杀伤肿瘤细胞。②活化产生的大量炎性 CK，具有抑瘤杀瘤作用。③诱导肿瘤细胞凋亡或坏死。④促进 T 细胞增殖或活化。目前，CIK 细胞与 DC 共培养的 DC-CIK 细胞，具有更高的增殖速率和更强的体内外抗肿瘤活性，可作为一种更有效的抗白血病的免疫治疗细胞。

（二）临床应用

1. CIK 细胞治疗属于过继细胞免疫疗法。由于 CIK 细胞的溶瘤作用具有非 MHC 限制性，对多种实体瘤及白血病均有良好疗效，尤其是骨髓移植或化疗缓解后能够清除残存的肿瘤细胞，防止复发。

2. 对于早期肿瘤患者或经过手术及放化疗后肿瘤负荷较小的患者，CIK 细胞治疗效果明显。CIK 细胞可以清除残存的肿瘤细胞，防止癌细胞扩散和复发，提高患者自身免疫力，减少毒性反应。

3. 对于某些不适合手术、不能耐受放化疗的中晚期肿瘤患者，CIK 细胞治疗可以提高患者生活质量，延长带瘤生存时间。

4. CIK 细胞可能还具有杀灭肝炎病毒的作用。

【案例 7-1】

ITP 的血浆置换治疗

病例资料

患者，男性，37 岁，临床常表现为皮肤黏膜出血点、瘀斑、口鼻腔出血，血尿、月经量过多。实验室检查：PLT 处于（3～20）$\times10^9$/L，骨髓增生明显活跃，粒、红比例正常；血小板成熟障碍，疑是 ITP，应用标准肾上腺皮质激素、大剂量静脉丙种球蛋白冲击治疗 0.4g/（kg·d），每次冲击治疗 3～5 天、环磷酰胺冲击治疗（每月 1g），治疗 6 月后无明显效果。

1. 初诊 ITP，诊断符合《血液病诊断及疗效标准》标准。

2. 诊治经过

（1）采用血浆置换加泼尼松联合治疗，血浆置换隔天 1 次，4 次为一疗程，每月行一个疗程，共行 3 个治疗疗程。泼尼松片 1mg/（kg·d），每日 1 次，晨起顿服。在治疗过程中，患者曾出现全身皮肤瘙痒症状，给予肌注氯苯那敏针 10mg 后，症状缓解。

（2）血浆置换治疗：①术前给予双侧静脉穿刺，放置留置针建立血管通道，每次置换量 40ml/kg。②每次使用的置换液：FFP 或冰冻血浆 20ml/kg、HES 1000ml。③每次血浆置换量大约 2000ml，其中枸橼酸钠抗凝剂 500ml。④术前给予异丙嗪 25mg，以预防血浆过敏反应。⑤血浆置换液输入一半时静推葡萄糖酸钙 20ml，预防枸橼酸钠引起的副反应。⑥置换时血流速度为 30～50ml/min，每次置换时间约 1.5～2.5 小时，治疗过程中专人看护，观察生命体征及其他可能发生的副反应。

（3）药物治疗 4 周后，泼尼松片减量（每周减总量的 10%），直到停药。

（4）血浆置换和泼尼松联合治疗过程中，在血浆置换前、置换后 1 天，以及每周行 1 次血常规检查，血小板一直处于（35～100）$\times10^9$/L，说明治疗有效。

3. 案例解析

（1）ITP 是临床常见的免疫性出血性疾病，临床上常表现出血症状，实验室检查结果常显示血小板减少、巨幼细胞增生、血小板成熟障碍，甚至血清中检出抗血小板抗体。针对这种难治性血小板减少性疾病，临床治疗非常棘手，使用环孢素联合激素、利托昔单抗联合激素、脾切除或脾栓塞等治疗，经济花费较大，临床治疗效果不甚理想。

（2）临床通常通过 PLT 及有无出血症状进行疗效评判。疗效标准：①完全反应：治疗后 PLT $\geqslant100\times10^9$/L 且没有出血症状。②有效：治疗后 PLT$\geqslant30\times10^9$/L，并且至少比基础血小板数增加 2 倍，并且没有出血。③无效：治疗后 PLT$<30\times10^9$/L 或者血小板增加不到基础值的 2 倍，并有出血症状。④复发：治疗有效后，PLT 降至$<30\times10^9$/L 或者血小板增加不到基础值的 2 倍，并有出血症状。

（3）采用血浆置换技术，能快速去除患者体内的自身抗体，缓解临床症状，相比其他治疗方法副作用较小，是临床难治性血小板减少性疾病的一种较好的治疗方法。本案例治疗过程中，PLT $\geq 30\times 10^9/L$，说明血浆置换和泼尼松联合治疗效果明显。

【案例 7-2】

红细胞单采术治疗真性红细胞增多症

病例资料

患者，男，40 岁，临床主要表现为头痛、眩晕、疲乏、肢端麻木、刺痛、皮肤瘙痒。实验室检查：RBC $7.0\times 10^{12}/L$、Hb 185g/L，WBC $12.2\times 10^9/L$，PLT $305\times 10^9/L$。骨髓检查显示各系造血细胞都显著增生，中幼红细胞 4%，晚幼红细胞 11%，临床初步诊断为真性红细胞增多症，并采用口服羟基脲以抑制骨髓增生，疗效不显著。

1. 初诊 真性红细胞增多症。

2. 诊治经过 采用红细胞单采术联合药物治疗。

（1）单采红细胞约 1100ml，使 Hb 降至 130g/L 左右，在实施红细胞单采的同时，以同样速率输入与采出的浓缩红细胞等量的平衡盐液及 HES，一般先用平衡盐液，后用 6% HES。在治疗过程中控制血液流速在 50～60ml/min，在压积红细胞去除量达 600～800ml 后，放慢去除速度。并于治疗过程中和结束后采集血液，测定、红细胞计数等。整个治疗过程中坚持患者专人看护，观察生命体征及其他可能发生副反应，动态监测 RBC、Hb 浓度。本案例患者治疗过程中曾出现口唇发麻，脚趾轻微抽搐的症状，给予静脉注射葡萄糖酸钙后，症状缓解。

（2）红细胞单采术后，采用少量白消安等化疗药物治疗，防止红细胞去除后数天内出现“反跳”现象。

（3）在红细胞单采术前、术中及术后 1 天，以及每周行一次血常规检查，共 4 周，观察 Hb 一直处于（120～135）g/L，说明治疗有效。

3. 案例解析

（1）真性红细胞增多症是一种多能造血干细胞克隆紊乱，以红系细胞异常增殖为主，可伴有白细胞、血小板增多的慢性骨髓增生性疾病，临床常表现为皮肤红紫、头昏、头晕、头痛、肝脾肿大，严重者可出现血管、神经并发性出血或梗死。真性红细胞增多症以红细胞数量增多为主要病理生理表现，血液黏稠，患者发生血栓的危险性较大，临床多采用治疗性红细胞单采术和化学药物疗法。

（2）本病采用血细胞分离机进行红细胞单采去除，能快速、有效、选择性减少患者血液中的病理红细胞含量，迅速降低血细胞比容和血液黏度，从而缓解高黏滞血症，改善临床症状，减少血栓形成或出现严重并发症的危险。本案例通过红细胞单采去除治疗后，患者症状明显好转。

（黄远帅）

本章小结

治疗性血液成分去除和置换术是通过手工法或血液成分单采机分离、去除患者血液循环中的某些病理成分，回输其正常血液成分，或同时补充一定量的置换液，达到快速缓解病情、减轻相关病理损害的一种方法，可分为治疗性血浆去除术和血细胞去除术。细胞治疗技术是在单个核细胞采集、分离、培养等技术基础上拓展研发的新技术，目前临床常用的治疗细胞主要有 HSC、NK 细胞、DC 和 CK 介导的杀伤细胞等，在过继免疫、抗肿瘤和免疫干预调控等方面发挥着重要作用，给多种恶性肿瘤和临床疑难疾病治疗带来了希望。随着输血技术的不断进步，使输血医学有了更广阔的发展空间，逐渐发展成为集血细胞配型、分型及治疗为一体的综合性学科。

第八章 自体输血

自体输血是采用患者自身的血液或血液成分回输给患者本人，以满足手术或紧急需要的一种输血治疗方法。自体输血不仅可以节约宝贵的血液资源，避免同种异体输血传播疾病和免疫性输血不良反应，是一种经济、合理、科学、有效的输血方式。《医疗机构临床用血管理办法》要求医疗机构应当积极推行节约用血的新型医疗技术，临床输血相关科室应当积极开展自体输血治疗，提高合理用血水平，提高输血治疗效果和安全性。

第一节 概　述

1886 年，John Duncan 医师应用回收式自体输血技术给一名外伤下肢截肢手术患者输入自身流出的血液约 8 盎司（大约 226.796g），并取得良好效果。直至 1936 年，不同形式的自体输血陆续出现。但在随后的几十年中，因输血医学和血库快速发展，自体输血进入冷淡期。20 世纪 50～60 年代，血液冷冻保存法、现代化自体血收集和回输装置的出现，使自体输血进入了快速发展期，并于 20 世纪 90 年代进入顶峰，尤其在欧美发达国家，择期手术使用自体输血非常广泛。我国自体输血发展较晚，近年来，随着全自动自体血回收机的普及和使用，自体输血已成为临床心胸外科、矫形外科、创伤外科、妇产科等择期手术和急诊手术的一种常规和标准的输血治疗方法。

自体输血（autologous transfusion，AT），又称自身输血（autotransfusion），主要包括贮存式自体输血（predeposited autotransfusion）、稀释式自体输血（hemodilution autotransfusion）和回收式自体输血（salvaged autotransfusion）。临床实践中可根据患者病情，联合应用 EPO 以及术中控制性低血压技术，灵活选用自体输血技术。由于输注患者自身血液，具备如下优点：①有效避免异体输血所导致的血液传播疾病。②减少异体血液对受体的免疫抑制作用，降低围手术期感染的发生率或肿瘤早期复发率。③避免产生同种异体抗体的风险，可免去不规则抗体筛查、交叉配血等实验室检查，减轻患者的经济负担。④节约血液资源，缓解血液供应紧张状况。⑤稀释式自体输血可降低血液黏稠度，改善微循环，增加组织对氧的摄取。⑥贮存式自体输血可刺激骨髓造血，使红细胞生成增加。⑦回收式自体输血用于抢救急诊大出血手术快捷有效。⑧为特殊群体提供合适的血液和血液成分，如稀有血型、特殊宗教信仰、含有同种抗体致交叉配血不相容的患者等。

第二节 贮存式自体输血

贮存式自体输血是指在手术前数天或数十天预先分阶段采集患者自体血液或血液成分，并储存起来，于术中、术后需要时再回输给患者，以达到输血治疗的目的。依据采集的血液成分不同，可分为全血、成分血液贮存式自体输血。1921 年，Grant 医生首次给一名患小脑肿瘤拟行择期手术患者开展了贮存式自体输血，并取得了良好效果。随着血库相继成立和血液保存液的发明，进一步促进了贮存式自体输血的发展。20 世纪 80 年代，人免疫缺陷病毒（HIV）被发现并可通过同种异体输血进行传播，加快了贮存式自体输血的应用。大多择期手术患者为了避免感染 HIV，要求术前贮存自体血液，用于术中输注。

贮存式自体输血具有自身的优缺点。①优点：除冰冻保存外，一般不需要特殊的装置，只需要采血袋贮存血液即可；多次采集患者自身的血液不存在质量差异，多次采集贮存足够的自身血液，方便大部分外科择期手术患者自体使用。②缺点：患者多次采血贮血，有发生献血反应和细菌污染的风险；多次采血，有可能导致贫血，增加了术后输血的可能，使患者住院时间延长。

一、适应证和禁忌证

（一）适应证

贮存式自体输血适用于大部分外科择期手术患者，如心外科、胸外科、血管外科、整形外科、骨科、妇产科（如剖宫产和前置胎盘）等，预期术中出血较多又必须输血，术前身体状况良好，Hb＞110 g/L 或 HCT＞0.33。贮存式自体输血也适用于既往有严重输血不良反应者、已产生同种免疫性抗体者、稀有血型个体、边远地区供血困难或经济困难者、因宗教信仰拒绝使用他人血液者、准备进行骨髓移植者等。贮存式自体输血前应充分考虑到血液采集、贮存和术中血液应用的时间截点。

（二）禁忌证

下列疾病情况，不宜开展贮存式自体输血。①感染性发热、菌血症或正在使用抗生素治疗者。②充血性心力衰竭、严重主动脉狭窄、不稳定型心脏病、心肌梗死、严重高血压等严重心血管疾病。③正在服用抑制代偿性心血管反应药物时。④有献血反应史及曾发生过迟发性昏厥者。⑤有活动性癫痫病史者。⑥严重肝、肾功能不全者。⑦贫血、出血或血压偏低者。⑧遗传缺陷致红细胞膜、红细胞酶、血红蛋白异常，自身血液贮存期间易发生溶血者。⑨妊娠最初的 3 个月和第 7～9 个月间不应开展采血贮血。

二、采血剂量和采血方法

临床医师和输血科技术人员综合考虑患者状况、术中失血量和术前时间的长短，制定采血方案。采血前要求 Hb＞110 g/L，HCT＞0.33，心血管状况良好，可耐受放血的生理变化，有良好的肘前静脉提供穿刺及很好地理解和配合，即可采血。

（一）采血时间和剂量

针对手术中可能要输血的患者，通常术前 3～5 周进行采血。预存血量≤400 ml 者，术前一次性采血；预存血量＞400 ml 者，术前多次采血，两次采血间隔不应少于 3 天，最后一次采血应在术前 3 天完成。根据手术中预计出血量估计预存血量。一般情况，每次采血量不超过 500 ml，或控制在自身循环血量的 12%以内。对于体重低于 50 kg 的患者，按每少 1.0 kg 少采血 8 ml 计算，儿童每次最大采血量为 8 ml/kg。

（二）采血方法

自体贮存式采血方法有步积式采血法、蛙跳式采血法和转换式采血法，采血量较多，避免造血物质缺乏，必要时补充生理盐水、胶体液，条件允许情况下可注射 EPO，以刺激骨髓造血。

1. 步积式采血法 一般在术前 3 周开始采血，接着在术前 2 周根据患者的 Hb、HCT、年龄、体重等决定采血量（200～400 ml），血液采集后通过数次累加而达到预定的贮血量。国内外常用的采血方法有四种，最大贮存血量可达 800～1200 ml（表 8-1）。此法操作简单、易行，适用于较简单的手术，术前贮存较少的自身血液，临床应用广泛。

表 8-1　步积式采血日程表

方法	采血次数	术前 3 周（ml）	术前 2 周（ml）	术前 1 周（ml）	采血总量（ml）
第 1 种	3	400	400	400	1200
第 2 种	3	400	400	200	1000
第 3 种	3	400	400	0	800
第 4 种	3	400	200	200	800

2. 蛙跳式采血法　两次采血时间间隔一般为一周，一个月内最大采集血液量为 2000 ml。此法从采血第 2 次开始，每次采血 2 袋，同时回输上次采集的血液 1 袋，以此类推，直到采够预存量（表 8-2）。与步积式采血相比，此种方法采集的血液更新鲜，术前贮存血量更多，但实际操作较为烦琐，国内外较少应用，主要适用于较大或较复杂手术。

表 8-2　蛙跳式采血日程表

采血日程	采血总袋数	采血袋号	回输袋号	再次采血袋号
第 1 天	1 袋	第 1 袋	/	/
第 8 天	2 袋	第 2 袋	第 1 袋	第 3 袋
第 15 天	2 袋	第 4 袋	第 2 袋	第 5 袋
第 22 天	2 袋	第 6 袋	第 3 袋	第 7 袋
第 29 天	2 袋	第 8 袋	第 4 袋	第 9 袋

注：1 袋采血量为 400 ml

3. 转换式采血法　如果要求术前保存较多的新鲜自体血液，则可采用转换式采血法（表 8-3），术前采集自体血液可高达 1600 ml。

表 8-3　转换式采血日程表

	术前 4 周	术前 3 周	术前 2 周	术前 1 周	术前 0 周
采血次数	第 1 次	第 2 次	第 3 次	第 4 次	/
采血量（ml）	400	800	1200	1600	0
回输量（ml）	/	400	800	1200	0
保存量（ml）	400	800	1200	1600	1600

（三）血液保存方法

血液通常贮存在 2～6 ℃冷藏箱中，全血收集在 CPDA 保存液中可贮存 35 天。若择期手术时间推迟，可能超过血液的保存期限，可采用冰冻保存方法。如需要保存血浆中不稳定的凝血因子，则应在采血 6～8 小时内分离出红细胞和新鲜血浆，分开保存。新鲜血浆贮存在−20 ℃冰箱内速冻成块，有效期为一年。用低浓度甘油快速冷冻红细胞，在−80 ℃低温冰箱内可贮存数月～数年。

三、不 良 反 应

（一）采血时的不良反应

1. 局部反应　①感染：采血局部若出现红、肿、热、痛等症状时，多为病菌感染所致，应结合相应症状进行预处理。严重者可出现疖肿、蜂窝组织炎、静脉炎症等。②血肿：采血时若局部出现血肿，应立即停止采血，用无菌纱布或消毒棉球覆盖穿刺针孔并压迫，嘱患者抬高手臂达心脏水平以上持续 10 分钟左右。

2. 全身反应 ①医源性贫血：与采血时间间隔、采血量和个体差异有关。②血管迷走神经反应：面色苍白、恶心、出汗、头昏、换气过度、心动过缓、血压降低等，可加重至意识丧失，重者伴惊厥，应对症治疗。这些症状一般多见于高龄、年幼、体弱和女性患者，采血前应进行科学宣传，打消顾虑，缓解患者紧张情绪。患者一旦出现不良反应，可手按合谷、人中等穴位，让其行慢而深呼吸，平卧，抬高下肢，肌内注射地西泮 5～10 mg（神志不清及呼吸困难者禁用），密切观察呼吸、心率、血压，严重者给予补液治疗。

（二）回输时的不良反应

1. 溶血反应 一般多见于回输冰冻解冻去甘油红细胞。由于解冻红细胞洗涤不彻底，残留的游离血红蛋白过多，引起溶血反应，但需排除人为输错血造成的免疫性 HTR。溶血反应一旦发现，立即停止输血，保留静脉输液通路，严密观察血压、尿色、尿量等，尽早尽快补充血容量，给予糖皮质激素治疗等。同时采集患者的标本，连同剩余血送输血科进行复查和溶血原因分析。

2. 细菌污染反应 多见于皮肤消毒不彻底、血袋热合有渗漏或患者本身有细菌感染等。一旦疑有污染血液所致输血反应，立即停止输血，保持静脉通路，给予抗生素治疗。条件允许者，根据血液细菌培养和药敏试验结果，调整抗生素用药。

3. 循环超负荷 多见于高血容量孕妇。一旦出现循环超负荷，立即停止输液、输血，采取强心利尿、吸氧等措施。

四、注意事项

1. 应用自体输血前，临床医生应充分评估潜在输血的可能性，严格掌握适应证和禁忌证，避免滥用和造成血液浪费。自体输血需周密计划，控制采血量在患者能够承受的范围内，把握好患者的全身状况，估计手术用血量与贮存量，联合输血科医师制订采血方案和确定采血量。

2. 采血前需有患者病史的详细记录，如现病史、既往病史、传染病史等，对心、肺、肝、肾等重要脏器功能进行评估，常规检测 Hb、HCT、血清铁、ABO 和 RhD 血型以及不规则抗体筛查。不符合采血标准者应暂缓采血。

3. 采血时应严格无菌操作，避免细菌污染血液。仔细核对患者姓名、性别、年龄、住院号、血型、采血日期和失效日期，做好各种登记，应标有“仅供自体输血”字样，与异体血液标签有醒目的区分。

4. 实施自体输血时，需要签署自体输血知情同意书，说明输血目的、过程、涉及的危险性和可能出现的并发症等。自体输血若出现了不可控的意外情况，如污染、有异物凝块、过期等，需放弃自身血液。

5. 采血前后应密切观察患者情况，若发生不良反应要立即处理。

第三节　稀释式自体输血

稀释式自体输血是指待定患者在术前采集一定量的血液，同时输以晶体液或胶体液维持其血容量，于术中和（或）术后再将预采的血液回输给患者。稀释式自体输血是 20 世纪 60 年代发展起来的一项输血新技术，也是自体输血的主要形式。根据血液稀释形式的不同，可分为急性等容性血液稀释（acute normovolemic hemodilution，ANH）、急性高容性血液稀释（acute hypervolemic hemodilution，AHH）、急性非等容性血液稀释（acute non-isovolemic hemodilution，ANIH）。根据血液稀释后 HCT 的变化，血液稀释分轻、中、重度。①HCT＞0.30 为轻度稀释。②HCT 处于 0.25～0.30 为中度稀释。③HCT＜0.25 为重度稀释。

1. ANH 是指患者在手术前麻醉诱导成功后，被采集一定量的血液，同时补充等量的晶体液和（或）胶体液以维持其循环血容量，待其手术失血止血后，再将采集的血液回输到患者体内。

2. AHH 是指在手术前快速给患者输注一定量的晶体液和（或）胶体液，以达到稀释血液扩充血容量的目的，但不采集血液，手术中若出血用等量的胶体液进行补充；术野蒸发的水分及尿量用晶体液进行补充，手术过程中始终维持血容量处于高容量状态。

3. ANIH 是指在麻醉前采集患者全血，采集量为循环血容量的 10%～15%，随后按 2：1 的比例快速补充晶体液和胶体液，补充液体量约为采血量的 2 倍，以达到血液稀释的目的，采集的血液在需要时回输，避免因前负荷过大造成急性左心衰。

稀释式自体输血具有自身的优缺点。①优点：运用自体输血，有效降低异体输血的概率；适量的血液稀释有利于降低血液黏滞度，减轻心脏负荷，改善微循环，增加组织氧气的摄取；血液稀释可减少外科手术中的红细胞损失。②缺点：作为侵入性操作，存在细菌污染的风险；血液稀释后 Hb 减低，凝血因子稀释，增加了围手术期贫血、出血的风险。

一、适应证和禁忌证

（一）适应证

各种择期手术患者，估计术中出血量≥1000 ml 或 20%血容量，术前 Hb≥110 g/L，HCT≥0.33，PLT≥100×10^9/L 且功能正常，PT 和活化部分凝血活酶时间（activated partial thromboplastin time，APTT）正常，无明显肝肾功能异常和心肺疾病，适用于稀释式自体输血。另外，稀有血型需要重大手术者，血源供应困难的地区人员，因宗教信仰而拒绝异体输血的个体，以及某些产生不规则抗体的患者等都适用于稀释式自体输血。

（二）禁忌证

下列情况，不宜开展稀释式自体输血。①严重贫血，HCT＜0.30，PLT≤50×10^9/L 或血小板功能异常者。②严重心、肝、肾功能不全及颅内高压，如心肌梗死、严重高血压、肝硬化、肾功能不全者。③急性或慢性肺疾患者。④伴有凝血功能障碍、菌血症或感染性发热、未纠正的休克患者。⑤低蛋白血症，血浆白蛋白≤25 g/L。⑥冠状动脉搭桥术患者，伴有不稳定型心绞痛或射血分数＜30%、左室舒张终末压大于 20 mmHg，以及左冠状动脉主干病变者。⑦献血时曾发生过迟发性晕厥者。⑧老年人或小儿患者应慎重，老年人因重要器官退化、功能减退、机体代偿能力下降，需根据其全身情况和医疗监护条件决定；小儿因体重轻、血容量少等因素，一般不考虑行稀释式自体输血。

二、采血剂量和采血方法

（一）采血剂量

根据患者状况和术中可能的失血量确定采血量，一般按总血容量的 10%～15%计算，身体条件较好者采血可达 20%～30%，简易确定方法为 7.5～20 ml/kg 体重。血液稀释程度通常依据 HCT 作为观察指标，一般认为开展稀释式自体输血最大稀释时，HCT≥0.20，Hb≥60 g/L 是安全的。

（二）采血方法

稀释式自体输血的血液采集场所为手术室，麻醉诱导成功后，在有效循环监测条件下，于手术失血前选择两条较粗静脉在无菌操作情况下进行穿刺。一条用于采血，另一条用于输入等量的血浆代用品，如 1∶2 配比的胶体液和晶体液，以维持正常血容量。采血穿刺一般选择浅表大的颈外静脉，成人采血速度一般按 20～40 ml/min，不宜过快，应维持动脉血压及心电图在正常范围内。

术中密切监测血压、脉搏、血氧饱和度、HCT 和尿量变化，必要时监测中心静脉压。手术主要步骤完成后或术后，将术前采集的血液回输给患者，先输后采集的血液，后输先采集的血液，这样有利于减少术后出血，促进患者康复。自体血回输同时要避免出现循环超负荷，必要时在输血前注射速效利尿剂。

三、不良反应

1. 血压下降 稀释式自体输血放血过快可引起低血压，甚至低血容量性休克。采血与扩容不等速，以及控制性低血压时降压速度过快、过低均可引起心肌缺血，导致心律失常。尤其心肺功能不全、严重高血压、冠心病等患者不宜实施血液稀释。开展稀释式自体输血时，严格掌握适应证，控制血液稀释度，最大稀释限度时应保持 HCT≥0.2，患者血液稀释过度可引起血液黏度下降和氧含量下降，心输出量显著增加，舒张压下降，诱发心肺功能不全。

2. 出血倾向 输注大量血浆代用品，易出现血液稀释，可造成凝血因子稀释及末梢循环血流增加，血管扩张，血小板黏附功能下降和纤维蛋白形成异常，导致出血。

3. 急性肺水肿 在补充晶体液和胶体液时，如果采血速度低于扩容速度或扩容过多过快，会引起心脏负荷过重，严重时发生急性肺水肿。

四、注意事项

1. 稀释式自体输血对血液的稀释程度以轻、中度为宜，以避免机体摄氧能力下降和凝血功能出现障碍。

2. 采血与扩容速度须同步，且不能太快，避免血流动力学波动太大造成循环血容量不稳定。

3. 麻醉状态下，肌肉松弛剂可使外周循环系统扩张，因此需要注意补充液体以保持有效循环血量。

4. 稀释式自体输血前，必须将血液稀释的优势和风险告知患者或其家属，同时签署自体输血治疗知情同意书。

5. 大量胶体液的使用，会沉积在组织中，应给予适当利尿剂来预防肾功能衰竭的发生。

6. 血液稀释可造成 Hb 和 HCT 下降，在术后一段时间内难以恢复，为促进机体恢复，应在术后数日内补充铁剂或注射 EPO。

第四节 回收式自体输血

回收式自体输血是指在严格无菌操作下，将患者术中或创伤后流失在术野或体腔内无污染的血液回收，经抗凝、过滤、洗涤、浓缩等处理后再回输给患者本人的一种输血方法。若无合适的异体血液供应，回收式自体输血可作为一种有效的应急措施。回收式自体输血发明最早、使用最简便，不仅能节约血液资源，还减少异体血的使用，有利于患者的康复。随着异体血液资源日益紧张，血液回收机器的临床应用范围不断扩大，回收式自体输血常与贮存式自体输血、稀释式自体输血联合使用，作为大失血患者手术能顺利进行的有效保障。

回收式自体输血，根据自体血液回收时间不同，可分为术中回收和术后回收；按红细胞回收后的处理方式不同，可分为非洗涤式回收和洗涤式回收。

1. 非洗涤式回收式自身输血 采用负压吸引装置将血液回收入无菌瓶内，经抗凝、过滤处理后回输给患者。该方法操作方便，设备简单，血液回输比较迅速，能缩短循环血容量减少的时间，但只限用于纯粹的血液直接流出，如大动脉破裂、静脉破裂、血管外伤、脾脏破裂、异位妊娠破裂等，几乎没有组织挫裂损伤并且血液中不掺杂异物。如果回收血液中有异物混入，回输给患者时有可能发生以溶血为主的并发症，如高血红蛋白血症、肾功能障碍、败血症、DIC 及其他意外的血压下降（表 8-4）。

表 8-4 洗涤式与非洗涤式自体回收输血的优缺点比较

	优点	缺点
非洗涤式	所需设备简单、便捷，血液回输迅速、回收率高	可以混入气泡引起空气栓塞，异物混入可能发生溶血、DIC 等并发症
洗涤式	彻底清除异物，单纯红细胞回输，并发症少	费用昂贵，红细胞回收率低，回输缓慢

2. 洗涤式回收式自体输血 将患者创面回收的血液，经抗凝、过滤、离心处理后，再用大量生理盐水洗涤红细胞，得到浓缩洗涤红细胞，再回输给患者。洗涤式回收式自体输血临床使用较多，血液洗涤后能显著降低各种并发症，但需要昂贵的设备，血液回收率低，回输血液时间较长（表 8-4）。

一、适应证和禁忌证

（一）适应证

凡手术预计出血量或胸腹腔内积血量大于 1000 ml，符合血液回收要求，均适合回收式自体输血。儿童血容量少可依体重适当放宽，回收儿童小体积血液也有意义，能够显著减少异体血的用量。回收式自体输血广泛用于：①心脏外科，如心脏外科手术、瓣膜置换等。②普外科，如肝破裂、脾破裂、4 小时内的外伤手术等。③血管外科，如腹主动脉瘤破裂等。④泌尿外科，如肾切除、前列腺癌根治切除术等。⑤神经外科，如脑动脉瘤、脑膜瘤等。⑥器官移植。⑦妇产科，如宫外孕破裂大出血和子宫、输卵管手术等。⑧稀有血型无法获得异体血液输注者。⑨宗教信仰拒绝输入异体血者。

（二）禁忌证

下列情况，不宜开展回收式自体输血。①超过 4 小时的开放性创伤或非开放性创伤，体腔内积聚的血液超过 6 小时，可能已被病原微生物污染，不宜回收。②被粪便、胃肠液、胆汁、羊水等污染的血液，以及感染伤口的血液均不宜回收。③患者全身状况不良，甚至出现肝、肾功能不全，有菌血症或败血症者。④恶性肿瘤患者，肿瘤细胞已污染的手术血液。

二、回收方法

外科开展回收式自体输血，多在手术中应用自动血液回收机回收自体血液。其工作原理：依据负压原理，使用吸引头和吸血管将患者创口内血液吸入储血器内，同时滴加抗凝剂抗凝血液，通过多层滤网过滤处理后进入回收罐，经分离、清洗、净化、浓缩等过程，分离去除废弃物后，获得洗涤后的浓缩红细胞，再回输给患者（图 8-1）。回收过程中，负压吸引压力一般控制在 200 mmHg 以下，以免红细胞在吸引过程中遭到破坏。抗凝剂通常为 1 万～5 万单位的肝素与 500 ml 的生理盐水混合，肝素生理盐水与吸入血液的比例为 1∶4～5，以 20 滴/min 的速度滴加。

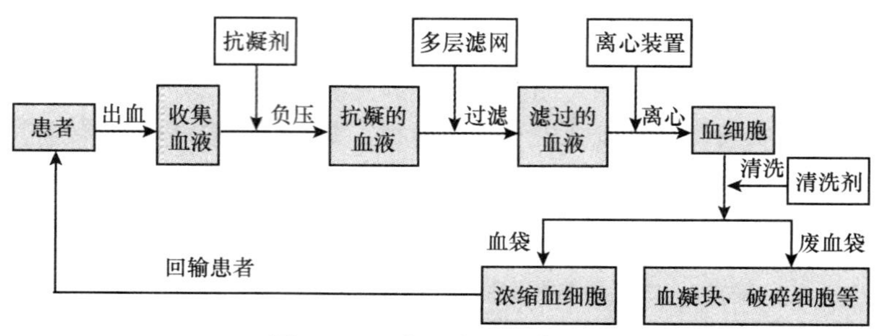

图 8-1　血液回收机工作原理

三、不良反应

1. 出血倾向　大量回输不含凝血因子、血小板、Fg 的洗涤红细胞可导致凝血障碍、蛋白质丢失。手术失血回输总量最好控制在 3000 ml 以内，大量回输，须补充 FFP 或 PRP。

2. 溶血　血液操作过程中可造成溶血，特别是非洗涤式血液回输可引起短暂的游离血红蛋白增高，进而可能会出现血红蛋白血症和血红蛋白尿症。因此对术前已有肾功能障碍的患者，必须应用洗涤式回收式自体输血。

3. 感染　回收使用被细菌污染的血液，导致败血症的可能性很大，行术中回收式自体输血要严格无菌操作，术后应常规使用抗生素。

4. 凝血病　如果组织挫伤，长时间存留在体腔内的血液中就会含有大量的组织凝血活酶。微小血栓将随着血液回输注入患者体内，再加上细菌感染可诱发 DIC。

四、注意事项

1. 术中常规回收处理的血液因经洗涤操作，其血小板、凝血因子、血浆蛋白等基本丢失，应根据回收相应血液成分量进行相应补充，防止出血。回收血液回输后，动态监测患者的凝血功能变化。

2. 必须使用输血器回输回收处理的血液，回输时需要过滤气泡，严防微血栓影响肺功能。

3. 回收处理的血液不得转让输注给其他患者。

4. 术中快速回收血液，若因未做洗涤处理，应根据抗凝剂使用剂量给予相应的拮抗剂。

5. 回收血液时，负压值必须控制在 200 mmHg 以下，避免负压过高及过多，引起空气混入和红细胞破坏。

6. 手术过程中发现血液被细菌污染或肿瘤细胞污染时，立即停止血液回收。

第五节　自体输血的临床应用

随着血液需求量的快速增长，部分地区的采供血服务无法满足临床用血需求，血液供应紧张呈现常态化趋势，势必促进了自体输血技术的开展。自身血回输既节约了血液资源，又减少了异体血输注造成的免疫学反应，确保了输血安全。近年来，国内自体输血得到了极大的推广和应用，广泛用于多种疾病的输血治疗，已成为围手术期血液保护的重要措施。

一、心脏和大血管手术

心脏外科手术，如瓣膜置换术、冠状动脉搭桥术、心脏移植术等，出血量大，手术野污染少，是稀释式自体输血和回收式自体输血的最佳适应证。术前血液稀释安全易行，可减少 40%左右的血液需求量，但在患者状况不稳定或 HCT 太低时限制使用。术中自体血回收也可显著减少异体输血，一般在使用肝素抗凝前后，利用血液回收机收集处理手术野失血和体外循环回路管道的剩血，可用于心脏手术；胸部大动脉瘤手术常常出血较多，可回收的血量也较多，由于其中缺乏血浆等成分，常常要给予血浆和异体血输注；腹部大动脉瘤手术出血和渗血较多，视野良好，但不适宜通过控制性降压和血液稀释方法减少出血，采用回收式自体输血方便易行，血液回收率可达 70%～80%。

二、骨外科和创伤外科

骨外科手术，如全髋置换术、胸腰椎管狭窄的扩大减压内固定术、颈椎前后路减压内固定术、脊柱侧弯矫治术等，手术创伤大、时间长、出血量多，一般在 1000 ml 以上。通过血液回收机处理术中流出的血液，可获得含较高浓度的红细胞，同时清除了创面、骨、骨髓等组织碎片以及游离血红蛋白、抗凝剂、激活的凝血因子、混合的脂肪细胞和游离脂肪酸，避免了脂肪栓塞。严重创伤诱发的大量失血经常导致患者死亡，通过术中回收式自体输血可及时救治患者生命。特别是胸部外伤所致的胸腔内出血，以及血管外伤引起的内出血和后腹膜腔出血，失血较快且无污染，术中可根据情况应用回收式自体输血。

三、肿 瘤 外 科

对于恶性肿瘤手术，自体输血技术可能引起肿瘤细胞血行扩散，其适应证存在争议。近年来，在自体血回收装置上采用微滤器吸附或离心分离法去除肿瘤细胞，可降低术后肿瘤细胞全身转移的可能性。应用辐照技术对洗涤回收的红细胞进行 γ 射线照射处理，能有效杀灭其中残留的肿瘤细胞，杜绝了恶性肿瘤细胞在全身播散的可能性。尽管如此，肿瘤术中自体血液回输仍需开展更深入的临床研究，需谨慎对待。

四、妇 产 科

妇产科出血，如异位妊娠破裂大出血，易导致低血容量性休克或死亡，是围产期患者死亡的因素之一。临床经常开展的子宫、输卵管、附件包块手术，在异体血源无法得到保障时，回收式自体输血是一种安全有效的输血方式，可以极大地提高血液资源的保护和抢救成功率。但产科实施自体血回收的安全性一直受到质疑，应充分考虑到手术羊水污染和母子血型不合引起的同种异源免疫学溶血等因素。近年来，产妇剖宫产时经自动血液回收机回收的血液，又经白细胞过滤器处理，能有效去除胎儿球蛋白、滋养层组织和碎屑等羊水成分，减少羊水栓塞的发生。

五、特 殊 人 群

特殊宗教信仰人群，反对按受外源性和异体血液制剂，若在大手术中出现大量失血时，自体贮血和输血是最好的选择。稀有血型个体，如孟买型，由于红细胞上缺乏 ABO 血型抗原，接受任何外源性的红细胞都可引发免疫反应，最佳选择也是自体贮血和输血。

【案例 8-1】

贮存式自体输血

病例资料

患者，女性，40 岁，汉族，已婚，无输血史。因风湿性心脏病、伴有二尖瓣狭窄严重关闭不全入住心胸外科，需择期行二尖瓣置换术，术前检查发现为罕见的 AB 型，Rh（D）阴性，血清中未检测到不规则抗体及自身抗体。术前临床申请备血，中心血站却不能及时提供与患者 ABO 和 Rh 同型的成分血液，短期内也无法找到这类血型的供者。经输血科与临床医师会诊，拟实施贮存式自体输血。取得患者及家属的同意后签订自体输血治疗知情同意书，拟术前贮存自体血液 1200 ml。

1. 初诊 ①二尖瓣置换术；②罕见血型；③大手术需要开展自体输血。

2. 诊治经过

（1）入院当天，血常规：Hb 118 g/L、HCT 0.41、PLT 129×10^9/L；心、肝、肺、肾功能正常；出凝血检查：PT、APTT、Fg 正常；乙肝 HBsAg 阴性。

（2）本案例贮血可采用“步积式”采血法，术前 3 周分 3 次采集静脉血，每次采血 400 ml，储备 1200 ml，采血间隔为 1 周。采集血液储存于输血科 4 ℃冰箱内，手术时输用。采血前 1 天嘱患者早餐适宜清淡，采血当日跟患者交流，消除其紧张情绪，选择前臂静脉穿刺，采血时摇动血袋，以防止血液凝固。采完血后嘱患者卧床休息，血袋立即封口、登记。在专用标签上认真标记患者姓名、科室、住院号、床号、血型等，与自体储血申请单核对无误后，血液放入 4 ℃冰箱存放备用。采血后及时给患者增加营养，补充铁剂。整个采血过程，患者无紧张、头晕等不良反应，回输顺利，无输血反应，手术后未发现感染，恢复很快。

3. 案例解析

（1）该患者 Hb＞110 g/L、HCT＞0.33，且无肝、肾功能异常等禁忌证，符合贮存式自身输血适应证。

（2）患者为心脏外科大手术，术中存在大出血的可能性。为了保障手术能够顺利进行和安全输血，只要在自身条件允许下，可实施自体输血。

（3）患者为罕见的 AB 型 RhD 阴性血型，属稀有血型，手术过程中若需要大量输血，寻找相同血源十分困难。本案例患者实施了自体输血，不仅解决了手术中血源紧张问题，而且还避免了因输异体血引起的不良反应，同时减轻了患者的经济负担，有利于手术后恢复，值得很好地推广。

4. 拓展问题及讨论

（1）不同的自体输血方式各有什么优缺点？

（2）实施贮存式自体输血需要注意哪些事项？

（武其文）

本 章 小 结

自体输血是临床上一种重要的输血治疗手段，不仅可以节约宝贵的血液资源，减少同种异体输血，而且还可以避免输血传播感染性疾病的风险，降低同种异体免疫性输血不良反应，是一种经济、合理、科学、有效的输血方式。根据自体血液采集方式的不同，自体输血可分为贮存式自体输血、稀释式自体输血和回收式自体输血。三种自体输血方式各具优势，临床工作中可根据具体情况单独实施，也可 2～3 种自体输血方式联合实施。近年来，由于血液供应远远不能满足临床用血量的快速需求，自体血回输已成为临床上重要的输血治疗手段。自体输血在临床多个学科，如心脏和血管外科、骨外科和创伤外科、肿瘤外科、妇产科，以及特殊血型或宗教人群中得到了极大的推广和应用，已成为围手术期血液保护的重要措施。

第九章 内科输血

输血是内科疾病治疗的重要手段之一。临床上需要内科输血治疗的疾病有血液系统疾病、呼吸系统疾病、消化系统疾病、恶性肿瘤等。随着输血技术的发展，成分输血在临床上得到了广泛应用，使输血不良反应明显减少，提高了输血疗效。本章简要介绍贫血、血液系统疾病、出血性疾病、自身免疫性疾病和恶性肿瘤的输血治疗原则、输血指征、方法及注意事项。

第一节 贫血的输血

贫血不是一种独立的疾病，而是由多种原因或疾病引起的外周血液 RBC、Hb、HCT 等降低，患者可能出现一些临床症状和体征。贫血症状、体征有无及出现时间取决于贫血的严重程度及机体的代偿能力。严重贫血会造成机体组织器官缺氧或功能紊乱，甚至出现器官功能衰竭。因此，严重贫血患者需接受输血治疗来纠正组织器官缺氧或功能紊乱，预防并发症的发生。

一、急性贫血的输血

急性贫血是指在短时间内红细胞大量丢失或破坏，或急性造血功能障碍，骨髓不能及时生成和补充外周循环血液中的红细胞，导致 Hb 急剧下降的一类贫血。急性贫血起病急、进展快，红细胞数量锐减，因短时间内机体代偿功能有限，患者缺氧症状明显，通常需要紧急输血治疗。

（一）病因

在内科疾病中，急性失血、急性溶血、急性骨髓造血功能障碍等可出现不同程度的急性贫血症状。

1. 急性失血 主要见于胃溃疡、胃癌及食管胃底静脉曲张破裂出血等消化道疾病，DIC、遗传性出血性毛细血管扩张症等全身性疾病。

2. 急性溶血 主要见于 AIHA、药物中毒及毒蛇咬伤等。

3. 急性骨髓造血功能障碍 主要见于急性 AA 及急性造血功能停滞等。

（二）病理生理特点

急性贫血起病急，其代偿机制与慢性贫血不同，通常以心输出量增加和血液重新分配为主进行代偿。

1. 血液重新分配 急性贫血时机体处于应激状态，使交感神经-肾上腺系统兴奋，儿茶酚胺大量释放，由于不同组织器官对儿茶酚胺的敏感性不同，导致心、脑血流量增加而肾血流量减少。

2. 心输出量增加 急性贫血时红细胞急剧破坏，血液携氧量下降，引起组织缺氧。为保证机体重要组织、器官的供氧，机体启动代偿功能，并通过神经-内分泌调节使心率加快，心输出量增加。

3. EPO 增加 因组织缺氧促使肾脏产生 EPO，促进骨髓造血功能增加（急性失血 5 天后，幼红细胞增生可达高峰）。

4. 2，3-DPG 水平增加 使血红蛋白与氧的亲和力下降，有利于外周组织血液中氧的释放。

5. 毛细血管渗透压和静水压发生改变 主要见于溶血性贫血。因红细胞大量破坏，血红蛋白大量释放到血液中，使血浆胶体渗透压升高，吸引组织液从毛细血管外渗透入血管内，使血浆容量扩增，血液稀释，血流加快，有利于组织供氧。

（三）输血原则

1. 病因治疗 急性贫血患者的病因治疗十分重要，一旦病因解除，大部分患者的缺氧状态可逐渐改善。

2. 扩容治疗 急性失血合并低血容量应快速补液扩容，恢复组织的血液灌注。扩容治疗首选晶体液，如生理盐水、乳酸钠林格液，通常补液量为失血量的3～4倍。当失血量超过其血容量的30%时，可增输胶体液，并维持晶体液与胶体液的比例为3∶1。

3. 输血治疗 急性失血患者，失血量若超过其血容量的20%～30%时，通常需要输血治疗，输血量依据病因、出血量及缺氧状况而定。失血量低于总血容量的20%时，经晶体液扩容后，如果病情改善，血液循环稳定，HCT≥0.30，则不必输血。对于大量失血合并严重感染者，在监测其心输出量及氧代谢的同时，将HCT提高到0.35以上，可降低死亡率。

（四）输血指征

1. 全血 患者急性失血且Hb＜70g/L或HCT＜0.22，或者出现失血性休克时可输全血进行治疗，但使用晶体液或胶体液扩容仍是治疗失血性休克的主要输血方案。

2. 红细胞 可提升血液携氧能力，临床上一般选择悬浮红细胞。1U悬浮红细胞和1U全血的携氧能力相同，但悬浮红细胞容量小，适用于血容量正常的贫血患者。

3. 血小板 急性贫血补充大量液体及红细胞制剂后可导致稀释性血小板浓度降低。临床上应保证大量失血患者PLT＞50×10^9/L。当PLT处于（10～50）$\times10^9$/L时，应结合临床出血情况来确定是否需要输注血小板；当PLT＜5×10^9/L时，应立即输注血小板，防止出血。

4. FFP 补充凝血因子及血浆蛋白。当患者大量出血，经大量补液后凝血因子被稀释，可能出现凝血因子缺乏，微血管出血的症状。当患者出现出血、渗血不止，PT及APTT＞参考值1.5倍时，一般需输注FFP，初始剂量为10～15 ml/kg。

5. 冷沉淀 补充Fg或Ⅷ因子，主要用于各种原因导致的凝血功能障碍及纤溶亢进。当Fg＜1.0g/L时，应输注冷沉淀或Fg浓缩液。一般20U冷沉淀（100 ml的FFP可制备1U冷沉淀）可提升Fg约1.0g/L。

二、慢性贫血的输血

慢性贫血是指慢性失血、感染、溶血、造血功能障碍以及肿瘤等原因所致的以慢性缺血、缺氧为主要特征的临床综合征，临床上较为常见。慢性贫血发生缓慢，贫血症状通常没有急性贫血严重，依据患者年龄、贫血程度、Hb、缺氧状况及心肺代偿功能等综合考虑是否需要输血治疗。另外，慢性贫血通常为血容量正常性贫血，如需输血治疗，可选择红细胞制剂，并将输血量和次数减少到最低限度，以减少输血不良反应和输血传播疾病的概率。

（一）病因

慢性贫血病因较复杂，主要由于红细胞生成减少、破坏过多和慢性丢失所致。

1. 红细胞生成减少 如骨髓造血干细胞受损或造血抑制、骨髓增生异常综合征（myelodysplastic syndromes，MDS）及造血原料缺乏等，常见于缺铁性贫血（iron-deficiency anemia，IDA）、巨幼细胞贫血等。

2. 红细胞破坏过多 如红细胞膜异常、酶异常、Hb结构异常及存在红细胞抗体等原因，引起红细胞破坏增多，如珠蛋白生成障碍性贫血、葡萄糖-6-磷酸脱氢酶（Glucose-6-phosphate dehydrogenase，G6PD）缺乏、溶血性贫血等。

3. 长期慢性失血 常见于慢性感染（如寄生虫感染）、恶性肿瘤、消化道溃疡、出血性疾病等。

（二）病理生理特点

慢性贫血发生缓慢，机体通过代偿功能可逐步适应缺氧状态。

1. 氧摄取率增加 慢性贫血时，细胞对氧的摄取率提高，组织细胞内线粒体数目、膜表面积和呼吸链中酶的数量均有所增加，细胞呼吸功能增强。

2. 2，3-DPG 水平增高 慢性贫血红细胞内的 2，3-DPG 增高，氧解离曲线右移，血红蛋白与氧的亲和力降低，组织中氧释放增加，缺氧症状减轻。

3. 心输出量增加 心率增快，每搏输出量增加，有利于缓解缺氧。但机体代偿有一定的限度，若心输出量过度增加也会使心肌氧耗量（VO_2）增加，可进一步增加心脏负荷，加重机体缺氧。

（三）输血原则

慢性贫血首选治疗方案为去除病因，治疗原发病。随着病因的去除，原发病的缓解，贫血可以得到纠正。慢性贫血若无明显症状，一般不建议输血。在病因不明确时，应该慎用输血治疗，以免干扰诊断。有输血指征，可根据“缺什么补什么”的原则适量补充红细胞制剂。

（四）输血指征

综合考虑患者的贫血程度、心肺代偿功能和耐受情况、缺氧状况和年龄、有无代谢率增高等因素，寻找最低和最适合输血量，尽可能减少缺血对机体的损害，能不输血者不输血，能少输者就少输，最大限度地降低输血不良反应。慢性贫血应遵循“限制性输血”的原则，即患者无明显贫血症状时，不需要输血。

1. Hb＜60g/L 或 HCT＜0.2，伴明显贫血症状者，可考虑输注红细胞成分。

2. Hb 处于 60～80g/L，伴贫血症状者应减少活动，并根据患者的贫血程度、心肺代偿功能及年龄等因素综合考虑是否输血。

3. 老年慢性贫血患者合并急性心肌梗死、不稳定型心绞痛者，可放宽输血指征，通常维持 Hb 浓度在 80～100g/L。

4. 儿童慢性贫血患者，应尽量将 Hb 浓度提高到不影响儿童生长发育的程度。

三、输血方案及注意事项

针对贫血患者，无论是急性贫血还是慢性贫血，应制定适合的输血方案。急性贫血，合理选择血液及其成分输注，充分考虑大量输血出现的并发症，如高钾血症、低钙血症、酸中毒等。慢性贫血患者应个体化设定红细胞输注指征和目标值，通常把输血治疗开始的前三个月作为临床试用时期，根据治疗效果调整后续治疗方案，使 Hb 浓度及 HCT 保持在稳定水平，维持机体正常的功能活动，促进基础疾病的治疗和恢复。

1. 根据患者的具体情况选择合适的红细胞制剂。AA、地中海贫血时，一般选择悬浮红细胞；有输血引起的非溶血性发热反应病史者，应选用少白细胞的红细胞；有过敏反应病史者，应选用洗涤红细胞；伴有免疫功能低下的贫血患者，若有输血指征可选用辐照红细胞。每个治疗量红细胞制剂输注后应检测 Hb 水平，重新进行临床评估是否继续输注。

2. 对于合并心肺功能不全的患者或老年患者，输血速度应尽量慢，以 1ml/（kg·h）为宜，并严密观察输血过程。

3. 对于长期反复多次输血的患者，可导致体内铁沉积过多引起继发性血色病，要早期预防，必要时考虑驱铁治疗。

（马 丽）

第二节 血液系统疾病的输血

血液系统疾病是因各种原因导致造血系统发生紊乱而引发的以贫血、出血、发热为特征的疾病，临床上依据发病机制分为红细胞疾病、白细胞疾病和出血、血栓性疾病。红细胞疾病患者的贫血多数是缓慢发生，如慢性贫血，红细胞内 2，3-DPG 增高，使红细胞内血红蛋白与氧的亲和力减低，从而减轻机体缺氧状态，使患者在严重贫血时机体仍能耐受，而不表现明显的贫血症状，此时轻易输血反而不利于改善病情。白细胞疾病的血液学表现为白细胞异常、红细胞减少和血小板减少，严重者可表现为全血细胞减少。因此，在输血治疗中进行成分输血尤为重要。本节分别以 AA、地中海贫血、PNH 为例，介绍红细胞疾病的输血治疗指征；以白血病、急性粒细胞缺乏症为例，介绍白细胞疾病的输血指征和注意事项。出血、血栓性疾病，如血友病、DIC、ITP、NAITP 等详见本章第三节和第四节。

一、再生障碍性贫血的输血

AA 是一组因物理、化学、生物或不明原因所致骨髓造血多能干细胞、造血微环境损害，引发机体免疫功能异常和骨髓造血功能衰竭的疾病，以全血细胞减少、皮肤黏膜出血为主要特征，输血是 AA 患者有效的支持治疗措施，可使症状改善，但需严格掌握指征，尽可能输注单采血液成分。根据临床表现，AA 分为急性 AA 和慢性 AA 两种类型。

（一）输血原则

1. 严格控制输血 输血仅能减轻 AA 患者的临床症状，并非根本的治疗手段，原则上能不输血者尽量不输，将输血频次及输血量有效控制在最低限度内。临床上输血治疗仅限于病情严重和失血过多的患者，不建议病情较轻的患者进行输血。因为高频次异体红细胞、白细胞及血小板输注等可刺激机体发生免疫反应，产生 IgG 抗体，致使后续输血治疗易诱发 HTR，且输血也可增加感染风险。

2. 成分输血 AA 患者表现为全血细胞减少，因其血容量正常，在临床应根据患者的症状体征选择相应的血液制剂进行治疗，从而减少输血反应，提高输血疗效。

（二）输血指征

1. 红细胞输注 ①急性 AA 患者，Hb<60g/L 伴心功能代偿不全表现，或安静状态下有明显贫血症状时，可适当输注浓缩红细胞，缓解缺氧状态，无需将 Hb 水平纠正到正常范围。年龄≥60 岁的急性 AA 患者，伴有需氧量增加和代偿反应能力降低，可调整输注阈值为 Hb≤80g/L。②慢性 AA 患者，由于红细胞内 2，3-DPG 增高，即使 Hb<40g/L，机体仍能代偿。因此，红细胞输注指征取决于贫血症状的轻重，参考 Hb 水平及患者出血情况，尽量避免输全血。③拟行异基因 HSCT 者，应输注辐照红细胞。④心肺代偿功能差的 AA 患者，红细胞输注速度不宜太快。当贫血并发心力衰竭风险时，更应控制输注速度，以 2～4 小时输注 1U 红细胞（最好是浓缩红细胞）为宜，适当给予利尿剂。

2. 血小板输注 骨髓抑制使血小板数量减少，当 PLT<10×10^9/L（发热时 PLT<20×10^9/L）

时，即使患者没有出血性倾向，应预防性输注浓缩或单采血小板；而 PLT＜（40～50）×10^9/L 并有出血症状者，或 PLT＜100×10^9/L 合并中枢神经系统出血者，应立即治疗性输注血小板。当 AA 行一般性手术时，应使 PLT＞50×10^9/L；如行重要器官部位手术，则应使 PLT＞100×10^9/L。拟行异基因 HSCT 者，则应输注辐照血小板。出血合并血小板功能异常或凝血因子减少者，可输注 2～4 袋冷沉淀（2U/袋）。

3. 粒细胞输注 AA 患者不轻易输注粒细胞，但是当中性粒细胞持续＜0.5×10^9/L，可能危及生命，经广谱抗生素或抗真菌治疗 48 小时以上仍无效，且骨髓细胞增生低下时，可输注浓缩粒细胞并辅助抗生素治疗。因粒细胞半衰期短（6～8 小时），仅能暂时控制严重感染，输注粒细胞愈多，在感染灶内分布亦愈多，效果愈好，为保证足够的粒细胞数量需连续输注 5～7 天。粒细胞输注的治疗量＞1×10^{10}/次，可使成人血液循环中的白细胞增加约 2×10^9/L。

（三）注意事项

1. 警惕铁负荷过多的并发症。慢性 AA 患者，因长期多次输注红细胞可导致铁负荷过重，引发含铁血黄素沉着症或输血性血色病。临床上部分 AA 患者不是因疾病致死，反而是由血色病致死，因此，尽量减少输血次数，延长输血间期时间，或使输血量控制到最低限度。

2. 控制同种异体免疫，降低输血传播性疾病的风险，建议优先选择洗涤红细胞、冷冻红细胞或少白细胞的红细胞制剂，以减少输血不良反应发生的概率。

3. 反复输注血小板的患者，可能产生血小板抗体，导致 PTR。临床输血宜选用 HLA 和 HPA 配型相合的血小板。

4. 近亲属成员之间直接供血，可以使受血者的细胞被致敏，发生移植物排斥反应风险显著增高。

二、阵发性睡眠性血红蛋白尿症的输血

PNH 是造血干细胞磷脂酰肌醇糖苷-A（PIG-A）基因突变引起的后天获得性的良性克罗恩病。PNH 个体细胞膜表面缺乏一组膜蛋白，在酸性条件下，该细胞膜对补体异常敏感，常常在睡眠之后发生补体激活，红细胞溶解，临床表现为间歇性慢性血管内溶血和血红蛋白尿，常伴有中性粒细胞和（或）血小板减少。严重贫血或血小板明显减少伴有出血倾向者，需要进行成分输血治疗。

1. 红细胞输注 PNH 患者通过输血可以改善组织供氧，同时也抑制了自身红细胞的生成，减少了体内补体致敏红细胞的比例，减轻了血管内溶血。但因为异常红细胞对补体敏感，全血中含有的血浆成分可以提高补体水平，全血中含有的白细胞或白细胞碎片能够激活补体，诱发溶血甚至加重溶血。因此，PNH 患者应尽量避免输血，尤其避免输全血。

PNH 多为慢性贫血，当 Hb＞60g/L 时，一般不需要输血治疗；当发生溶血、缺铁和缺氧症状时，需要进行输血治疗，最好输注去除白细胞的悬浮红细胞。

2. 血小板输注 PNH 患者常伴有血小板减少，有时甚至低至 20×10^9/L 以下，当有出血倾向时，术前需要预防性输注血小板以防止出血。PNH 患者必须输注去白细胞的血液制剂，防止白细胞同种免疫产生 HLA 抗体，导致 PTR。

三、地中海贫血的输血

地中海贫血是一组遗传病，由于基因突变诱发血红蛋白中的珠蛋白肽链生成障碍所导致的贫血或病理状态，称地中海贫血（又称海洋性贫血）。地中海贫血综合征种类繁多，呈现不同程度的小细胞低色素性贫血，临床表现轻重不一。重型患者多有黄疸、肝脾肿大、心脏肥大，常从幼年

开始发病，严重影响其生长发育和智力发展，也可因无效造血促使胃肠道对铁吸收过多继发血色病。此类遗传缺陷性疾病多发生在广东、广西、海南等各省，目前尚无有效的治疗方法，异体骨髓移植或异体 HSCT 可达到治愈目的。重型或有溶血危象者常常需要输血治疗，但经常输血易引起继发性血色病，应该给予铁螯合剂和维生素 C 促进铁的排泄。

四、白血病的输血

白血病属于造血系统恶性肿瘤，其特征是白血病细胞呈现恶性增殖伴分化成熟障碍，具有明显的质和量异常，并广泛浸润全身组织器官，使正常造血细胞生成受到抑制。外周血表现为白细胞质量及数量异常，红细胞和血小板数目减少。临床常出现不同程度的贫血、出血、发热及肝脾肿大、淋巴结肿大。依据白血病细胞的分化程度分急性和慢性两种。急性白血病起病急，白细胞增减不定，有不同程度贫血伴血小板减少；慢性白血病白细胞明显增高，疾病早期不累及红细胞和血小板，随着疾病进展可出现不同程度的贫血和血小板减少。化疗和骨髓移植是治疗白血病的有效手段，疾病的本身自然病程和临床治疗过程等均可诱发贫血、出血和感染。因此，输血必然成为治疗白血病的重要辅助手段，是缓解或延长生命的重要保证。

（一）输血原则

白血病患者血容量多正常，不宜选用新鲜全血进行替代治疗，应根据患者的临床输血指征合理选择血液成分。若白血病患者拟行异基因 HSCT，为避免移植物引起的排斥反应，移植前尽量不输血，特别是不输家族成员和（或）干细胞供者的血液。对于需要反复输血治疗的白血病患者，应选择少白细胞的成分血液制剂，注意控制铁负荷风险。

（二）输血指征

1. 红细胞输注 贫血是白血病的常见症状，贫血合并白细胞瘀滞使血液携氧能力下降，在化疗药物的毒性作用下，组织缺血缺氧状态进一步加重，易于诱发脏器功能的明显损害。因此，适当输注浓缩红细胞可明显提高患者的组织供氧能力，有利于改善临床症状及保证化疗的顺利进行，同时补充的红细胞参与免疫调节作用，可提高白血病患者的免疫功能。红细胞输注指征：①轻度贫血，无须输血治疗。②当 Hb＜60g/L 或 HCT＜0.20，伴有明显的贫血症状，需要输悬浮红细胞或浓缩红细胞以改善贫血症状。输血量应视贫血程度而定，一般输注 2U 红细胞可以提升 Hb 达 10g/L。③拟行异基因骨髓移植的患者，建议选用少白细胞的红细胞或者洗涤红细胞，以预防白细胞和血小板引起的免疫反应。④大剂量化疗后免疫功能严重低下者，为预防 TA-GVHD，应选择辐照红细胞。

2. 血小板输注 白血病患者常出现血小板减少、血小板功能异常及凝血因子减少，以及白血病细胞浸润血管壁和感染毒素损伤血管壁等现象，易诱发出血。一般情况下，白血病患者的出血症状与外周血中的血小板变化不呈比例，因此是否输注血小板必须综合评估 PLT 和临床情况。白血病患者的血小板输血指征：①没有明显出血及并发症，血小板输注阈值为＜5×10^9/L。②有少量出血或体温＞38℃时，血小板输注阈值为（6～10）$\times10^9$/L。③凝血功能障碍、肝素治疗或巩固强化期，血小板输注阈值为＜（10～20）$\times10^9$/L。④呈高风险出血，如发热、感染、活动性出血或需要手术治疗，PLT＞20×10^9/L 时仍需预防性输注。⑤白血病诱导缓解期出血风险较高，PLT＜30×10^9/L 时可进行预防性输注。⑥白血病诱导稳定期病情相对平稳，适当从严把握预防性输注阈值，即 PLT＜10×10^9/L 才进行输注。⑦当出现呕吐、剧咳、感染、白血病细胞快速溶解、DIC、尿毒症、外科活检及腰穿等，应根据情况开展预防性血小板输注。

临床上一般采用单采血小板，以 1.0×10^{11} 个/m^2 体表面积的剂量进行输注，成人每次输一个治疗量（含血小板≥2.5×10^{11}），1～3 天输 1 次，视病情而定。儿童患者，根据年龄和病情不同将

1 治疗量分 2～4 次输注，以（5～10）$\times10^{10}$/kg 为宜。如发生同种免疫而出现 PTR 时，改用 HLA 相合的血小板能改善输注效果。急性早幼粒细胞性白血病，尤其是多颗粒型者更易合并 DIC 而发生致命性出血，一旦并发 DIC，应补充适量的血小板和凝血因子，如通过输注 FFP 或冷沉淀补充消耗的凝血因子，使患者重建凝血机制。

3. 粒细胞输注　白血病患者化疗后由于骨髓正常造血功能受抑，粒细胞减少，患者免疫力低下，易引起细菌或真菌感染，所以患者应做好无菌隔离防护。临床上不推荐预防性粒细胞输注，因为预防性输注可增加同种免疫风险，建议使用 G-CSF 等治疗。严重感染患者，输注粒细胞可作为抗感染的有效辅助手段之一。粒细胞输注指征：①WBC＜1.0×10^9/L，中性粒细胞＜0.5×10^9/L，持续时间＜1 天，无须预防性输注。②WBC＜1.0×10^9/L，中性粒细胞绝对值＜0.5×10^9/L，持续时间＞1 天，使用 G-CSF 并经强有力的抗生素治疗 48 小时无效时，可进行治疗性输注。③治疗性输注粒细胞数量须足够，每次输注粒细胞达（5～10）$\times10^{10}$/L，每天输注 1 次，连续输注 4～7 天。

（三）注意事项

1. 白血病患者由于疾病原因可能出现 ABO 血型抗原减弱，临床进行 ABO 血型鉴定时务必正反定型，以防止错误定型、错误输血的后果。

2. 白血病患者化疗前应尽量避免输注浓缩粒细胞和血小板，更不要轻易输全血。化疗前若输注 HLA 抗原不匹配的粒细胞和血小板，易诱发同种免疫反应，产生同种抗体，影响后续治疗。若化疗后出现致命性感染或出血时，输注粒细胞和血小板可导致 NHFTR，降低输注疗效。

3. 临床上多次输注粒细胞有诱发粒细胞抗体的风险。粒细胞输注效果应以体温是否下降，感染是否得到控制作为判断标准，而不能以外周血白细胞数量变化作为治疗效果的评判标准。

4. 已并发肺部炎症的患者不宜输注浓缩粒细胞，因为输入的粒细胞可以聚集在肺部毛细血管内导致肺部炎症加重。

5. 机采粒细胞中可能混入少量的红细胞，粒细胞输注时也需进行交叉配血，供受者相合的血液才能输注。

6. 白血病患者化疗后免疫功能受到严重抑制，最好输注少白细胞的红细胞或洗涤红细胞，输血前血液制剂需要经 γ 射线照射，清除残存的淋巴细胞，防止 TA-GVHD 的发生。

7. 对反复血小板输注治疗的患者，输血前应进行血小板交叉配血试验，最好给患者提供 ABO 同型的、HLA 和血小板配合的血小板。

五、急性粒细胞缺乏症的输血

急性粒细胞缺乏症是中性粒细胞严重减少，绝对值常＜0.5×10^9/L，多以发热、感染为特征的综合征，严重者可并发败血症。目前倾向认为是药物致敏患者体内有抗中性粒细胞抗体，不仅使粒细胞迅速破坏，也可直接损伤骨髓中粒系细胞各个阶段，使之生成障碍，分布异常，最后导致粒细胞严重缺乏。临床上抗生素治疗无效时，需要通过粒细胞输注帮助患者抗感染治疗，改善预后。

1. 输注指证：近年来，由于广谱强效抗生素的应用，粒细胞输注越来越少。粒细胞＜0.5×10^9/L，合并严重感染，用抗生素治疗 48 小时不能控制者，适用于粒细胞输注。但粒细胞输注仅是暂时性的治疗措施，适用于药物引起的粒细胞缺乏症，病因去除后粒细胞可自动恢复。临床上，抗感染有效者、恶性肿瘤晚期预后较差的患者，不适合粒细胞输血治疗。

2. 粒细胞输注的注意事项及效果评价同白血病。

（邓小燕　武其文）

第三节 出血性疾病的输血

出血性疾病是指止血、凝血功能障碍引起的皮肤、黏膜及脏器自发性出血或轻微损伤后出血不止的一组疾病。主要病因：①血管壁异常：如过敏性紫癜，遗传性毛细血管扩张症等，一般较少需要输血，除非有严重贫血才考虑输注红细胞。②血小板数量和（或）功能异常：如ITP、NAITP等，若病情严重可输注血小板。③凝血功能障碍：如血友病、vWD等，输注相应的血液成分浓缩物或新鲜血浆可取得较好效果。出血性疾病不宜补充全血，因全血中血小板、凝血因子等较少，止血效果不佳。

出血性疾病对机体的影响取决于出血量、出血速度及出血部位。出血量较少，病情进展缓慢，可针对病因进行治疗，适当补充机体丢失的血液成分；出血量大可按急性出血处理；中枢神经系统等重要器官的出血，可适当放宽输血指征（如PLT可宽至100×10^9/L），即使出血量不多，也要针对性、选择性地根据病因输注相应的血液成分。对于ITP、DIC等疾病，结合病因进行输血治疗。

一、血友病的输血

（一）甲型血友病

甲型血友病（血友病 A）是一种伴性隐性遗传性出血性疾病，凝血因子Ⅷ缺乏，多通过母亲遗传，男性子代发病，以自发性或轻微外伤后严重程度不一的肌肉群、关节腔、内脏和皮肤黏膜出血难止为特点。根据血浆因子Ⅷ促凝活性（FⅧ：C）水平高低分为重型（<1%）、中型（1%～5%）、轻型（5%～25%）和亚临床型（25%～45%）。血友病A通常需要补充因子Ⅷ浓缩制品。

1. 制品和使用方法

（1）因子Ⅷ浓缩制品：200 IU/瓶和400IU/瓶，1IU相当于1ml FFP中所含FⅧ：C的活性。

（2）使用剂量：轻度出血，以10～15IU/kg的标准使用；中度出血，以20～30IU/kg的标准使用；重度出血，以30IU/kg的标准使用。维持治疗应每8～12小时给药1次，并持续用药数天。

剂量计算公式为：所需剂量（IU）=体重（kg）×所需提高的水平（%）× 0.5。

（3）使用方法：因子Ⅷ浓缩制品通常保存在4℃冰箱中，使用时用生理盐水稀释后静脉滴注。若无因子Ⅷ浓缩制品，可用冷沉淀代替（200ml FFP→20ml冷沉淀→200IU因子Ⅷ）。血友病A急诊手术或矫形手术时，必须术前、术中和术后给予补充治疗，直到拆线。

2. 注意事项

（1）因子Ⅷ浓缩制品为冻干物，使用时应快速溶解并轻轻震摇。

（2）输注速度宜快，避免FⅧ活性衰减。

（3）冷沉淀中的FⅧ活性相差较大，冷沉淀仅适用于中、轻型血友病A。

（4）若因子Ⅷ浓缩制品疗效差，可能为出血伴感染、使用剂量不足或剂量估计不足，或者体内存在有因子Ⅷ抗体。

（二）乙型血友病

乙型血友病（血友病B），或称凝血因子Ⅸ缺乏症，亦为伴性隐性遗传性出血性疾病，但出血比血友病A轻。根据FⅨ：C的水平，乙型血友病可分为重、中、轻和亚临床型四种。临床上也可用PCC、血浆进行补充治疗。

1. 使用剂量和方法

（1）PCC：为灭菌冻干的血液制品，商品名为冻干人凝血因子复合物，主要成分为肝脏合成的血浆凝血因子FⅡ、Ⅶ、Ⅸ、Ⅹ，四种因子均依赖于维生素K，故又称为维生素K依赖性凝血因子。1凝血单位相当于1ml含有100%因子活性的正常新鲜血浆。冻干制品每瓶含人凝血因子Ⅸ为300IU。

（2）使用剂量：用PCC补充因子Ⅸ，把血液FⅨ提高到25%以上可以止血。每天维持量为10～20IU/kg，并按输注反应和临床症状调整剂量。若无PCC，改用血浆15～20ml/kg，可使FⅨ水平提高5%～10%。

剂量计算公式为：剂量（IU）=体重（kg）×（0.8～1）×所需提高的水平（%）。

（3）使用方法：自发性出血，第一次输PCC或血浆2～4小时，应做第2次输注准备，以后每隔12～24小时输注1次。若进行大手术，FⅨ水平应提高50%以上，手术后持续用药数天。

2. 注意事项

（1）PCC治疗可引起发热、寒战、皮疹等不良反应。

（2）PCC治疗中可引起血栓等并发症，必要时增加小剂量肝素。

（3）FⅨ抗体少见，如发现有此抗体，应使用免疫抑制剂。

（三）凝血因子Ⅺ缺乏症

凝血因子Ⅺ缺乏症为常染色体显性或不完全隐性遗传，常在拔牙等手术时发现，血浆FⅪ浓度与出血程度不成正比。目前尚无因子Ⅺ浓缩剂供应。新鲜血浆或FFP内Ⅺ因子含量相对较高（0.9IU/ml），临床常以不超过10～15ml/kg剂量输注，每12小时输注1次。亦可用冷沉淀（IU/ml），使FⅪ：C水平达26%以上，达到止血要求。

二、弥散性血管内凝血的输血

DIC是发生在许多疾病中的一种病理过程，是一种临床出血综合征，可表现为多部位出血，循环衰竭或休克，心、脑、肾等部位多发性微血管栓塞及微血管性溶血性贫血。临床上有效解除病因、改善微循环障碍、正确应用肝素和血液成分是治疗DIC的重要措施。

1. 输血指征 临床上若发现血小板减少、Fg减少及PT、APTT、TT延长，3P试验和D-二聚体阳性，应及时补充凝血因子、血小板及Fg。若发现纤溶亢进，应及时抗纤溶治疗。

2. 制剂和使用方法 DIC过程仍在继续时不宜输全血，但可以输悬浮红细胞和FFP。库存全血不宜用于DIC的治疗。

（1）悬浮红细胞：适用于DIC失血过多且有显著贫血的患者。通常是将肝素加入血液制剂中组成“肝素血”并进行静脉滴注，宜在每毫升血中加入5～10U肝素，并计入全天肝素治疗总量中。

（2）FFP：补充凝血因子，但一次输入量过多或速度过快，可使患者血液循环负担过重。DIC过程尚未得到控制时不宜应用。FFP输注时也需每毫升血液中加入肝素2.5～5U。

（3）浓缩血小板：DIC病程中消耗了大量血小板，如果PLT＜20×10^9/L时，可在充分抗凝的基础上输注足够量的血小板。急性白血病并发DIC患者，因血小板生成减少，输注血小板更有必要。DIC的病理过程得到控制时或未控制时，均可输注血小板。

（4）冷沉淀：含有Ⅷ因子、vWF、Fg及FN等，DIC时可适当选用，以1～1.5袋/10kg体重使用。冷沉淀应在抗凝基础上应用，不宜应用于DIC病理过程进展时。

（5）Fg制品：血浆Fg＜1.25g/L时，可补充Fg制品，每克制品可提高血浆Fg 0.25g/L，每次2～4g，使Fg含量达到1g/L。因为Fg在体内半衰期较长，故若达到其所需的血浆浓度后不必再维持输注。DIC病理进程中不宜应用Fg制品。

（6）AT浓缩制品：肝素是DIC抗凝治疗的常用药物。肝素的强大抗凝作用主要在于它能增强AT的生物活性，若血中AT过低，肝素起不到抗凝作用。一般认为，AT水平降至50%以下时应补充AT制品。一般情况下，1U/kg的AT可使AT活性增加1%。第1日补充AT制品1000～2000U，

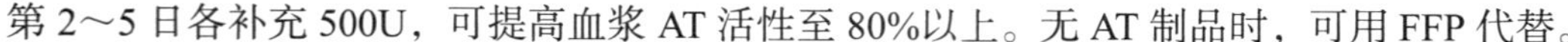

第 2～5 日各补充 500U，可提高血浆 AT 活性至 80%以上。无 AT 制品时，可用 FFP 代替。

（7）其他凝血因子制品：PCC、Ⅷ因子浓缩剂等亦可适当选用。

3. 注意事项

（1）治疗中应动态监测 APTT、PT、TT 和 Fg 等凝血指标的变化，可结合血栓弹力图（thrombelastogram，TEG）的诊断结果，及时补充相应的凝血因子或新鲜血浆。

（2）补充血液制品时要注意患者的血容量变化，避免发生心力衰竭。

（3）在替代治疗前，需要正确判断 DIC 的病理过程。AT 水平恢复正常是 DIC 病理过程停止的有力佐证。若 DIC 病理过程已被控制，补充任何所需要的血液成分都是安全的；若 DIC 病理过程仍在继续，补充含有 Fg（如全血、FFP 及冷沉淀）的血液成分存在一定的风险。

（马　丽）

第四节　自身免疫性疾病的输血

自身免疫性疾病是指多种原因导致机体免疫功能紊乱，产生了针对自身抗原的抗体和免疫学反应，造成多系统损害的疾病，如红细胞系统抗体导致的 AIHA 和血小板抗体导致的 ITP 等疾病，均属于免疫性相关疾病，临床上应首选治疗原发病，合理进行输血辅助治疗。

一、自身免疫性溶血性贫血的输血

（一）输血原则

AIHA 患者由于机体存在着自身抗体，增加了交叉配血难度，加大了同种抗体致 HTR 的危险。AIHA 患者应尽量避免或减少输血。对 AIHA 患者的输血，最好选择 ABO、Rh 等血型相配合的洗涤红细胞，洗涤可以去除约 98%的血浆蛋白和 80%以上的白细胞，也降低了红细胞抗体之外的其他因素引起的非溶血性输血反应。若患者体内有同种抗体，应选择相应抗原阴性的红细胞进行输注。若临床交叉配血困难，选用交叉配血中反应最弱的红细胞进行输注，缓慢滴注，密切观察有无输血反应。常规治疗效果欠佳者，可行血浆置换或者免疫抑制治疗。

（二）输血指征

1. 红细胞输注　①对于急性 AIHA 患者，若无同种抗体但有自身抗体者，一时无法寻找到完全相合的血液成分，可选择 O 型洗涤红细胞输注。②对于慢性重度贫血且不能耐受者，若 Hb＜40g/L 或 HCT＜0.13，在安静状态下有明显贫血症状，可适当输注少量红细胞以改善缺氧症状；若 Hb＜50g/L，出现反应迟钝、嗜睡、昏迷等中枢神经系统症状，且对糖皮质激素等治疗无效者，应输注红细胞；溶血危象者，贫血进展迅速甚至危及生命需要立即输注红细胞。AIHA 患者有输血指证时，应在输血前使用糖皮质激素，可减轻输血反应。

2. 血浆置换　血浆置换可迅速减少或去除患者体内的自身抗体，结合一定量的丙种球蛋白治疗能更好地控制溶血，缓解症状，适用于危重、急性和难治性 AIHA 患者，每次以 20～30ml/kg 的标准进行置换，每天或隔天置换 1 次，3～4 次为一疗程，能较快控制溶血，改善症状，预后较好。

3. 自身输血　对于 AIHA 患者，尤其是机体已产生同种抗体的患者，在其病情稳定期采集一定量的红细胞，低温保存，需要时解冻复苏再回输给患者本人。此方法可避免异源血液诱发的免疫反应和输血相关感染。

4. 血小板输注　AIHA 患者主要病症是贫血，一般不需要输注血小板；对于 Evans 综合征患者，早期及时输注血小板，防止颅内出血。

（三）注意事项

1. AIHA 患者，因其体内存在有可凝集异源红细胞的自身抗体，输血时易引起溶血加重，因此，应慎重选择输血治疗。

2. 重视输血前检查，如红细胞 ABO、Rh 等血型鉴定和特异性抗体筛查等。

3. 对于体内有冷抗体或混合抗体的 AIHA 患者，血液输注前需要 37℃加温，并注意患者肢体保暖。

4. IgG 温抗体导致的 AIHA，输血前应用大剂量激素治疗，可获得较好效果。

5. AIHA 患者不宜一次大量输血，一般以 100ml/次剂量输注红细胞，输血速度宜慢，一般为 5ml/min。否则，易加重循环负荷。

二、特发性血小板减少性紫癜的输血

特发性血小板减少性紫癜，又称免疫性血小板减少性紫癜（immune thrombocytopenia purpura，ITP），是一种获得性自身免疫性出血性疾病，因患者血液中含有血小板抗体，导致血小板寿命缩短，血小板免疫性破坏，外周血中血小板数量减少，临床主要表现为皮肤黏膜出血，严重者可致内脏甚至颅内出血。本病分为急性型和慢性型，急性型多见于儿童，慢性型起病隐匿，多见于成人。

（一）输血原则

ITP 患者血液中存在的血小板自身抗体，既能破坏自身血小板，也可以破坏输入的血小板。因此，ITP 患者血小板输血有风险，尽量不输血治疗。原则上 PLT＞30×10^9/L，无出血表现及风险，随时观察随访，无须输血治疗；只有在血小板显著减少，PLT＜20×10^9/L 并伴明显出血且严重威胁患者生命，或者需要紧急手术时，才输注血小板。

（二）输血指征

1. 重症 ITP 患者，PLT＜10×10^9/L，伴胃肠道、生殖道、中枢神经系统或其他部位活动性出血或需要急症手术时，应紧急输注浓缩血小板，务必迅速提高 PLT＞50×10^9/L，也可用血浆置换去除循环血液中的抗血小板抗体，减少血小板破坏，有效控制出血症状，缓解病情。

2. ITP 患者有出血症状，可输注浓缩血小板。不同的临床诊疗过程血小板输注阈值不同，如①口腔科检查时，要求 PLT≥20×10^9/L。②拔牙或补牙时，要求 PLT≥30×10^9/L。③小手术或自然分娩时，要求 PLT≤50×10^9/L。④大手术时或剖腹产时，要求 PLT≥80×10^9/L。

3. 输注方法　①每次输注 1～2U 机采血小板，2～3 天 1 次。②如出血不止，每天输 1～2 次，直至出血停止。③输注血小板时，同时大剂量 IVIG（1g/kg），可获得良好的止血效果。④必要时，可反复多次输注血小板，同时给予糖皮质激素治疗。

（三）注意事项

对于 ITP 患者，必须严格把握输血指征，非必要时不输注血小板。短期内反复输注血小板，可能造成患者产生同种抗体，使血小板破坏加速而影响治疗效果。ITP 患者出现脾亢、DIC 或者严重 G^-杆菌感染时，输注血小板时应加大剂量，同时给予免疫球蛋白和糖皮质激素治疗。

三、血栓性血小板减少性紫癜的输血

TTP 是一种病因未明的血栓性微血管病，伴有微血管病性溶血性贫血，具有典型的“五联征”表现，如血小板减少、微血管病溶血性贫血、发热、神经精神症状和肾功能损害。TTP 发病机制是血浆 vWF 裂解酶（ADAMTS-13）活性减低，出现超大 vWF 多聚体，与血小板结合能力增强而诱发血小板聚集，导致血小板血栓形成与微血管病性溶血。TTP 可分为遗传性和获得性两种，前者因 vWF 裂解酶基因缺乏而发病，后者因机体产生了针对裂解酶的抗体，从而抑制了裂解酶的活性。

（一）输血原则

TTP 一旦确诊应尽早治疗，血浆置换为首选的治疗方法。TTP 患者，可以输注 FFP 或冷上清（FFP 制备冷沉淀后剩余的血浆），结合 IVIG 和免疫抑制治疗。除非大出血危及生命，一般不主张血小板输血治疗。

（二）输血指征

1. 采用新鲜血浆或 FFP 作为置换液，通过血浆置换可补充 vWF 的裂解酶，清除体内裂解酶抗体、vWF 超大多聚体，补充正常的抗聚集因子。若效果欠佳，可更换置换液，选用不含有 vWF、Ⅷ因子和 Fg 的冷上清，具有良好的置换效果。AABB 推荐每天血浆置换量为患者血浆容量的 1.0～1.5 倍，每次 2000ml，每天 1～2 次。

2. 若血源紧张不能进行血浆置换者，可输注 FFP 或冷上清，第一天以 30ml/kg 剂量输注，第二天以 15ml/kg 剂量输注。

3. 对于多次复发或开展血浆置换无效的患者，可考虑 IVIG。

4. 对于高度疑似或确诊的 TTP 患者，因为输注血小板可增加血液循环中的血小板数目，加重微血管栓塞。因此，仅在血小板极低并出现严重出血，甚至危及患者生命时，才考虑输注血小板进行救治。

5. 贫血症状严重的 TTP 者，可输注悬浮红细胞以纠正贫血。

（三）注意事项

1. TTP 患者 PLT＞150×10^9/L、乳酸脱氢酶（LDH）恢复正常并无伴发神经症状时，建议间断使用血浆置换术巩固治疗效果。如在减量或停止血浆置换术过程中病情复发，则重新施行血浆置换。

2. 血浆置换时少数患者出现不良反应，如枸橼酸毒性作用引起的低钙血症，注意及时口服补钙。

3. TTP 患者容易复发，应定期监测 PLT 和 ADAMTS-13 活性。病情稳定后可使用潘生丁和（或）阿司匹林，能减少复发概率。

4. 输注新鲜血浆或 FFP 时，应维持患者体液平衡。

5. 由于 TTP 是自身免疫异常，血浆治疗效果仅具有暂时性，同时结合免疫抑制治疗，如静脉输注泼尼龙、地塞米松、泼尼松等，可望提高疗效。

6. TTP 患者若发生肾功能衰竭，输注血浆的同时可联合应用血液透析。

第五节　恶性肿瘤的输血

恶性肿瘤患者常以手术、化疗和放疗为主要治疗手段，放化疗可引起骨髓抑制进而诱发出血和感染症状，围手术期甚至出现严重的出血并发症，因此输血成为肿瘤患者的重要支持治疗手段之一。由于肿瘤具有其特殊性，一方面输血治疗可提高患者的耐受力和疗效；另一方面因患者免疫功能低下，输血产生的免疫抑制可促进肿瘤复发、转移和术后感染。可见，输血对治疗恶性肿瘤存在着一定的风险，如何合理运用输血手段治疗恶性肿瘤，减少输血不良反应并规避输血导致的免疫损伤，成为恶性肿瘤输血治疗的热点。

（一）输血原则

恶性肿瘤患者围手术期应合理输血，早中期或中晚期患者尽可能减少不必要的输血。晚期患者，若有输血指征，应避免输注血浆与全血。因为血浆或全血可使血液循环中的 NK 细胞数目减少、活性下降，导致游离的残余肿瘤细胞存活率增高，影响肿瘤患者预后。鉴于此，恶性肿瘤患者输血首选成分血，尤其是红细胞和血小板成分，输注前经去白细胞或辐照处理，以减少免疫反应的发生。对于择期手术的恶性肿瘤患者，在健康允许的前提下，尽量开展自体输血，避免异体输血引起的免疫抑制作用。

（二）输血指征

1. 术中血液及其代用品输注 当失血量小于全身血容量的 20%时，优先考虑补充晶体液和胶体液，维持血容量以防休克；当失血量超过全身血容量的 20%时，除补充晶体液和胶体液外，还应输注红细胞；当失血量达全身血容量的 50%时，应输注血浆、冷沉淀，用来补充凝血因子；当继续失血时，除输注上述各种制剂外，还需根据病情输注血小板。

2. 红细胞输注 Hb＜70g/L 考虑输注红细胞，可选用辐照红细胞、去白细胞的红细胞，也可适当选择输注悬浮红细胞、冰冻红细胞等。放化疗患者应维持 Hb＞100g/L。

3. 血小板输注 恶性肿瘤患者，最好选用机器单采血小板和少白细胞的浓缩血小板，以避免血小板同种免疫导致输注无效，尤其对反复血小板输注治疗的患者，输血前必须开展血小板配合性试验。临床上视情况设定血小板输注治疗的警戒点。例如：①放化疗，要求 PLT＜（15～20）$\times 10^9$/L。②大手术和支气管活检术，要求 PLT＜50×10^9/L。③眼部和脑部手术，要求 PLT＜100×10^9/L。④食道内窥镜活检术，要求 PLT＜40×10^9/L。⑤血小板减少伴感染、凝血机制障碍或肿瘤侵犯部位有明显出血者，此时血小板虽较高，仍需进行预防性血小板输注。⑥原发性肝癌或转移性肝癌晚期，常合并肝功能衰竭，凝血因子缺乏，临床表现为出血，需要补充血小板和凝血因子进行治疗。⑦肿瘤合并 DIC，可输注冷沉淀，常用剂量为 1～1.5U/10kg 体重，若患者 AT 降低，还应补充冻干 AT 浓缩剂，初次剂量为 50U/kg，维持剂量为每小时 5～10U/kg。

4. 粒细胞输注 不推荐预防性粒细胞输注。目前仅限于中性粒细胞计数＜0.5×10^9/L，有严重的细菌感染且经抗生素治疗 48 小时无效的患者，推荐使用单采浓缩粒细胞进行治疗性输注，同时结合大剂量 IVIG，可提升治疗效果。具体输注方法同白血病输血治疗。

（三）注意事项

1. 严格掌握输血指征，避免不必要的输血，可减轻或防止输血诱发的免疫抑制，若必须输血治疗尽量选用成分血液。
2. 预防性血小板输注选用辐照血小板、去除白细胞的血小板。
3. 注意肿瘤患者血型抗原减弱现象。

【案例 9-1】

白血病患者的输血治疗

病例资料

患者，男性，25 岁，因发热及颈部肿物就诊。2 个月前曾出现无明显诱因的反复发热伴全身酸痛；7 天前患者受凉后出现咽喉肿痛及轻度咳嗽，自行口服感冒药治疗无效；3 天前病情加重，发现左侧颈部多个肿物，伴轻度压痛。查体：T39℃，全身皮肤出现针尖大小出血点，左侧颈部淋巴结肿大，约 2×1mm 大小，质硬，活动度差，伴轻度压痛。咽充血，胸骨轻压痛，余未见异常。

1. 初诊 急性淋巴细胞白血病。

2. 诊治经过

（1）入院时血常规：WBC 38.8×10^9/L，Hb 82g/L，PLT 22×10^9/L，中性粒细胞 5.4%，淋巴细胞 89.7%，单核细胞 4.9%。骨髓象：增生极度活跃，原始淋巴细胞+幼稚淋巴细胞占 82.6%。血型检查为 O 型。

（2）第一次化疗后达到完全缓解，住院期间先后输注 9 个治疗量的 O 型单采血小板和 10U 悬浮红细胞，没有发生输血反应。

（3）病情稳定予以出院，出院复查 WBC 6.2×10^9/L，Hb 95g/L，PLT 72×10^9/L。

（4）四个月后第二次入院拟行化疗，检查血型为 A 型。住院期间共输注 12 个治疗量的 A 型单采血小板和 8U 悬浮红细胞，没有发生输血反应。

3. 案例解析

（1）结合外周血常规、骨髓象和临床症状，初步诊断患者为急性淋巴细胞白血病。依据：①外周血中白细胞、淋巴细胞增多，PLT 降低，伴中度贫血。②骨髓象增生极度活跃，原始淋巴细胞+幼稚淋巴细胞占比增高。

（2）患者起病时，白血病细胞高增殖导致红细胞表面 A 抗原减弱，因此血型被误定为 O 型。由于仅输注了不含 A、B 抗原的红细胞，所以即使患者血清中有抗-B，也没发生输血反应。患者虽然治疗过程中多次出现骨髓抑制，给予成分输血及时对症治疗后，病情好转。

（3）第一次化疗后，患者白血病细胞下降，疾病得到缓解，患者红细胞表面 A 抗原的表达量得以恢复，故于第二次入院拟行化疗检查时血型抗原为 A 型。因此，肿瘤患者开展 ABO 血型鉴定时必须进行正反定型，以期发现正反定型不符的异常现象，避免临床错误定型和错误输血，保障输血安全。

（4）肿瘤患者 ABO 血型抗原发生变化的原因：①红细胞表面的血型抗原因甲基化程度增高而减少抗原的表达量。②白血病或恶性肿瘤的病理细胞分泌的血型物质可吸附于红细胞表面，与血型抗原发生交叉反应而干扰血型鉴定。③异型 ABO 血型 HSCT，导致患者移植后为供者血型抗原。

（邓小燕）

本 章 小 结

输血作为一种特殊的治疗手段，在内科实践中已得到广泛应用，但仍存在一定风险，输血可引起输血不良反应和输血相关疾病的传播。科学地把握内科输血治疗原则，严格掌握输血指征，并根据患者的病情需要选择合理的血液成分输注，是保证临床用血质量和输血安全的重要前提。急性贫血发生急，失血速度快，可根据患者出血情况、缺氧状况合理选择血液成分开展输血。慢性贫血发生相对缓慢，机体通过代偿可缓解部分缺氧和贫血症状，尽量避免输血，若需输血应采用最低输血量。血液系统疾病是由多种原因导致的造血功能异常而引发的以贫血、出血、发热为特征的疾病，如血友病、AA、AIHA、ITP、白血病等，临床上应根据患者的输血指征，合理选择相应的血液成分输血，尽量选用少白细胞的红细胞、辐照红细胞、单采血小板、单采粒细胞，尽可能避免同种免疫反应和其他的输血不良反应。出血性疾病可根据病因进行相应血液成分输注治疗。自身免疫性疾病首选原发病治疗，合理应用输血辅助治疗。恶性肿瘤输血存在一定的风险，应当慎重选择输血治疗。

第十章 外科输血

手术是外科治疗的重要措施，输血多出现在外科手术治疗过程中并发挥着独特而重要的作用。随着输血医学的快速发展，外科技术和创伤治疗的进步，治疗贫血、凝血功能障碍和出血的新设备、新技术、新药物和血液代用品逐渐应用于临床外科诊疗中，大大改变了外科输血的状况。输血作为外科重要的治疗手段，可以迅速挽救患者生命，也可以引起许多不良反应。本章主要介绍外科输血的治疗原则，以及创伤、烧伤、心血管手术、大出血等的输血治疗措施。

第一节　外科输血的基本原则

外科输血是临床输血的一个重要组成部分。外科患者围手术期是否需要输血治疗，如何选择血液成分开展临床输血治疗，患者能否在术前、术中或术后采取其他的治疗措施以避免造成其他不良反应，是临床经常需要面对的问题。外科围手术期患者应加强血液保护，严格掌握输血指征，避免不必要或不合理的输血，提高输血治疗的有效性和安全性。

一、术前限制不必要的输血

外科输血的目的主要为了提高血液的携氧能力、止血和扩充血容量。输血只是患者的一种替代性治疗手段，术前可采取一些治疗手段改善患者状况，以减少或避免输血。

（一）纠正贫血

机体对贫血反应取决于患者的基本病情、失血速度、治疗药物及 Hb 水平等。术前贫血是围术期输血的高危因素，可以影响手术治疗效果，增加患者病死率。术前可以通过输血治疗纠正贫血，但输血同其他操作技术一样，存在着许多风险，如输血传播疾病、输血相关急性肺损伤（transfusion-related acute lung injury，TRALI）、输血相关免疫反应等。术前通过治疗基础病以纠正贫血，分析贫血的原因并对症治疗，如补充铁剂和 EPO 以纠正贫血，可有效减少异体红细胞输注造成的不良反应，提高手术治疗的安全性和有效性。术前患者保持足够的 Hb 水平，是手术安全和降低术中输血的基本保证。对于代偿好、基础状况较好的小手术，术前 Hb 应维持到 70～80g/L。较复杂的手术，估计术中失血量超过 10ml/kg，术前 Hb 应维持到更高水平。

术前纠正贫血的主要措施：①减少血液丢失：控制出血、减少医源性失血、预防和治疗消化性溃疡、纠正凝血功能障碍、避免高血压、避免使用可能引起溶血的药物等。②增强造血作用：给予维生素 B、维生素 C、叶酸、铁等药物，适当增加营养，避免使用骨髓抑制剂，使用 EPO 或其他造血生长因子等。③增加氧供：使用容量复苏疗法、治疗胸部损伤、优化通气、插管、增加吸入氧浓度、提供高压氧等。④降低氧耗：治疗疼痛、给予镇静剂、给予抗氧化剂、插管、通气、维持体温正常、考虑 β 受体阻断等。

（二）纠正凝血功能障碍

外科患者凝血机制紊乱可导致术中大量失血，或者不能控制的出血甚至死亡。因此，术前对凝血功能障碍性疾病的诊断和治疗非常重要。先天性凝血功能异常性疾病（如血友病 A、血友病 B、vWD 等）和获得性凝血功能异常性疾病（如维生素 K 依赖性凝血因子疾病、肝脏疾病或药物治疗引起的血小板和凝血功能的异常、DIC，以及大量输血、输液造成的稀释性凝血因子缺乏和血小板减少等）通过凝血功能检查（表 10-1）和 TEG 技术（详见第十四章）予以确认，术前检查有效评估围手术期出血的风险。

表 10-1 凝血功能筛查试验

检查项目	缩写	检查内容
血小板计数	PLT	血小板数量
凝血酶原时间	PT	外源性凝血途径
活化部分凝血活酶时间	APTT	内源性凝血途径
凝血酶时间	TT	纤维蛋白原含量和功能
纤维蛋白原	Fg	纤维蛋白原含量和功能
纤维蛋白原降解产物	FDP	纤溶功能

术前先天性凝血功能异常者对症治疗。获得性凝血功能异常具体情况采取具体的治疗办法：①维生素 K 依赖性凝血因子疾病：维生素 K 是肝脏合成Ⅱ、Ⅶ、Ⅸ、Ⅹ因子的辅因子，相应因子生成减少可引起凝血功能异常。首先去除维生素 K 缺乏的诱因，如停用抗凝药物（如华法林）、治疗吸收不良或饮食缺乏；若患者有出血时，可根据情况考虑静脉给予维生素 K 或输注 FFP。②肝病：由于很多凝血因子在肝脏中合成，术前提升凝血因子水平和改善凝血功能需先治疗肝脏疾病，有出血症状时输注维生素 K 或 FFP 等。③DIC：（详见第九章）。④血小板减少：有创诊疗检查和非高风险部位的小手术，要求 PLT＞50×10^9/L；中等风险部位的手术，PLT 需提高到（70～80）$\times10^9$/L；颅脑、前列腺、脊柱等高风险部位的手术，PLT 需提高到 100×10^9/L；脾功能亢进需要进行脾切除的患者，以及产妇，术前 PLT 可以处于（40～50）$\times10^9$/L。⑤长期使用抗凝药物治疗，绝大部分抗凝药物可增加术中及术后出血的风险，但对于既往有栓塞病史及血液高凝状态者，术前突然停药可能增加血栓形成的风险，因此术前是否停药以及何时停药应综合评估患者血栓和出血的风险后再做决定。

正在接受不同抗凝药物治疗的患者，术前应采取不同的处理措施：①术前接受华法林治疗者，需暂时停药，并应用肝素进行桥接，即在停用华法林的短期应用普通肝素（unfractioned heparin，UFH）或低分子肝素（low molecular weight heparin，LMWH）替代性抗凝治疗。若非急诊手术，一般术前 5 天华法林停用，根据血栓栓塞的危险程度进行肝素桥接治疗，具体方案见附表 1。②服用肝素抗凝治疗者，建议方案见附表 2。③服用非维生素 K 口服抗凝剂（如达比加群、利伐沙班、阿哌沙班、依度沙班等）的患者，建议在皮肤手术、牙科手术、胃和结肠内镜检查（息肉切除术除外）和大多数眼科手术中，继续使用；对于需要维持正常凝血功能的低危患者，应在术前 5 天停止用药，不需进行过渡性治疗。④使用抗血小板药物治疗者，如冠心病患者，是否需要停药很难选择，需要综合考虑患者病情、外科手术轻重缓急和医生的手术技巧等。血栓风险高，应延迟择期手术；血栓风险低，可暂停药物治疗，确保外科手术顺利进行。出血风险低，术后尽可能不中断药物治疗。心脑血管疾病患者抗血小板治疗建议见附表 3。⑤危及患者生命的大出血，如各种外伤大出血、急性胃肠道大出血等，所有抗凝剂使用都应该遵循基本复苏原则，迅速开放气道，建立循环，通过压迫止血。快速液体复苏和静脉输注悬浮红细胞和血浆等。

（三）恢复血容量

维持足够的有效循环血量是保证手术安全的关键环节。在急性失血、血容量不足时，及时补充血容量、去除病因、控制失血、阻止体液丢失等是治疗急性失血的关键。正确估计失血量，合理补充血液代用品，如晶体液（按失血量：晶体液为 1∶3 的比例）或人造胶体液（按失血量：胶体液为 1∶1 的比例），以维持足够的有效循环血量。目前液体复苏策略倾向于“晶胶并用，各尽其能，速度适中、个体化原则”。对于出血未控制的失血性休克，早期采用控制性复苏，使患者维持在许可的低血压状态，以保证重要脏器的基本灌注，并尽快止血。出血控制后再积极进行容量复苏，这样可控制失血和减少异体血的输注。

二、术中减少失血

术中失血可致血容量减少，机体携氧能力下降，手术野变模糊影响手术操作，甚至影响患者术后恢复，所以需要最大限度地减少术中失血。术中应采取一定的措施以控制失血。

（一）外科技术及设备

1. 手术技术 外科医师应根据患者病情，选择最有利于患者的术式施行手术，术中小心地沿血管的平面解剖并进行精细的止血，同时高度关注长时间的手术创面渗血，尽可能地减少术中失血。

2. 微创外科技术 腹腔镜、胸腔镜和机器人辅助手术等微创技术目前已在临床上广泛应用，对减少手术出血十分有效，主要是手术视野放大，细小血管和微量出血清晰可见，可进行更加精细的解剖操作和止血。

3. 止血带技术 四肢手术时合理使用止血带，可以减少术中出血，改善手术视野，缩短手术时间，预防恶性细胞、脂肪栓子扩散，同时也可以引起神经麻痹、血管损伤、患肢肿胀等并发症。因此，使用止血带时应注意充气压力及控制使用时间。

4. 血流阻断技术 术前栓塞相应器官的动脉，如子宫动脉栓塞、脾动脉栓塞以及肝门血流阻断等，可减少手术时动脉性出血。

5. 先进外科设备 随着超声刀、电切刀、高频氩气刀、彭氏多功能手术解剖器等先进外科设备的引入，术中失血明显减少。

（二）止血药物和材料

止血药物可以作为围手术期高危出血风险患者的预防用药，或作为难治性大出血的干预手段，已广泛用于外科手术中，具有良好的止血效果。临床常用的局部止血药物和材料包括血管收缩剂（如肾上腺素）、吸收性明胶海绵、医用纤维蛋白胶、凝血酶、可吸收纤维素纱布等，常用的全身性止血药物包括抗纤维蛋白溶解药（如氨甲环酸、6-氨基乙酸）、促凝血药物（如Fg、PCC、重组Ⅶ因子激活物、去氨加压素等）。

（三）麻醉技术

麻醉技术对减少手术失血有重要作用。适当的麻醉对由于交感神经过度激活引起的高血压发作和心动过速进行预防，避免因 CO_2 过度潴留或碳酸过多引起血管扩张而增加手术失血，适当应用区域性麻醉（如硬膜外和蛛网膜下麻醉技术）减少手术失血。若涉及大血管或颅内血管手术时，可采用控制性低血压技术减少手术失血，但有危险性，麻醉师应慎用。

（四）体位与保暖

采取适当的体位，使手术部位静脉引流通畅，可以减少术中失血，同时改善手术条件。术中可让手术部位抬高使其水平稍高于心脏水平，如下肢、盆腔和腹部手术采取头低位，头和颈部手术采取头高位，可减少失血量，保持手术野清晰。术中应充分评估体位，调节可能产生的不良反应，如循环抑制、通气受限、神经压迫损伤、静脉气栓等。

体温是人体重要的生命体征之一。低体温可致凝血功能异常或改变，外科手术患者，尤其是术中大失血患者，注意保暖，通过使用保温毯、输血或输液加温、预热消毒剂等措施实施。

三、围手术期开展自体输血

自体输血是指采集患者自身血液成分，以满足本人手术或紧急情况下需要的一种输血疗法，不仅可以节约血液资源，减少异体输血，还可以降低输血不良反应和输血传播疾病的风险（详见第七章自身输血）。

四、外科输血指征

围手术期患者是否需要输血，需要输什么样的血液成分，需要输多少是临床经常面临的问题。为了安全、合理、科学、有效地输血，国内外多个组织都制定了系列的输血指南，指导临床进行输血管理。围手术期输血多发生在术中，通常由麻醉医师和手术医师根据患者的病情决定输血策略。

（于淑红）

第二节　外科输血实践

外科疾病（如严重创伤、烧伤、心血管疾病、肿瘤、畸形和功能障碍等）由于特殊的病理生理改变，手术是其特有的一种治疗方法，术中一般需要采取输血治疗手段，以提高外科疾病治疗的有效性和安全性。本节主要介绍烧伤、心血管手术、急性出血和严重创伤的输血治疗措施。

一、烧伤的输血

烧伤是各种原因导致的局部或大部分组织高温损伤的病理反应，常造成皮肤屏障功能破坏，感染机会增加；血管损伤和代谢功能异常，血容量减少，血浆和全血黏度增加。严重烧伤者由于热量和水分散失，可出现高渗性脱水，甚至休克，引起机体更复杂的病理生理改变。因此，输液和输血是治疗严重烧伤的重要措施。

（一）烧伤的特点

1. 严重烧伤时，患者血管完整性遭到破坏，毛细血管通透性增加，体液及血液中的蛋白质、电解质成分可从血管内渗出至血管外，引起血容量下降，细胞内外电解质紊乱，过多的体液在细胞间隙蓄积易引起组织水肿。

2. 烧伤的初期 24 小时内，所丢失的液体中蛋白含量最高，多从脉管系统丢失。烧伤患者体液丢失可造成低血液灌注、休克和肾功能衰竭，血浆丢失可造成血液浓缩，黏稠度增加，进一步加重低血液灌注程度。

3. 烧伤可造成不同程度的红细胞损失，红细胞生成改变，甚至贫血，与烧伤程度高度相关。①由于烧伤后血管系统完整性破坏，血液渗出时可丢失一定量的红细胞。②烧伤高温可造成红细胞破坏溶血。③烧伤应激反应出现的胃肠道出血也可损失部分红细胞。④烧伤后损伤和坏死组织释放的物质，对 EPO 具有抑制作用，抑制红细胞生成。⑤血液流经烧伤组织和烧伤部位时，可造成进一步溶血。

4. 烧伤使得皮肤完整性破坏，患者容易并发感染。初期复苏恢复血容量和组织灌注后，烧伤创面外露也易造成感染。烧伤后白细胞吞噬功能破坏和血清调理素活性下降，患者感染机会增大。

（二）烧伤的输血策略

烧伤患者的输血治疗原则：成分输血，不主张输全血。由于全血（尤其是库存全血）中凝血因子大量损耗，保存液中的抗凝剂可以造成患者体内抗凝成分蓄积，容易造成凝血功能障碍，加重出血症状。成分输血是严重烧伤患者治疗成功的关键。

烧伤早期复苏抗休克治疗是其主要的措施。儿童烧伤面积大于体表面积的 10%，成人大于体表面积 15%，必须静脉输注晶体液或/和胶体液。①烧伤面积为体表面积的 10%～50%时，以晶体液输注为主。②烧伤面积超过体表面积的 50%以上，应加大胶体液的补给，以血浆为主。③烧伤初期，由于液体损失较多，需要以 2～4ml/kg 补充复苏液，通常使用乳酸林格液，在开始的 8 小时内输注全天液体量的一半，随后输入余下的一半量。④烧伤早期，尤其是大面积烧伤，往往有大量血浆外渗，需要大量补充复苏液，应输注适量的血浆补充丢失的血浆蛋白。⑤烧伤后期，微血管的完整性基本恢复，多数烧伤患者需要增加胶体液复苏。

1. 红细胞 目前没有明确的输注指征，输注过度或不足均可对患者造成不良后果。临床应综合考虑烧伤患者的血容量、HCT 及贫血症状等情况，才决定是否需要输注红细胞，一般 HCT＜0.25，考虑输注红细胞制剂；若患者既往有心血管疾病或是老年人，可以放宽红细胞输注条件，HCT＜0.30 时就可补充一定量的红细胞制剂。

2. 血小板 烧伤患者常表现为凝血功能障碍和出血倾向。烧伤后的 2～3 天内凝血因子逐渐增多，纤溶抑制，患者血液多处于高凝状态，易诱发 DIC，临床应慎重选择血小板成分进行合理输注。通常情况下，PLT＜20×10^9/L 且发生出血可能危及生命，需要补充血小板治疗；若出、凝血时间正常，无明显出血征象，即使血小板很低也无须预防性输注血小板。大面积烧伤患者，若出现以下情况需要血小板输血治疗：①大面积烧伤的白血病患者，PLT＜20×10^9/L，合并严重感染。②烧伤面积较大且伴随血小板功能异常，需要行大手术治疗者。③PLT＜50×10^9/L 合并出血，需行手术治疗者。④烧伤面积较大合并 DIC 者，PLT＜50×10^9/L，应在抗凝治疗的基础上补充足够的血小板。一般成人 1 次输注 1 个治疗量的单采血小板，每天输注 1 次或隔天 1 次。

3. FFP 烧伤早期，大量液体复苏治疗可能导致患者凝血因子稀释，出现凝血功能障碍。烧伤患者需要大剂量抗生素抗感染治疗，第三代头孢菌素的应用可以抑制肠道正常菌群产生维生素 K1，造成凝血因子生成障碍。所以，烧伤患者需要补充 FFP 或凝血因子以防止出血。

4. 冷沉淀 主要用于手术后出血和严重烧伤患者。冷沉淀具有促进烧伤组织修复、愈合及创面肉芽组织再生，维持正常渗透压和减少炎症反应等多种生物学功能，可以有效止血。如果烧伤患者合并 DIC，及时输注冷沉淀可有效阻止病情的进一步发展。

5. 白蛋白 烧伤早期，由于毛细血管通透性增高，输入白蛋白容易流失。一般在烧伤后 24 小时，毛细血管完整性基本恢复，补充白蛋白有利于患者病情改善。每 1%烧伤面积，给予 0.3～0.5ml/kg 的白蛋白，维持 24 小时。

二、心血管手术的输血

心血管外科手术创面较大，术中出血量多、用血量大，加之血液肝素化，凝血因子、血小板破坏导致凝血功能异常，患者对贫血耐受能力差，从而使血液需要量增加。对于此类手术，应实施系统的血液保护计划，尽可能减少异体血输入量，合理实施输血治疗。

（一）心血管疾病的特点

心血管疾病患者术前均有不同程度的心肌损伤，多是由于心肌缺血、心肌炎症损伤、血流动力学紊乱等引起，而术中心肌缺血再灌注损伤、手术操作引起的损伤可能会进一步加重心脏缺血。部分患者术前可能存在肺功能异常，而体外循环导致的炎症会引起肺损伤，使呼吸系统的代偿功能显著下降。当患者处于贫血状态时，机体可通过心脏、呼吸的代偿作用而保障全身供氧：心率加快、心脏每分钟排血量增加（血流加速）；呼吸加深加快使肺内静脉血的氧合加快，这些都加重了心脏负担。目前，大多医疗单位把心脏手术的输血指征定为 Hb＜70g/L，但对心肺功能较差的患者不利，最好把红细胞输注指征定为 Hb＜80g/L，以提高心脏手术安全性。

（二）围手术期的血液保护

心血管大手术应做好围手术期的血液保护工作，术前纠正贫血，把 Hb 水平提高到 70～80g/L

以上，术中及时止血减少失血，尽量使用心内吸引器回收血液，避免血液过多丢失。也可以通过自体血液回收净化装置减少血液丢失。心脏手术需要动态监测患者的凝血功能，围手术期控制抽血次数，尽可能避免反复抽血造成的血液丢失。部分患者手术很成功，但术后仍存在出血现象，可能与患者的血液稀释、血小板数量及功能异常、肝素/鱼精蛋白中和异常、纤溶亢进引起的凝血功能障碍有关。个别患者术中需要使用血液浓缩器（超滤）改善其凝血功能，体外循环时合理使用抗纤溶药物以改善凝血功能，术后及时应用鱼精蛋白中和肝素，减少肝素抗凝引起的术后出血。

（三）心血管手术的输血策略

围手术期患者应做好血液保护，及时纠正贫血、低血容量和凝血功能异常，合理地补充血液成分以改善患者的血液循环，保证患者生命安全。

1. 红细胞 红细胞输血指征：①Hb＜80g/L。②体外循环中，HCT 通常保持在 0.30 以下，体外循环结束后应把 HCT 快速升至 0.30。③危重患者和年龄大于 70 岁者，Hb＜90g/L。

2. FFP 不能使用 FFP 扩充血容量和提高血浆蛋白。FFP 的输血指征：①出血时，PT 超过正常的 1.5 倍或 INR＞1.6，APTT 超过正常的 2 倍。②大量失血或大量输血后。③回收洗涤血液大于 2000ml。④AT-Ⅲ缺乏引起的肝素耐药者。⑤紧急对抗华法林的抗凝血作用。⑥排除外科活动出血和肝素残余作用后 PT、APTT 或 TEG 支持的术后出血。FFP 的治疗用量为 10～15ml/kg。

3. 血小板 血小板输注治疗指征：①PLT＜50×10^9/L，拟行心血管手术者。②预计体外循环时间较长（＞6 小时）、再次心脏手术、心脏移植手术、大血管手术及可能需要大量输血的患者，即使术前血小板数量和功能正常，亦可考虑预防性血小板输注。③术中、术后发生难以控制的渗血，并确定或高度怀疑为血小板功能障碍者。④24 小时检测 TEG，为临床凝血异常患者的诊断和治疗提供帮助。

三、严重创伤的输血

创伤是指外界机械力导致机体结构完整性的损伤，这不仅仅指机体受伤出血，也可能出现严重的全身性反应，如休克、低体温、创伤性凝血病、机体酸碱失调、全身性炎症综合征，甚至多器官功能障碍综合征等。

（一）严重创伤的特点

一般健康成人血容量为 4500ml 左右，65%～75%分布在静脉内，动脉内约有 11%～20%，其余在毛细血管床及细胞周围。当出血量低于 1000ml 时，短时期内由于静脉极强的代偿作用不会影响循环血量改变。当出血量为总血容量的 15%时，细胞内液通过组织内液进入血管，24 小时左右达到平衡，此时血液被稀释，HCT 下降，若血容量还不能被恢复时，机体利用压力感受器反射性地引起外周血管收缩，心脏血管扩张使机体内血液重新分布，保证心脏、脑等重要脏器血液供应。若失血未能控制，毛细静脉括约肌收缩，组织缺氧，细胞受损，细胞外 Na^+、Cl^-进入细胞内，造成细胞内液积聚，机体为保持平衡又迫使血管内液外流，心排血量急剧下降，血压降低，组织灌注进一步降低，无氧酵解加速，酸性产物大量积聚形成酸中毒，毛细血管通透性增高，血管内的失液加重，最终导致不可逆失血性休克。

（二）严重创伤的输血策略

严重创伤患者首先控制出血、止血，常常需要手术止血。为提高患者对手术的耐受性，应密切监测贫血程度，结合生命指征确定是否需要术前输注红细胞，以防止手术、麻醉意外的发生。对严重创伤者，以最快的速度建立静脉通道，尽可能选择开放上肢或中心静脉通道，中心静脉置管既可保证输血输液速度，又可监测中心静脉压，也可避免输入的液体在进入心脏前于手术野中流失，同时快速滴入平衡液及其他扩容剂，使血压上升，准备输血治疗。根据不同的失血量选择不同的血液成分制剂或制品。

1. 少量失血　血容量正常的非贫血患者，失血量少于血容量的 20%，即使 HCT 降至 0.32～0.35，患者仍能耐受，不必输红细胞，可按 2：1 的比例补充晶体液和胶体液，也可单用晶体液扩充血容量，剂量为出血量的 3 倍。

2. 中度失血　失血量为血容量的 20%～40%，患者可出现低血容量休克，应迅速扩容抗休克，在 1 小时内输注晶体液或代血浆 1000～2000ml。此时患者最缺乏的是红细胞，而粒细胞、血小板、血浆仅轻度降低，而且很快能代偿。因此，应及时输注浓缩红细胞 400～800ml，最终控制患者 Hb 在 100～110g/L（HCT＞0.30）。晶体液：胶体液：血液用量之比为 3：1：0.5。如患者出血前有贫血、营养不良、低蛋白血症、水肿、烧伤或低血容量情况，除输注晶体液、胶体液和红细胞外，根据病情补充白蛋白。

3. 大量失血　出血量超过血容量的 40%，常有休克症状。大量失血机体已处于缺氧状态，酸中毒、血液淤滞与浓缩状态，应用 5%碳酸氢钠溶液及晶体液快速输注扩充血容量，以补充细胞外液。在此基础上再输注 2～4U 悬浮红细胞，其晶体液：胶体液：血液用量之比为 3：1：10。

四、大 量 输 血

突发事件、急性创伤、分娩及外科大手术等均可出现急性大出血情况，需要大量输血（massive transfusion，MT）实施紧急救治。大量输血是指一次输血量超过患者自身血容量的 1～1.5 倍，输注的红细胞超过 20U，或者 3 小时内输血大于自身一半的血容量，输血速度大于 1.5ml/（kg·min）。临床需要结合患者的失血量、临床症状和体征，明确诊断和严格评估后才能决定是否执行大量输血。大量输血主要用于快速失血超过机体代偿能力的失血性和低血容量性休克、大创伤、大出血等情况，正确输注合适的血液成分也是影响救治成功与否的关键因素。

（一）大量失血的特点

在明确患者有大量失血的情况下，根据临床指征并对其所需血液成分进行评估，然后按需进行急救（提高携氧能力、改善凝血功能），并根据血液成分输注后的急救效果评价患者病情，调整或修改输血治疗方案。大量失血往往是时限不一的持续出血，须正确评估患者的失血量和凝血功能，采取有效的止血和维持血容量等临床救治措施，是保障患者生命安全的重要保证。

1. 失血量　创伤性失血较难估计失血量，如闭合性损伤失血量无法看见、开放性损伤存在估计误差等，所以临床评估失血量还需结合患者症状、体征、实验室检测结果及辅助检查等，才能得出相对准确的结果。

2. 凝血功能　失血量评估误差可造成错误评估凝血因子的丢失情况，大出血患者需要实施大量快速输血治疗，可造成血小板和凝血因子稀释，导致凝血功能障碍，进一步加重出血。大出血患者常有低体温现象，导致血小板功能降低，进而影响凝血功能。正确评估患者的凝血功能，是早期治疗患者大量出血的基础，失血量或凝血因子评估不准影响输血治疗。

（二）大量输血的策略

根据患者临床出血、止血情况和有关实验室检查，制定合理的输血治疗方案。大量输血时需要合理搭配成分输血，确定输注时间和剂量，优先考虑补足血容量，以维持组织灌注和供氧，合理纠正凝血紊乱，控制出血。

1. 大量输血的原则　对于各种危、急、重症大失血患者，结合实验数据选择最佳的输血治疗方案，指导临床适时补充红细胞、FFP、血小板或冷沉淀等血液成分。

（1）按相容性输血原则，不同大出血情况选择不同的输血方案：①外科手术中的大失血（或创伤急救）：应选择 20U 的 O 型红细胞（经去白细胞处理、未经辐照、未经交叉配血的悬浮红细胞），1200 ml AB 型血浆及 2 个治疗量单采血小板。②创伤、分娩而致的大出血：应选择 12U 的 O

型悬浮红细胞、800 ml 血浆和 2 个治疗量的血小板。

（2）如果符合自体血液回输条件的大量出血，可通过自体血液回输机回输自体血液成分。

（3）紧急情况下患者因大出血致失血性休克，不立即输血会危及患者生命时，以抢救生命为第一原则，按相容性输血原则可以选择 ABO 不同型的血液制剂相容性输注。

（4）Rh 阴性个体，在紧急救治情况下，可输注阳性血液成分。①若患者体内无 Rh 抗体，可输注 Rh 阳性的红细胞和血小板，但育龄女性除外。②Rh 阴性女性患者，在 ABO 同型或相容情况下，可选择输注 Rh 阳性的血浆和冷沉淀。

2. 输注适合的血液成分

（1）红细胞：在晶体液、胶体液（晶体液：胶体液的比例为 2：1 或 3：1）充分补容的基础上，紧急输注 4～6U 悬浮红细胞，尽快改善患者携氧能力，治疗效果优于全血输注，然后再根据病情补充其他血液成分。

（2）血小板：大量出血机体血小板减少，大量输血时致血小板稀释性减少，低温也影响血小板的功能。当 PLT＜50×10^9/L 时，必须输注血小板（中枢神经系统或视网膜手术建议维持 PLT＞100×10^9/L）。通常情况下，实施大量输血时需要以患者可以耐受的速度尽快输注一个治疗量以上的单采血小板。

（3）FFP：大量输血造成凝血因子稀释，当 PT 和 APTT 超过正常参考值的 1.5 倍和（或）Fg＜1g/L 时，特别是有肝功能障碍的患者，应输注足量的 FFP，以补充丧失的血浆蛋白和多种凝血因子，尤其是一些不稳定的凝血因子。

（4）冷沉淀：输血量达到受血者自体血容量的 1.5 倍，Fg＜1.0g/L 时，应输注冷沉淀凝血因子或 Fg 浓缩剂。

（5）其他血液制品：依据患者临床需要，可以选择其他血液制品治疗，如 rFⅦ具有明显的止血作用，对于肝功能障碍或维生素 K 缺乏的患者，使用 PCC 可以减少出血。

五、大量输血的注意事项

大量异体血液成分的输入，在一定程度上维持了血浆容量、纠正了贫血、防止了出血，但也出现了因大量快速输血造成的并发症及不良反应，如大量输血引起的低体温、酸中毒、凝血功能障碍及电解质紊乱等生理因素的变化，以及其他输血不良反应，临床应引起重视。

1. 大量输血死亡三联症

（1）体温过低：大量输入冷藏的库存血，使患者体温迅速下降，可发生心室纤颤（特别在低钙高钾情况下更易发生）。低体温对止凝血功能有干扰，建议大量输血前可将库存血加温至 20℃左右再行输入。

（2）酸碱失衡失调：库存血保存液 pH 5.0～5.6。①随着血液保存时间延长，葡萄糖分解和红细胞代谢产生的乳酸和丙酮酸随之不断增加，血 K^+不断增高，细胞内外的 H^+、K^+交换使血浆酸性增加，而库存血 pH 更低。大量输血可引起代谢性酸中毒。②机体休克时的低灌流可产生的酮体、乳酸，消耗 HCO_3^-，而肝肾不能在短时间内代谢和排出酸性物质，造成机体代谢性酸中毒。③大量输血时输入的枸橼酸钠，可在肝内被迅速代谢为 $NaHCO_3$，机体也可能形成代谢性碱中毒。

（3）出血倾向：①短时间内大量快速输血，大量抗凝剂枸橼酸钠进入体内可螯合游离 Ca^{2+}，血 Ca^{2+}下降，毛细血管张力减低，血管收缩不良。②库存血中的血小板数量和活性减低，凝血因子不足。③大量输血引起低体温时，血小板功能降低。当患者体温降至 32℃时，血小板只能黏附于血管壁，不能被活化，止凝血障碍。大量输血时应适当补充血小板、凝血因子制品，以及抗休克、纠正低体温等治疗。④机体酸中毒可降低凝血因子活性。

2. 大量输血患者可出现枸橼酸中毒，低血钙、高血钾（大量库存血）、低血钾（代谢性碱中毒）、高血氨血症。

3. 循环超负荷 短时间输入大量血液或输血速度过快，超过患者心脏的负荷能力，导致心力衰竭或急性肺水肿。

4. 肺微血管血栓 库存血中的白细胞、血小板、变性蛋白、纤维蛋白共同形成微聚体，进入患者体内，可引起肺血管微栓塞、肺功能不全，严重时出现急性呼吸衰竭、肺间质水肿等。

5. 其他 经血传播性疾病等。

【案例 10-1】

结肠肿瘤合并大出血的输血治疗

病例资料

患者，男性，62 岁，因突发腹疼伴大量便血而急诊入院。既往身体健康，无外伤史和输血史。查体 Bp 75/45mmHg，P 124 次/min，R 28 次/min，患者表情痛苦，神志清楚，自动体位，面色苍白，明显脱水貌。腹软，无明显压疼，无包块，肠鸣音活跃。入院时排出暗红色样血便。

1. 初诊 急性下消化道出血。

2. 诊治经过

（1）一般处理：紧急给氧，开通双静脉通道，先输注 0.9%生理盐水、5%葡萄糖、林格液、代血浆（万汶）等 2000ml，同时给予多巴胺治疗。

（2）抽取血样送检并配血。血液检查：①血常规：Hb 42g/L，WBC 12.8×10^9/L，PLT 103×10^9/L，②凝血功能检查：PT、APTT、TT、Fib 等指标正常。③血型：B 型、Rh 阳性。

（3）15 分钟后，在另一通道输注 B 型悬浮红细胞 3U，再输入林格液、生理盐水 1000ml 和 B 型 FFP 500ml，患者病情稳定。

（4）急送手术室介入止血。患者生命体征平稳后，诊断为结肠肿瘤合并大出血，择期手术根治。

3. 案例解析

（1）患者因结肠肿瘤合并下消化道大出血、休克，符合输血指征，输血时机和血液成分选择十分重要。

（2）急性出血性休克患者早期主要是全身组织细胞处于严重脱水状态，组织灌流不足情况严重，早期应快速给予大量晶体液（生理盐水、5%葡萄糖液、林格液）并配合使用适量胶体液（代血浆）充分扩容，改善组织细胞脱水状态，补充组织间液快速恢复组织再灌注十分必要；早期选用红细胞和 FFP 不合适，可能会加重患者组织灌流不足。

（3）在大量扩容、纠正休克、改善组织细胞再灌注的情况下，再及时输注适量红细胞改善组织缺氧，输注适量的 FFP 补充凝血因子，可有效提高急诊抢救成功率。

（4）紧急手术介入止血是抢救成功的关键。

（张绍基）

本章小结

外科输血是临床输血的重要组成部分，围手术期患者应加强血液保护，术前通过纠正贫血和凝血功能障碍，补充晶体液、胶体液等血液代用品，限制不必要的输血；术中通过先进的外科技术及设备减少失血，也可以在围手术期开展自体输血，严格掌握输血指征，避免不必要或不合理的输血，提高输血治疗的有效性和安全性。烧伤、创伤、心血管疾病和大出血患者，根据不同疾病的不同临床特点，制定出不同的输血治疗方案，选择不同的血液成分和剂量合理使用，积极采取措施对症治疗，有效扩容、止血和改善患者临床症状，减少输血对患者的损害，提高输血疗效及抢救成功率。

第十一章　妇产科输血

妊娠与分娩是一种特殊的生理过程，妊娠期常发生明显的血液生理改变，血液处于高凝和低纤溶状态，产后若出现大出血极易诱发 DIC。妊娠期母胎血型不合可使胎儿出现溶血性疾病。这些情况决定着孕产妇患者可能需要输血或者换血治疗。

第一节　妊娠期生理特点

妊娠期母体血液系统、免疫系统与其他器官系统一样，发生一系列生理变化，以适应胎儿的正常生长发育。掌握孕妇不同妊娠期血液生理变化，有助于指导孕产妇患者输血治疗。

一、血液系统

1. 血液量增加　在妊娠 6～8 周，母体红细胞和血浆容量开始增加，妊娠 32～34 周时达到高峰，增加 40%～45%，血容量平均增加 1500ml 左右并一直维持到分娩，其中血浆量增加约 1000ml，红细胞增加约 500ml，因此妊娠期孕妇血液稀释会出现高血容量和生理性贫血。

2. 血液成分改变

（1）红细胞：随着妊娠期 EPO 和泌乳素分泌的增加，骨髓红细胞生成也相对增多，约增加 18%～25%，由于血液稀释，RBC、Hb 及 HCT 略有下降，血液黏稠度降低，网织红细胞（reticulocyte，Ret）轻度增加。

（2）白细胞：妊娠 7～8 周开始增高，至 30 周达到高峰，约为（10～15）$\times 10^9$/L，以中性粒细胞增多为主，单核细胞及嗜酸性粒细胞几乎无变化。

（3）血小板：妊娠期多数孕妇血小板无明显变化，少数孕妇略有减少。

（4）凝血因子：妊娠期血液处于生理性高凝状态，凝血因子Ⅱ、Ⅴ、Ⅶ、Ⅷ、Ⅸ、Ⅹ含量增加，有利于防止产后出血，但也易发生 DIC。妊娠晚期，PT、APTT 不同程度缩短，凝血时间无明显改变。妊娠期血浆 Fg 含量升高，约增加 40%～50%，妊娠晚期可达 4～6g/L。Fg 增加还可以改变红细胞表面的负电荷量，促使红细胞缗钱状聚集，导致红细胞沉降率增快。

（5）纤溶系统：妊娠期纤溶酶原显著增加，AT-Ⅲ降低，优球蛋白溶解时间明显延长，表明妊娠期间纤溶活性降低，限制了分娩期出血，然而也增加了血栓形成的风险。血浆纤维蛋白原降解产物（fibrin degradation products，FDP）含量随孕期增加而增加，到分娩期明显增多，主要是由妊娠和分娩期高凝状态及局部 DIC 引起的纤溶活性增高所致。分娩后 2 小时逐渐降低。

（6）血浆蛋白：妊娠早期孕妇血清总蛋白降低，主要为白蛋白降低，约为 35 g/L 左右，维持此水平直到分娩。

二、免疫系统

胎儿作为半同种异体移植物在母体子宫内不被排斥，主要通过母胎之间的免疫耐受机制进行调节实现的。

1. 妊娠期母体免疫抑制作用　①妊娠期母体子宫蜕膜的绒毛外滋养细胞选择性高表达免疫

耐受分子 HLA-G，与 $CD8^+$ T 细胞、巨噬细胞和 NK 细胞表面受体结合，抑制细胞活性，维持母胎免疫耐受和正常妊娠。②妊娠期母体胎盘分泌大量的激素类物质，如 hCG、胎盘泌乳素、胎盘特异性蛋白、雌激素、孕激素、皮质激素，以及胎儿产生的胎盘抗原和甲胎蛋白（alpha fetoprotein，AFP）等均为免疫抑制物，可以保护胎儿免受母体免疫排斥。

2. 胎盘免疫屏障作用　①免疫活性物质和大分子抗原物质不能通过胎盘。②滋养层细胞表面的唾液黏蛋白可以掩盖组织相容性抗原，使之不与母体抗体接触。③脱落进入母体血液循环的滋养层细胞及其碎片可以刺激母体产生抗体，并与滋养层细胞上的 HLA 形成复合物，可以覆盖来自父方的 HLA 抗原，使胎儿不受损害。④蜕膜细胞属于免疫惰性细胞，对胎儿抗原的刺激反应不敏感。

第二节　输血治疗原则

根据妊娠期患者特殊的生理学、免疫学特点和临床治疗的实际需求，遵循循证输血医学（evidence-based transfusion medicine）规范，综合考虑患者输血的适应证、禁忌证和安全用血要求，不同类型疾病制定不同的输血治疗方案，选择合适的血液成分正确输注，尽量避免或减少输血引起的不良反应及相关疾病。

一、成分输血指征

1. 红细胞输注　取决于血液 Hb 和 HCT 水平，还需要综合考虑患者的失血量。

（1）失血量：①失血量小于自身循环血量的 15%，无须输注红细胞，但出血前合并有贫血或严重心肺疾病者除外。②失血量达到自身循环血量的 15%～30%，无须输注红细胞，可给予晶体液和胶体液扩充血容量，但患有贫血、严重心肺疾病及活动性出血者除外。③失血量达到自身循环血量的 30%～40%，可给予红细胞输注，立即给予晶体液和胶体液纠正低血容量。④失血量超过自身循环血量的 40%，应及时纠正低血容量，立即输注红细胞，合并凝血功能异常者可补充 FFP。

（2）Hb 水平：①Hb＞100g/L 且患者情况稳定，无须输注红细胞。②Hb 为 60～100g/L，根据个体具体情况决定。③Hb≤70g/L 且贫血症状明显，估计手术中可能大出血或者属于麻醉高风险人群，可输注红细胞。④Hb＜60g/L 可输注红细胞。

2. 血小板输注　①PLT＜10×10^9/L，或者血小板介于（10～20）$\times10^9$/L 并且合并凝血功能障碍，皮肤黏膜出现瘀点、瘀斑的患者需要预防性输注。②手术或侵入操作之前，PLT＜50×10^9/L，需输注血小板。③非血小板数量减少而是血小板功能障碍引起的微血管出血，并且不能用其他手段治疗时，需输注血小板。④硬膜外麻醉或镇痛时，PLT＜100×10^9/L，需输注血小板。⑤正常经阴道分娩者，PLT＜50×10^9/L，无须输注血小板。⑥ITP、TTP 及肝素诱导的血小板减少症，无须输注血小板，但有致命的大出血者除外。

3. FFP 输注　FFP 的输血指征：①出血患者，PT 和 APTT 超过正常人的 1.5 倍时。②凝血功能障碍或并发 DIC 者。③先天性或获得性凝血因子缺乏。④TTP 患者。⑤AT-Ⅲ缺乏者。

4. 冷沉淀输注　需要补充治疗的情况：①低 Fg 血症导致的出血，且 Fg＜0.8g/L。②DIC、vWD 及凝血因子ⅩⅢ缺乏，且并发出血。

5. 白蛋白输注　妊娠期高血压、低蛋白血症、妊娠合并肝硬化及慢性肾炎等，可选择输注白蛋白提高胶体渗透压。

6. 免疫球蛋白输注　血液系统疾病（如白血病、AA）合并抗生素难以控制的感染时，可通过输注免疫球蛋白增强免疫能力。应用抗-D 免疫球蛋白对发生 Rh-HDN 的孕妇进行预防性治疗。

7. 淋巴细胞输注 习惯性流产患者，通过皮内注射其配偶淋巴细胞，诱发母体产生的 HLA 封闭抗体，可阻止母体免疫系统对胚胎的攻击，治疗习惯性流产。

二、输血注意事项

1. 对于流产、异位妊娠、前置胎盘、胎盘早剥和产后宫缩乏力等引起的急性失血、血容量减少及妊娠性高血压等疾病情况，首先考虑恢复血容量。

2. 同种异体血液输注可以导致免疫抑制作用，使孕产妇术后感染的机会增加，严重者可出现多器官功能衰竭。

3. 孕妇施行宫内输血，若输入红细胞中有 T 淋巴细胞（含有 HLA 抗原），可诱导胎儿出现 TA-GVHD，导致胎儿生长受限，或者有流产、死胎的危险。

（闫海润）

第三节 妇产科输血实践

妇产科疾病各具特点，不同疾病应采取不同的治疗措施。现代输血理念认为，根据不同疾病的特点和临床需求，制定不同的输血治疗方案。临床常见的妇产科疾病，如胎儿溶血病、产后大出血、妊娠期血液病、产科并发 DIC 等疾病，需要输血进行临床救治。

一、宫 内 输 血

胎儿作为一个特殊的生物体，由于其循环系统和免疫系统发育不成熟，在发育过程中易受外界因素影响而致病。近年来，随着围产医学的发展，宫内介入治疗临床应用日趋广泛。胎儿宫内输血作为宫内介入治疗的手段之一，将同种异体血液经孕妇腹腔、子宫腔输入胎儿脐静脉或胎儿腹腔内，治疗胎儿免疫性、非免疫性贫血和细小病毒 B19 感染引起的严重贫血，以及水肿、出血性疾病等，取得了良好的治疗效果。

（一）输血指征

宫内输血的目的主要是为了防止胎儿出生前水肿，保证在新生儿存活的基础上尽可能延长胎龄，使胎儿在宫内正常发育，避免胎膜早破、胎盘早剥、流产、早产等并发症的发生。胎儿血常规是判断贫血程度最可靠的指标，但需要脐带穿刺才能获得标本，危险性较大。临床上常根据孕妇血清抗体效价、超声结果和羊水检查，综合评估胎儿贫血的严重程度，作为宫内输血的指征。

1. 抗体效价测定 在美国，母体抗-D 效价在 9～32 时，就开始进行羊水检查或胎儿超声检查。在中国，一般把 IgG 效价界定在 64，作为判断是否可能发生 HDN 的临界点。

2. 胎儿大脑中动脉多普勒检查 孕周 35 周以前，通过非侵入性的超声多普勒检查胎儿大脑中动脉最大收缩期峰值流速，可以准确反映胎儿贫血程度。妊娠 35 周以后可采用羊水检查。

3. 羊水检查 通过羊膜腔穿刺检查羊水中的胆红素，可间接判断胎儿的溶血程度。

4. 胎儿血标本检查 若胎儿 Hb＜100g/L 或 HCT＜0.30，可以考虑宫内输注红细胞成分；在妊娠 20～24 周时，经皮脐静脉血液取样，若胎儿 PLT 介于（50～100）$\times 10^9$/L 时，考虑宫内输注血小板，同时母体以 1g/（kg・W）的剂量给予 IVIG 治疗。

（二）输血途径

宫内输血途径主要有两种，即经胎儿腹膜腔内输血和经脐带血管内输血。

1. 脐带血管内输血　胎儿宫内输血的最佳方法。一般在妊娠 17 周或 20 周时，在 B 超引导下，选用 20 号或 22 号腰穿针，经母体腹部穿刺胎儿脐静脉连胎盘的脐带部分，进行宫内胎儿血管内输血。脐静脉输血不会增加胎儿心动过缓的风险，优于脐动脉输血。该操作也可以抽取胎儿血标本，进行胎儿血型抗原分型和血常规检查。当胎儿孕周较早时，由于血管通道很难建立，可选择腹腔输血。

2. 胎儿腹膜腔内输血　在 B 超引导和胎心监护下，采用 16 号腰穿针经母体腹部直接进针至胎儿腹腔，进行胎儿腹腔输血。胎儿的呼吸运动是血液（或红细胞）吸收的基础。该方法适用于无合并症（如无水肿、无腹水或出血）的胎儿。

（三）输血方法

1. 成分血液的要求

（1）红细胞：①选择与母体血液相容的新鲜血液（最好是血液采集后 5 天内）。②用 AB 型 FFP 悬浮 CMV 阴性、经去白细胞处理的辐照红细胞。③用 AB 型 FFP 悬浮洗涤的母体红细胞。④胎儿水肿时，最好选用少浆红细胞，要求 HCT 介于 0.50～0.55。⑤胎儿发生了溶血病时，需要考虑导致溶血病的 IgG 抗体，应选择 O 型（或与胎儿 ABO 同型）的且不与 IgG 抗体反应的红细胞。

（2）血小板：胎儿免疫性血小板减少，在国外多由于 HPA-1a、HPA-5b 抗体导致；在中国多由于 HPA-4b 抗体导致，所以宫内血小板输血应选用 HPA-1a、HPA-4b、HPA-5b 抗原阴性的辐照血小板，使用同型血浆或生理盐水悬浮血小板。

2. 输血量　妊娠期不足 33 周时，胎儿尚不成熟。为纠正胎儿严重贫血和挽救胎儿，一般在 20～26 周时通过 B 超仪定向窥视，使用与母亲血清不凝集的浓缩红细胞液（Hb 浓度在 220～250 g/L）注入脐血管或胎儿腹腔内，同时动态监测腹膜内压力，因为过高压力会压迫脐静脉并阻断胎儿供血系统而引起胎儿死亡。1～2 周后可再次开展第二次输血，以后每隔 3～4 周输血 1 次，直到 33～34 周胎儿成熟。20～22 周孕期输 20 ml，24 周孕期输 40 ml，30 周孕期输 100 ml。限制输血量，尤其是水肿胎儿，不能超过输血前血容量的 50%。可以采用频繁少量低速输血的原则，以 2～5ml/min 的速度进行血管内、腹腔内输血治疗，使胎儿 HCT 达到 80g/L 即可。

（四）输血并发症

1. 孕妇　宫内输血对母体影响较小。穿刺可引起胎盘急性羊膜绒毛膜炎，也可引起胎膜早破、流产、早产、胎盘早剥、感染以及输血针穿刺偏位造成的损伤等。

2. 胎儿　胎儿并发症较多，主要有穿刺引起的血管、心脏损伤，以及因腹腔输血造成腹压过高导致脐静脉血流中断等。

二、妊娠期血液系统疾病的输血

妊娠期可合并慢性贫血、血小板减少、白血病和妊娠高血压等疾病，这些疾病虽然不完全由妊娠引起，但妊娠可以加重病情，间接影响宫内胎儿生长发育，造成流产、早产、宫内胎儿发育受限、畸形，甚至死胎等。妊娠期的不同血液系统疾病有不同的输血治疗方法。

（一）妊娠合并缺铁性贫血

孕期 Hb＜100g/L，HCT＜0.3，血清铁蛋白＜16μg/L 应诊断为 IDA。我国妊娠期合并 IDA 的患病率较高，主要是因为孕期铁的摄入不足和需要量增加，严重者可导致贫血性心脏病、妊娠期高血压、产科休克和产褥感染等。当 Hb＜70g/L 时，可对胎儿造成不良影响，如胎儿发育受限、早产、死胎和新生儿窒息等。

1. 病因治疗 寻找缺铁的原因，补充铁剂，增加含铁食物的摄入，结合临床对症治疗。

2. 输血治疗 Hb＜60g/L 的严重贫血，即将分娩或短期内需要行剖宫产手术者，可选择压积红细胞、少白细胞红细胞或悬浮红细胞输注，对血浆蛋白过敏者可输注洗涤红细胞，也可采取换血疗法。当孕妇有心衰、肺炎或其他严重感染、合并非贫血所致心脏病或剖宫产术合并出血时，应放宽红细胞输注指征，Hb 处于 80～100g/L 可考虑输注红细胞。

（二）妊娠合并再生障碍性贫血

妊娠合并 AA 系骨髓多能干细胞增殖与分化障碍导致的造血功能衰竭，临床表现为全血细胞减少，易导致贫血、出血和感染等症状。妊娠不是 AA 发生的诱因，但妊娠可使 AA 病情加重或恶化，给孕妇和胎儿带来不良影响。妊娠合并 AA 的患者，在其妊娠期需要采取积极的治疗措施，改善贫血症状、预防感染和防止出血。

1. 妊娠期治疗 ①AA 患者病情未改善者应避免怀孕。②妊娠早期应中止妊娠。③孕中、晚期的 AA 患者，出现出血和感染的风险更高，临床上应加强监护直到分娩。④尽量经阴道分娩，积极预防出血及感染并发症的发生。

2. 输血治疗 结合患者的输血指征，选择合适的血液成分在妊娠不同阶段给予合理的输血治疗，减少输血不良反应的发生。

（1）红细胞输注：①妊娠早期：人工流产终止妊娠时，若 Hb＜60g/L 应做好输血准备，可选择去白细胞的悬浮红细胞。②妊娠中、晚期：终止妊娠有较大的危险性，应在输血支持下直接分娩。输血原则：以少量、多次和间断为主。当 Hb＜80g/L 时，可选择去白细胞的悬浮红细胞或洗涤红细胞进行输注，以维持宫内胎儿正常发育。

（2）血小板输注：当 PLT＜20×10^9/L，有自发出血的风险，应酌情输注单采血小板。尤其接近分娩时，若患者出现眼底、黏膜或胃肠道出血，应及时输注血小板，以防止分娩时或产后大出血。

（3）粒细胞输注：较少使用。粒细胞计数＜0.5×10^9/L 并发严重感染，使用抗生素治疗无效时才考虑输注粒细胞。

（4）输注胎盘血：胎盘血具有细胞浓度高、携氧能力强、凝血效果好、含有较多的免疫球蛋白、过敏反应低等优点。

（三）妊娠合并巨幼细胞贫血

由于叶酸、维生素 B_{12} 缺乏，妊娠期可诱发巨幼细胞性贫血，多在妊娠后 3 个月发生或加重，严重者可出现胎盘早剥、胎儿生长受限、畸胎、早产和新生儿死亡等危害。

1. 病因治疗 积极治疗原发病，补充叶酸或维生素 B_{12}，多食用绿色蔬菜、豆类和动物肝脏等，同时补充维生素 C 和铁剂。

2. 输血治疗 当 Hb＜60g/L 时可输注悬浮红细胞，需少量、慢滴，以避免诱发心力衰竭。

（四）妊娠合并白血病

白血病是原发于造血系统的恶性疾病，异常增生的白血病细胞对生殖血管有不同程度的浸润和破坏，导致闭经和不孕，最终影响生育。白血病对妊娠和胎儿有很大影响，①可致孕妇贫血，造成功能正常的粒细胞和血小板减少，使分娩（流产）时和产褥期有出血、感染的可能，甚至败血症；白血病孕妇常合并病理性妊娠如胎盘早剥、妊娠期高血压疾病等。②可致胎儿自然流产、早产、胎死宫内和胎儿生长受限；应用化疗药物后胎儿畸形；若妊娠期长期应用糖皮质激素治疗，可使婴儿肾上腺皮质功能减退。

1. 病因治疗　妊娠带来的额外负担，以及流产、分娩过程的出血和感染均会给妊娠期白血病患者带来更大的危险，产后病情会进一步恶化，预后较差。妊娠合并白血病的治疗原则是增强孕妇全身抵抗力和缓解白血病病情，通常采取化疗、输血、抗生素以及支持治疗等综合措施，化疗常在妊娠中、晚期进行，避免使用糖皮质激素，以免导致胎儿畸形。

2. 输血治疗

（1）红细胞输注：Hb＜60g/L 或已达到左心功能不全者，应输注去白细胞的浓缩红细胞，使 Hb 保持在 60～80g/L。

（2）粒细胞输注：白血病化疗或中性粒细胞减少并发严重感染的孕妇，在应用抗生素或注射免疫球蛋白效果不佳时，可注射 G-CSF，也可输注单采粒细胞。每次输注剂量＞1.0×10^{10}个，直到感染得到控制。

（3）血小板输注：PLT＜20×10^{9}/L，伴有子宫或其他器官出血者，应输注单采或浓缩血小板。若凝血因子减少或凝血功能障碍时，可补充 FFP、冷沉淀和 Fg 浓缩剂等血液成分。

（4）细胞治疗：当外周血 WBC＞1000×10^{9}/L 时，可进行治疗性白细胞去除术，以降低白细胞数量，同时给予化疗处理。

（五）妊娠合并血小板减少症

妊娠期 PLT＜100×10^{9}/L 为血小板减少症，无论妊娠期特有的血小板减少症（如子痫前期、血栓形成性微血管病等），还是非妊娠期特有的血小板减少症（ITP、TTP 等），均由血小板吞噬或消耗增加所致。大部分欧美国家认为，经阴道分娩 PLT＞50×10^{9}/L，或剖宫产 PLT＞80×10^{9}/L，患者可以耐受任何麻醉方式。正常情况下，不提倡输注血小板，为了预防分娩或剖宫产术中出血，才在术前和术中输注浓缩血小板。一般可采取糖皮质激素、IVIG 和血浆置换等治疗，使 PLT 维持在 50×10^{9}/L 以上。由于血小板寿命很短，还需要辅助其他治疗，去除血小板减少的病因。

三、产科出血的输血

产科出血是病理性产科常见的并发症。根据其发病阶段和病因的不同，可将产科出血分为早中孕期、产前、产后出血，其中产后出血最常见。传统定义产后出血为：胎儿娩出 24 小时内，阴道分娩者失血量≥500ml、剖宫产分娩者失血量≥1000ml。由于妊娠期血容量生理性增加，产后出血量达 1000ml 不会引起产妇血流动力学紊乱，所以传统定义有些局限性和不精确性。近年来，欧美等发达国家定义产后出血为：分娩 24 小时内失血量≥1500ml、Hb 降低超过 40g/L 或需要紧急输注红细胞超过 8U。

（一）发病机制

产科出血与妊娠相关，不同诱因在不同妊娠阶段均可导致出血。孕早中期的异位妊娠、自然流产、先兆流产等，分娩前的胎盘早剥、胎盘植入、子宫静脉破裂、卵巢囊肿破裂等，分娩后的胎盘残留、宫缩乏力、宫颈裂伤、凝血功能障碍、剖宫产等，均可导致产科出血。

（二）临床特点

产科出血除具有与外科出血类似的机体应激反应外，还具备不同于妊娠期生殖道损伤出血的特点。

1. 临床常见的阴道出血有早孕期间先兆流产的阴道少量出血、胎儿娩出后软产道裂伤出血、宫缩乏力的间断性出血、胎盘因素导致的产道出血、凝血功能异常的持续性出血。

2. 孕期血液生理学改变导致血容量增多、血液稀释、血液高凝，以及孕期胎盘分泌较多的类皮质激素，使孕妇对失血的耐受性增强，少量、隐匿、间断性出血。

3. 妊娠期出血一般不被重视，一旦出现临床症状时可能已达到中重度休克标准，很容易诱发DIC、感染、肾衰和过敏反应，甚至导致孕产妇死亡。因此，孕妇及时有效去除病因，控制出血尤为关键。

（三）临床治疗

1. 扩容治疗 当出血量达到或超过自身血容量的20%，为预防失血性休克，必须扩容治疗。首先开放两条较粗的静脉通道，按“先晶体后胶体”的原则及时补充血容量，同时给予供氧，以维持和恢复重要器官组织灌注供氧，纠正酸碱平衡和电解质紊乱，改善凝血功能，争取时间彻底止血。大量输液治疗时注意保温，以防低体温造成凝血功能紊乱。在扩容治疗的同时，及时补充红细胞、血小板和FFP等，以提高患者血液的携氧能力和有效止血。

2. 控制出血治疗 预防出血是最理想的处理措施。产前评估孕妇身体状况，及时纠正贫血以减少产后异体输血的机会；产后可通过宫缩剂（如缩宫素、卡前列氨丁三醇、米索前列醇等）、rFⅦa、放射介入治疗（如介入性子宫动脉栓塞技术）、外科手术治疗（如宫腔填塞、子宫动脉结扎、盆腔血管结扎、子宫压迫缝合、子宫切除等）、新技术止血（如氩气激光凝固器止血）等进行控制出血治疗。

3. 输血治疗

（1）输血原则：当失血量达到自身血容量的30%或Hb＜40g/L时，除输液扩容治疗外，需要输血治疗。首先通过外科手段控制出血，选择合适的血液成分及时输注，维持Hb在60～100g/L，PLT≥50×10^9/L，按需补充FFP纠正凝血功能障碍。

（2）成分输血方案：通常不采用全血输注。①红细胞输注：HCT＜0.25，且有持续性出现情况时，立即补充红细胞治疗。未知血型时，优先使用O型红细胞，但育龄女性慎用Rh阳性血液；紧急救治时必须在30分钟内进行输注。②血小板输注：维持PLT≥50×10^9/L，若患者出现血浆FDP增加、诱发DIC时需要维持PLT≥75×10^9/L。Rh阴性育龄女性若在紧急救治时输注了Rh阳性的血小板，需要同时静脉注射75μg的RhIG，进行预防性治疗。③FFP输注：当PT、APTT超过正常值的1.5倍时，需要补充FFP。④既往无凝血功能障碍的大出血患者，可补充rFⅦa进行止血治疗。

四、产科并发DIC的输血

DIC是一组以血栓形成、出血、微循环功能障碍和多器官功能衰竭为特征的临床综合征。妊娠期孕妇血液呈高凝低纤溶状态，一旦出现羊水栓塞、胎盘早期剥离等病理妊娠时，容易诱发DIC。产科DIC起病快，发展迅速，尤其是在孕晚期或分娩期发生最多，是危及孕产妇生命安全的一种严重并发症。

（一）发病机制

产科DIC是一组严重的出血综合征，临床发病率较高，严重威胁着产妇和胎儿的生命安全。

1. 胎盘早剥 胎盘早期剥离时可引起胎盘附着面出血，导致胎盘组织因子释放入母体血液循环，激活外源性凝血系统，易在血管内形成微血栓，甚至发生血栓栓塞。因大量凝血因子消耗，使血液处在低凝状态，继而激活纤溶系统引发DIC。

2. 羊水栓塞 羊水中含有大量胎粪、胎脂等促凝物质，进入血液时可启动外源性凝血系统，引发DIC。

3. 先兆子痫 是指母体对胎盘形成的异常反应，可能是机体小动脉痉挛、子宫胎盘缺血使得胎盘受损，母体对滋养层形成强烈的炎性反应，引发急性和慢性DIC。

4. 产科大出血 失血性休克和感染性休克与产科DIC互为因果关系，在其病理生理中形成恶性循环。

5. 死胎 死亡的妊娠组织可释放类似促凝血酶原激酶的物质，进入母体血液循环可诱发 DIC。

6. 重症感染 发病机制类似脓毒血症。革兰氏阴性杆菌产生的内毒素可损伤血管内皮，增加毛细血管的通透性，激活凝血系统，促进凝血过程。革兰氏阴性杆菌还能抑制单核-吞噬细胞的功能，导致激活的凝血物质不被清除。

（二）临床特点

1. 病因常较明确，病程短，只要能迅速解除病因，DIC 很快缓解。

2. 起病急骤，变化迅速，病情凶险，羊水栓塞引发的 DIC 死亡率较高。

3. 妊娠期高血压和死胎滞留并发的 DIC，部分表现为慢性 DIC。妊高征和产后出血与 DIC 互为因果，使孕妇病情变得更为复杂。

（三）临床治疗

1. 病因治疗 积极治疗原发病，去除病因，阻断内外源性促凝因素，可有效阻断 DIC 的发展进程。①若发生死胎，应立即排除。②胎盘早剥，根据病情采取引产或剖宫产迅速终止妊娠。③宫内感染，应用大剂量抗生素控制感染。

2. 抗凝治疗 肝素是抗凝治疗的主要药物，它能阻断凝血因子的进一步消耗，防止微血栓形成，但对于已形成的血栓无效果。羊水栓塞引起的 DIC 血凝期较长，在增加血容量的情况下，尽早应用肝素治疗。其他原因引起的 DIC 不主张肝素治疗。

3. 输血治疗 由于 DIC 消耗大量凝血因子和血小板，补充血小板、FFP 和冷沉淀是治疗消耗性凝血功能障碍的主要措施。DIC 高凝期应在肝素治疗基础上补充凝血因子，而消耗性低凝期只需补充凝血因子。

（1）血小板输注：PLT＜50×10^9/L，存在出血不止时，应输注 1～2 个治疗量的血小板。若无活动性出血，PLT＜30×10^9/L 才考虑输注血小板。

（2）FFP 输注：存在活动性出血时，且 PT、APTT 超过正常值的 1.5 倍，按 10～15ml/kg 的剂量补充 FFP，有利于止血。羊水栓塞引起的肺栓塞，有休克症状时，建议输注 FFP 和血小板治疗。

（3）冷沉淀输注：通常 Fg 达到 1.0g/L 及以上可有效止血，但产科 DIC 患者由于 Fg 快速消耗，需要提升 Fg 的输注阈值。冷沉淀输注有传播病毒的风险，可输注 Fg 浓缩剂。通常输注 3.0～6.0g 浓缩剂，可提升 Fg 浓度约 1.0g/L。

（4）红细胞输注：当 Hb＜80g/L，或 HCT＜0.24，伴有贫血症状或活动性出血时，应输注红细胞成分。

【案例 11-1】

产科 DIC 的治疗

病例资料

患者，女性，36 岁，70kg，孕 2 产 0，妊娠 40^{+3} 周，因“漏斗骨盆”在腰硬联合麻醉下行剖宫产手术。怀孕期间规律产检，无异常。入院麻醉效果满意后，行子宫下段剖宫产出一男婴，Apgar 评分 10 分；子宫体注射缩宫素 20IU，子宫收缩良好。在关腹即将结束时，患者胸闷气憋、寒战，BP 85/45mmHg，HR115 次/分，$SpO_2$83%；麻醉医师给予地塞米松 10mg，葡萄糖酸钙注射液 1.0g；观察 10 分钟后，病人症状好转，遂送回病房。术后 2 小时患者阴道大量流血，血压低且进行性下降，心率增快，SpO_2低，面色苍白，意识模糊，呈休克症状。实验室检查：WBC11.2×10^9/L，Hb50g/L，PLT 40×10^9/L；PT 18 秒，APTT 100 秒，FDP 20mg/L，D-二聚体 1.5mg/L，AT-Ⅲ 35%，Fg 0.75g/L，3P 试验阳性。下腔静脉血血涂片见鳞状上皮细胞、脂肪球等羊水有形物质。

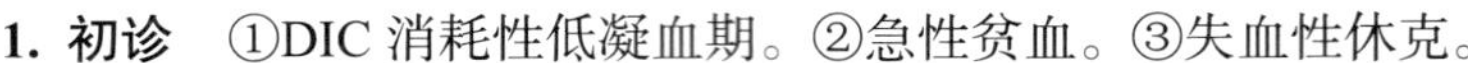

1. 初诊 ①DIC 消耗性低凝血期。②急性贫血。③失血性休克。

2. 诊治经过

（1）及时给予储氧面罩高流量给氧，改善患者低氧血症。

（2）抗过敏治疗：给予氢化可的松 200mg 静脉缓注，随后 300mg 加入至 5%的 500ml 葡萄糖溶液中，静脉滴注。

（3）抗休克治疗：①补充血容量：在充分补液的基础上，患者输注浓缩红细胞 6U、FFP 800ml 和机采血小板 1U。②血小板活性药物：开始时按 1～5μg/（kg・min）静脉注射多巴胺，10 分钟内以每分钟 1～4μg/kg 速度递增，以达到最大疗效。③在抢救过程中，通过动脉血气分析及时纠正电解质、酸碱平衡。

（4）患者因阴道继续大量出血，休克症状无改善。手术探查发现子宫收缩乏力，质软如水袋状，行子宫次全切除术。

（5）术后送回 ICU，继续对症治疗；七天后母子平安出院。

3. 案例解析

（1）产妇分娩诱发 DIC，并出现了失血性休克症状。诊断依据：产妇阴道大量出血，血压低且进行性下降，Hb 和 PLT 减少，APTT 延长，下腔静脉血中见到鳞状上皮细胞、脂肪球等羊水有形物质。

（2）产妇处于 DIC 消耗低凝血期，因 DIC 消耗大量凝血因子和血小板，补充凝血物质是对症治疗的主要措施。由于贫血和血小板减少，所以在补充血容量的基础上，同时需要输注机采血小板治疗。

（闫海润 于淑红）

本 章 小 结

妊娠期孕妇血液系统和免疫系统发生改变，血液出现高血容量和生理性贫血，血液处于高凝和低纤溶状态，产后大出血极易诱发 DIC，输血是妇产科患者重要的治疗手段之一。妇科失血性疾病与外科手术急性失血的输血基本一致。宫内输血可以治疗胎儿贫血、预防死胎；妊娠期血液系统疾病（如妊娠合并 IDA、AA、巨幼细胞贫血、血小板减少症和白血病等）以及产科出血疾病或者产后诱发 DIC 情况，需要结合不同疾病的发病机制、临床症状特点和实验室检查结果，严格掌握输血指征，可以通过输血治疗改善患者贫血症状和降低出血。

第十二章 儿科输血

输血治疗是儿科常用的治疗手段之一，特别是成分血液在临床广泛应用后，极大提高了儿科疾病的输血疗效。儿科疾病不同于成人疾病，儿科输血不能按成人标准实施，而是存在着其独有的规律性。不同年龄段的小儿由于血液系统、免疫系统等存在着差异，输血治疗方案和具体要求也不相同。本章着重介绍 HDN、NAITP、小儿地中海贫血、儿内科和儿外科等疾病的输血治疗。

第一节 儿科生理特点

小儿造血机制、疾病种类、特点与成人存在较大差异。新生儿、婴幼儿、儿童期造血系统发育各具特点，不同时段血液系统、免疫系统也呈现不同的特征，了解小儿不同时期的血液系统、免疫系统特征，有助于指导临床诊断和治疗。

一、血液系统

1. 血容量变化 正常足月新生儿血容量为 50～100ml/kg，平均容量为 300 ml，约占体重的 10%；早产儿血容量可高达 89～108ml/kg。婴儿出生 1 个月后，每千克血容量逐渐接近成人水平。

2. 血液成分改变

（1）红细胞和血红蛋白：①胎儿期，处于相对缺氧状态，EPO 合成增加，红细胞数和血红蛋白含量较高，出生时 RBC 高达（5.0～7.0）$\times 10^{12}$/L，Hb 为 150～220g/L，HCT 为 0.45～0.65。②出生后，随着自主呼吸建立，血中含氧量增加，EPO 合成减少，骨髓造血功能暂时性降低，Ret 减少，红细胞寿命缩短，为 45～70 天，再加上新生儿快速生长发育使循环血量增加，从而导致血液稀释，Hb 进行性减少，每周下降约 10g/L，在出生后 6～12 周出现生理性贫血。以后小儿随着年龄增长，Ret 上升，Hb 含量逐渐上升到正常水平。

（2）白细胞：出生时，新生儿外周血 WBC 高达（15～20）$\times 10^9$/L，出生 6 天后逐渐下降，至学龄前后降到成人水平。婴幼儿期白细胞以淋巴细胞为主，4～6 岁中性粒细胞与淋巴细胞持平，以后中性粒细胞高于淋巴细胞。

（3）血小板：新生儿期波动很大，出生时约为 150$\times 10^9$/L，2 周后约为 300$\times 10^9$/L，6 个月后与成人无明显的差异。

（4）凝血因子：母体凝血因子不能通过胎盘屏障，胎儿和新生儿的凝血因子依赖自身合成。①妊娠第 10 周，胎儿开始合成凝血因子。②足月儿出生时，凝血因子Ⅰ、Ⅴ、Ⅶ、Ⅷ和 vWF 达成人水平；FⅡ、FⅦ、FⅨ、FⅩ等维生素 K 依赖性因子约为成人的 50%；FⅪ、FⅫ、前激肽释放酶原（prekallikrein，PK）、高分子激肽原（high molecular weight kininogen，HMWK）等接触因子约为成人的 30%～50%；FⅩⅢ约为成人的 70%；Fg 约为 1.5 g/L。③足月儿出生时，抗凝系统 AT-Ⅲ、蛋白 C、蛋白 S 为成人的 30%～50%，纤溶酶原水平也较低。④正常新生儿凝血系统无变化，早产儿及病态儿可能有出血及血栓形成的双重风险。

二、免疫系统

胎儿、新生儿血液免疫功能处于发育成熟过程，其独特性表现：①体液免疫：胎儿和新生儿有三种免疫球蛋白，即IgM、IgG和IgA。在17～20周胎龄时，胎儿开始合成IgM和IgA，IgG由母体通过胎盘摄取。新生儿出生时，体内的抗体主要为源于母体的IgG、源于母乳中的IgA和自身产生的少量IgM抗体。出生后IgG合成逐渐增加，6岁以后达到成人水平。②细胞免疫：新生儿T淋巴细胞主要来自于脐血，富含不成熟和非活化状态下的免疫细胞。人类白细胞抗原HLA-DR表达低下，$CD4^+$ T细胞活性占优势。新生儿若需要输血治疗必须慎重，需要输注辐照的血液制剂，因为血液中的外源性淋巴细胞进入新生儿体内不被排斥，容易产生TA-GVHD。

第二节 输血治疗原则

由于新生儿、婴幼儿和儿童的造血系统、循环系统和免疫系统发育尚不成熟，循环血量少，对血容量变化和低氧血症的调节功能较差，对血液低Ca^{2+}、高K^+、高Cl^-、高氨、代谢性酸中毒等十分敏感，儿科输血要求较高，临床应严格掌握输血指征，选择合适的血液成分进行临床输注，确保输血治疗安全有效。

一、成分输血指征

1. 红细胞输注 WHO关于小儿贫血标准：1个月时Hb＜140g/L，3个月时Hb＜110g/L，6个月～6岁时Hb＜120g/L，7～13岁时Hb＜130g/L，＞14岁时Hb低于成人。贫血患儿需要输血治疗：①新生儿输血比例较高，多为早产的低体重儿。由于新生儿血容量小，一般采用少量多次的输血原则，选用5天内的新鲜辐照红细胞，根据血液相容性原则进行输注。②小儿失代偿性贫血，Hb＜40g/L（或HCT＜0.12），不论临床情况如何都需要输血；Hb处于40～60g/L（或HCT处于0.13～0.18）伴有酸中毒引起的呼吸困难或意识障碍，也需要输血，按5ml/kg的剂量能缓解贫血。③3岁以下的IDA患儿，重度贫血，特别是合并急性感染者，常按10～15ml/kg的剂量输注红细胞。为避免发生水肿，输血前口服呋塞米（速尿）1ml/kg或静脉注射0.5ml/kg，缓慢注射，最大剂量20ml/kg；输血期间要密切观察心率、呼吸、血压及急性输血反应等情况。

2. 血小板输注 早产儿的血小板功能发育不完善，同时伴有凝血因子缺乏，由于自身机能发育不成熟，易发生颅内出血，尤其是高危早产儿需要维持PLT＞100×10^9/L。病情稳定的早产儿也需要PLT＞50×10^9/L。早产儿伴有心、肝、肾功能不全者，血小板输注时控制容量，避免循环超负荷。准备行体外膜肺氧合的患儿，需要维持PLT＞100×10^9/L。较大月龄的婴儿及儿童可以参照成人血小板输注标准。

3. 粒细胞输注 成人多采用GM-CSF和G-CSF刺激粒细胞生成，较少使用粒细胞治疗。新生儿易发生严重的细菌、病毒感染，粒细胞输注治疗临床应用也很少，一般出生后一周中性粒细胞计数＜1.0×10^9/L，伴有严重败血症，经足量抗生素治疗48小时无效并对G-CSF无反应者，才考虑输注粒细胞治疗。粒细胞输注主要用于治疗骨髓衰竭和严重粒细胞缺乏症的儿童，采用的标准与成人一样，以1×10^{10}/次的剂量进行输注，输血前需要ABO同型、辐照处理和开展交叉配血试验。

4. 凝血因子输注 血友病、ITP患儿，需要补充相应的凝血因子进行治疗。肝功能异常造成凝血因子缺陷的患儿也可补充FFP或冷沉淀。

5. 血浆输注　适用于获得性凝血因子缺乏，如换血治疗、体外循环心脏手术、先天性凝血因子缺乏引起的出血和抗凝蛋白缺乏引起的血栓等。

6. 白蛋白输注　适用于肾病综合征和肝硬化的低蛋白血症患儿，输注白蛋白以提高胶体渗透压。

7. 免疫球蛋白输注　小儿免疫功能较差，在严重感染时应结合临床情况考虑输注免疫球蛋白提高患儿的免疫力。

二、输血注意事项

1. 新生儿，尤其是未成熟儿，自身产热能力差，体温调节功能差，输血时温度不宜过低，最好加温至 32℃后再输入。

2. 由于小儿心肺发育不成熟，贫血、营养不良及严重感染等因素可降低小儿心脏功能，输血量不当或输血速度过快可导致充血性心力衰竭。小儿输血速度不宜过快，应控制在 0.5～1.5ml/min，每次输血量以 20～30ml 为宜。

3. 为严格控制输血量，尽可能避免全血输注，最好选用安全有效的悬浮红细胞。

4. 为防止输血感染巨细胞病毒，应选择输注巨细胞病毒阴性或去白细胞的血液成分。

5. 为避免产生 TA-GVHD，最好输注辐照的血液成分。

6. 新生儿对低血容量的代偿能力较差。若失血量达血容量的 10%时，即可产生心血管反应，引起心脏每搏心搏出量减少，导致组织血流灌注不足、组织氧合作用低下，出现代偿性酸中毒。若患儿因外伤手术导致血容量减少，根据需要首先考虑恢复血容量。

（于淑红　黄吉娥）

第三节　儿科输血实践

新生儿、婴幼儿和儿童的生理特点决定着不同年龄段儿科疾病应采取不同的治疗措施。现代输血理念认为，针对不同疾病和临床需求，选择适合的输血治疗方案。临床常见的儿科疾病，如 HDN、NAITP、小儿地中海贫血和儿外科、儿内科疾病等，需要严格掌握输血指征，选择合适的血液成分按程序输血治疗，确保输血安全。

一、新生儿溶血病的输血

HDN 是指母婴血型不合，母血中含有针对胎儿红细胞的 IgG 抗体，并通过胎盘进入胎儿血液循环发生同种免疫反应，引起胎儿或新生儿溶血性疾病。其他病因也可引起新生儿发生溶血性疾病，如胎儿或新生儿红细胞 G6PD 缺陷、遗传性球形红细胞增多症、地中海贫血，以及风疹病毒、巨细胞病毒等感染导致的红细胞获得性缺陷性疾病。临床应针对溶血或贫血病因，采取不同的治疗手段，进行合理有效的药物或输血治疗。本文主要介绍红细胞 ABO、Rh 血型抗原免疫反应所致的 HDN 及其临床输血治疗原则和方法。

（一）发病机制

胎儿或新生儿血型基因一半来自母方，一半来自父方，若其遗传父亲的血型抗原恰是母亲所缺乏的，母胎之间可能存在着血型不合现象。在正常妊娠情况下，母胎之间的绒毛膜合体细胞将胎儿与母体的血管分隔，母胎血液循环相互独立，两者血细胞不会相互进入对方免疫系统诱发免疫反应。但随着孕期增加，胎盘不断生长和表面扩张，母胎之间合体细胞层变薄，尤其在妊娠后期，由于胎盘局部破裂母胎之间可能发生出血现象，或者分娩时因胎盘剥离胎儿红细胞经过破损的子宫血窦进入母体，刺激母体产生免疫性的 IgG 血型抗体，此种抗体可通过胎盘到达胎儿体内与其红细胞结合，诱发 HDN。

母婴血型不合所致的 HDN，多发生在 ABO、Rh 血型系统，其他血型系统诱发的 HDN 也偶见报道。

1. ABO-HDN 母胎 ABO 血型不合，母血中的 IgG 抗-A、抗-B 或抗-AB 可以直接通过胎盘，进入胎儿体内，结合并破坏其红细胞，发生胎儿或新生儿溶血病。ABO 血型系统天然存在 IgM、IgG 等抗体，以 IgM 抗体为主，但 O 型母亲血液中的抗体以 IgG 为主，临床上 O 型母亲诱发的 HDN 最为常见。因 ABO 血型系统天然存在抗-A、抗-B 等抗体，在 ABO 血型系统不合的妊娠中，第一胎可发生 HDN。随着妊娠或输血等免疫刺激机会增加，ABO-HDN 发病率增加，病情加重。

母胎 ABO 血型不合不一定发生 ABO-HDN，ABO-HDN 发病与否及其严重程度受胎儿或新生儿 A、B 抗原强弱、ABO 血型物质含量、胎盘的屏障作用及 IgG 亚类（IgG1、IgG3）等因素影响。

2. Rh-HDN Rh 阴性女性妊娠 Rh 阳性的胎儿，在其妊娠后期或分娩时，胎儿红细胞进入母体，刺激母体免疫系统产生记忆性 B 淋巴细胞和 IgM 抗体，当母体再次妊娠 Rh 阳性的胎儿，在其妊娠早、中期若胎盘发生少量出血，母体就会发生回忆性免疫反应，产生大量 IgG 抗体并通过胎盘进入胎儿血液循环，使胎儿或新生儿发生溶血。Rh-HDN 主要由于母胎 RhD 血型不合引起，其次为母胎 RhE 血型不合，其他 Rh 抗体引起的 HDN 相对较少见。

Rh 血型系统少有天然抗体，基本上都是免疫产生的 IgG 抗体。母胎 Rh 血型不合，妊娠后期产生的抗体为 IgM，所以一般情况下 Rh 血型系统第一胎不发生 HDN。若孕妇既往有输血史、妊娠史等，第一胎也可发病。Rh 阴性孕妇在其胎儿期，若因 Rh 母胎血型不合和胎盘出血，曾遭受其母亲（Rh 阳性外祖母）血细胞初次免疫刺激，并产生了记忆性的 B 细胞，在其妊娠阳性胎儿过程中若发生胎盘少量出血，在第一胎就可发生 HDN，这就是常说的“外祖母学说”。

母婴 ABO 血型不合对 Rh-HDN 有一定的保护作用。由于胎盘出血，Rh 阳性的胎儿红细胞进入 Rh 阴性母体后，由于母胎同时存在 ABO 血型不合，进入母体的胎儿红细胞首先被母体 ABO 血型抗体破坏，减弱了胎儿 Rh 血型抗原对母体的免疫刺激，减少了 Rh 血型抗体产生的概率，降低了 Rh-HDN 的发病。

（二）临床特点

胎儿或新生儿因为红细胞被破坏，临床可表现出贫血、水肿、黄疸和肝脾肿大等症状，Rh-HDN 临床症状比 ABO-HDN 严重。胎儿或新生儿临床症状轻重与其红细胞抗原的强弱、母体血清 IgG 抗体的效价、抗体与红细胞结合的程度、胎儿代偿性造血能力等因素有关。

1. 贫血 由于红细胞破坏，胎儿或新生儿发生不同程度的贫血。ABO-HDN 出生时贫血不明显。Rh-HDN 可有严重贫血，在出生后 1～2 天内患儿表现为精神萎靡、嗜睡、少吃、少哭，重者可出现心力衰竭，也可出现心率快、气促、呻吟、发绀和肝脾肿大，外周血网织红细胞和有核红细胞增高。

2. 水肿 多见于重症 Rh-HDN 患儿，与严重贫血所致的心力衰竭、继发性组织缺氧、肝功能障碍、低蛋白血症、毛细血管通透性增加等因素有关。患儿可表现为全身水肿，苍白、皮肤瘀斑、胸腔积液、腹水、心力衰竭和呼吸窘迫，预后极差，死亡率很高。

3. 黄疸 胎儿期产生的胆红素由母体代偿排泄，新生儿因其肝细胞合成的转运胆红素的蛋白质不足，出生后 2～3 天可出现生理性黄疸，1 周后逐渐消退。但发生 HDN 的新生儿因其红细胞持续破坏，可使黄疸逐渐加深。ABO-HDN 黄疸似生理性黄疸，临床症状较轻，一般出生后 2～5 天出现。Rh-HDN 黄疸出现较早，大多数在出生后 24 小时内，甚至在出生后 2～3 小时开始出现，并迅速加重。HDN 除出现黄疸外，血清胆红素水平在短时间内也可快速上升。

4. 肝脾肿大 严重溶血的患儿可发生髓外造血，引起肝脾肿大。Rh-HDN 患儿肝脾肿大更明显。

5. 核黄疸 新生儿红细胞破坏，血清游离胆红素水平升高并通过血脑屏障，与患儿脑基底部神经核结合，诱发胆红素脑病，即核黄疸。患儿表现为发热、嗜睡、吸吮反射减低、痉挛、肌张力低下或增高，病死率极高。核黄疸患儿可出现智力发育及运动障碍、听力障碍和牙釉质发育不良等。

（三）实验室检查

1. 产前检查 包括夫妇血型鉴定，孕妇血清抗体筛查、鉴定及其效价测定等血型血清学检查，还可通过羊水、医学影像学检查了解胎儿生长发育情况。HDN 血清学检查具体流程如图 12-1。

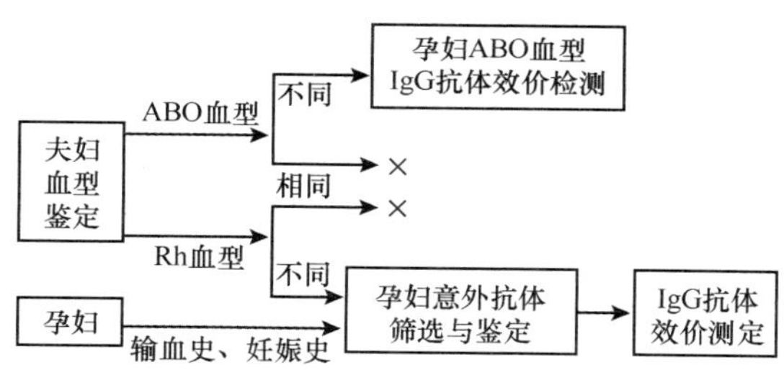

图 12-1 HDN 血清学检查具体流程图

（1）血清学检查：针对夫妇 ABO、Rh 血型不合的孕妇，或者有输血史、妊娠史的孕妇需要筛查其血清 IgG 抗体，动态观察 IgG 抗体效价的变化规律和特点，以及结合孕妇外周血胎儿游离 DNA 检测，或者通过羊膜穿刺术进行胎儿血型抗原鉴定，可预测胎儿、新生儿是否有患 HDN 的危险，以便临床及时采取防治措施，减少 HDN 的危害。

多数孕妇在妊娠 24～28 周时开始检查 IgG 抗体，随后两个月、一个月测定 1 次，甚至在妊娠 7～8 个月时每半个月测定 1 次，第 8 个月后每周测定 1 次。临床 ABO 血型系统发生 HDN 的概率高于其他红细胞血型系统，尤其 O 型孕妇怀上非 O 型胎儿，易患 HDN。通常认为，IgG 抗-A 和（或）抗-B 效价≥64，提示胎儿有可能受到同种异体血型抗体损害。

（2）羊水检测：对既往有 HDN 病史的孕妇进行羊水检查，通过 B 超引导羊膜穿刺获取羊水，用以辅助胎儿血型鉴定，了解胎儿宫内溶血程度，评估胎儿成熟情况。正常羊水为无色透明液体，重症溶血病胎儿羊水可呈黄绿色。检查羊水中的胆红素可辅助判断胎儿溶血情况，胎儿溶血程度愈重，羊水胆红素含量就愈高，故羊水胆红素含量可用来估计病情和决定是否终止妊娠。

（3）医学影像学检查：发生 HDN 的胎儿 B 超检查可能会显示胎儿肝脾大，胸腹腔积液。全身水肿胎儿 X 线片可见软组织增宽的透明带，四肢弯曲度较差。因此，做好孕期围产期保健检查是关键，以便了解溶血的发展情况，做到早预防和早治疗。

2. 新生儿检查 新生儿血液学检查，包括血常规、网织红细胞计数、血清胆红素、ABO 和 Rh 血型、DAT、游离抗体试验（间接抗人球蛋白试验，即 IAT）、放散试验等检查，尤其放散试验结果对诊断 HDN 具有重要价值。

（1）DAT：主要检查受检者红细胞是否被 IgG 血型抗体致敏。通常，ABO-HDN 的红细胞致敏抗体能力较弱，DAT 一般不超过“1+”；而 Rh-HDN 红细胞致敏抗体能力较强，DAT 多数超过“2+”。因此，借助 DAT 凝集强弱可间接区别 ABO-HDN 或 Rh-HDN，但 DAT 阳性/阴性不能完全确诊或排除 HDN。

（2）IAT：主要检测新生儿血清中是否有来自母体的游离 IgG 抗体，既可检测 ABO 血型系统的抗-A、抗-B、抗-AB，也可检测 ABO 血型系统以外的不规则抗体。

（3）放散试验：用特殊方法将致敏在新生儿红细胞上的 IgG 抗体释放出来，然后用相应抗原阳性的红细胞进行检测，以验证放散液中 IgG 抗体是否为诱发 HDN 的直接诱因。放散试验阳性，对于确诊 HDN 最具有价值。一般情况下，ABO-HDN 采用热放散法，Rh-HDN 及其他血型系统的 HDN 通常采用化学试剂进行放散，比如乙醚放散法、磷酸氯喹放散法等。

（四）预防与治疗

新生儿溶血病的预防与治疗原则是减少抗体损伤，纠正贫血，防治心力衰竭，降低血清胆红素水平，防止胆红素脑病的发生。

1. 产前防治

（1）夫妇 ABO 血型不合：妊娠期间，一般不需要采取特殊的预防性措施。对于既往有死胎或重症新生儿溶血病史的孕妇，若血清 IgG 抗-A、抗-B、抗-AB 效价超过 64，认为其可能会再次发生 HDN，应给予黄疸茵陈冲剂进行预防性治疗，一般在妊娠的第 5 个月开始服药，2 次/日，1 包/次，服药持续时间为 2～5 个月。也可通过孕妇吸氧，服用维生素 C、维生素 E、维生素 K，静脉注射葡萄糖液等。尤其预产期前的 1～2 周，可通过口服苯巴比妥（鲁米那）90 mg/d，诱导肝脏葡萄糖醛酸转移酶合成增加，促进胆红素的代谢和清除。

（2）夫妇 Rh 血型不合：既往有原因不明的死胎、流产、输血史、新生儿重症黄疸史、曾娩出过 Rh-HDN 的孕妇，妊娠早期胎儿可出现溶血、严重贫血、水肿、甚至死亡。妊娠期，一旦发现孕妇血清中有 Rh 抗体存在，应动态监测并采取预治措施：①药物治疗：口服黄疸茵陈冲剂，1 包/次，2 次/日，严重者可增加到 3 次/日；也可口服苯巴比妥、维生素 C、维生素 E、维生素 K，静脉注射葡萄糖液等进行治疗。②血浆置换：孕期内 Rh 抗体持续增高，效价达到或超过 128，但胎儿肺发育尚不成熟，考虑用孕妇同型的血浆或白蛋白作为置换剂进行血浆置换，每次置换出 1L 血浆，间隔 7～10 天后，按需要进行重复置换，以减轻胎儿受害程度。置换前检查孕妇血压、心率、体温等指标，置换中监测孕妇及胎儿心率变化，置换后常规输注 10%葡萄糖酸钙 10 ml。③宫内输血：见十一章产科输血。④提前分娩：孕妇既往有原因不明的死胎、流产、输血史、新生儿重症黄疸史，若 IgG 抗体效价≥64，羊水胆红素增高，提示发生 HDN 可能性较大。此时如果卵磷脂/鞘磷脂的比值>2，提示胎儿肺发育成熟，可提前分娩。

2. 产后治疗

（1）光照疗法：HDN 患儿血清脂溶性胆红素（又称未结合胆红素或间接胆红素）升高，患儿总胆红素>205 μmol/L 时，可用波长 425～475 nm 的蓝光和波长 510～530 nm 的绿光进行照射，使间接胆红素转变成水溶性异构体，随胆汁和尿排出体外。但对结合胆红素增高并伴有肝功能损伤的患儿不宜使用光照疗法。

（2）药物治疗：①使用苯巴比妥等肝酶诱导剂，活跃肝细胞系统成熟，促进肝脏对胆红素的摄取和代谢。②补充白蛋白，减少游离胆红素与脑细胞的结合，降低胆红素脑病的发生，但严重贫血或水肿患儿会增加血容量，应禁用白蛋白。③IVIG，抑制吞噬细胞破坏已被抗体致敏的红细胞，早期应用临床效果较好。④口服或静脉滴注葡萄糖，促进葡萄糖醛酸合成，使得胆红素从胆汁中排泄，并能供给一部分热量和营养，减少代谢性酸中毒和低血糖的发生。

（3）换血疗法：应充分考虑换血目的、换血指征，合理选择血液成分。主要针对母婴血型不合导致严重贫血的新生儿，是治疗高胆红素血症的最快捷有效方法。换血操作较复杂，易发生感染、电解质紊乱等并发症。

1）换血目的：①移去新生儿血液中游离的 IgG 抗体。②移去致敏有母体 IgG 抗体的红细胞，减少溶血。③换出血清脂溶性胆红素，预防核黄疸。④纠正贫血，改善携氧，防止心力衰竭。

2）换血指征：①产前已经确诊为 HDN，出生时脐血 Hb<120 g/L，同时伴贫血、水肿、肝脾肿大及心力衰竭者。②脐血胆红素>68.4 μmol/L，12 小时达 205.2 μmol/L 者。③出生后胆红素达 307.8～342 μmol/L、早产儿胆红素达 273.6 μmol/L 者。④已出现肌张力减低、嗜睡、吸吮反射减弱等早期胆红素脑病症状者。

3）血液的选择及配血试验要求：①ABO-HDN：首选 AB 型血浆和 O 型红细胞混合的血液。也可选用抗-A、抗-B 或抗-AB 效价较低的 O 型血。②Rh-HDN：选用 Rh 血型与母亲同型，ABO 血型与新生儿同型（或 O 型）的血液。若难以找到合适的血液，可使用母亲洗涤红细胞和 AB 型血浆混合的血液，并进行辐照，避免 TA-GVHD 的发生。③Rh-HDN 合并 ABO-HDN：用 AB 型血浆与O型Rh血型同母亲红细胞的混合血液。

配血试验要求：①当新生儿DAT阳性时，只需进行主侧配血。②母婴ABO血型配合时，尽量采用母亲的血清代替新生儿血清，与献血者的红细胞进行主侧配血；母婴ABO血型不配合时，可用新生儿红细胞放散液代替血清进行配血。③当母亲血清存在冷抗体时，可采用2-Me处理后再进行配血。

4）血液成分的要求：①最好选用3～5天的新鲜血液，亦可选用采血后立即冰冻的去甘油冰冻红细胞，以确保最大的红细胞2，3-DPG水平，减少无活力红细胞释放出的额外胆红素和影响心律不齐的K^+。②可在红细胞中加入血浆或5%白蛋白，使HCT≥0.5，减轻新生儿心脏负担和贫血程度。③一般换血，血小板和凝血因子并不是关键成分，但早产儿可能发生散布性血管内凝固，包括血小板和凝血因子减少，特别是Fg减少引起的出血，有必要考虑输注FFP和（或）血小板。

5）新生儿换血方法：①换血前：进行光疗；换血前1小时应用白蛋白1.0g/kg静脉输入（亦可血浆替代）；肌注苯巴比妥钠10～15 mg/kg并口服水合氯醛1.5 ml；术前抽出胃内容物，以防呕吐。②换血时生命体征监测：脐静脉插管见回血后立即测静脉压，以后每换100 ml血检测一次。正常静脉压为4～8 cmH_2O，若静脉压超过8 cmH_2O，宜多抽少输，以降低静脉压，防止心力衰竭；静脉压低时可少抽多输。心肺监护仪每10～15分钟测呼吸、心跳各一次。③换血量：以150～180 ml/kg体重计算，一般为新生儿血容量的2倍，可换出85%的致敏红细胞和60%的胆红素及抗体。开始换血时，每次抽出和输入量为10～20 ml，总出入量差约30～70 ml，一般在2小时内完成。严重心力衰竭或有明显贫血者，可用血浆减半的浓缩血。换血完毕，用盐水冲净插管内的血，缓慢注入鱼精蛋白，结扎静脉。④换血速度：大约2分钟抽20 ml，注入的血量比抽出的要少5～10 ml。当达20 ml时，如果静脉压不高，即可进行等量换血。⑤检测指标：换血前后检测新生儿血常规、胆红素、血糖、电解质，防止发生贫血、低血糖和电解质紊乱。⑥换血后：立即进行光疗，一般连续照光24～48小时。换血后，重症溶血常发生严重贫血，应注意复查红细胞和血红蛋白，若Hb＜70 g/L可少量输血。轻度贫血患者可口服铁剂治疗。换血2个月后，患儿体内可能仍残存有致溶血的抗体，注意选择配合的血液进行输血。

3. 产后预防 主要针对RhD阴性母亲产后的处理。夫妇RhD血型不合，RhD阴性母亲正常妊娠RhD阳性胎儿（或者既往曾羊水穿刺检查），在其妊娠28～32周时开始注射RhD免疫球蛋白（RhDIG），或者在其产后72小时内注射，以清除妊娠后期因胎盘出血或分娩过程中进入母体的RhD阳性红细胞，避免其对母体的免疫刺激，避免下一胎发生RhD-HDN。

二、新生儿同种免疫性血小板减少性紫癜的输血

NAITP主要是由于母体与胎儿的血小板血型不合，因胎盘出血，胎儿血小板进入母体刺激其产生血小板抗体，该抗体通过胎盘引起胎儿或新生儿血小板减少。与原发性血小板减少性紫癜、先天性巨核细胞生成不良、病毒或细胞感染等引起的血小板减少不同，NAITP主要是由于母胎HPA不合引起，HLA和ABO血型母胎不合一般不会引起NAITP。

（一）发病机制

NAITP的发病机制与HDN相似，都是由于母体IgG抗体通过胎盘，破坏胎儿或新生儿细胞。由于母体天然存在ABO血型抗体，第一胎可发生ABO-HDN；Rh血型抗体基本上都是由免疫刺激产生的IgG抗体，一般在第二胎及以后才会发生Rh-HDN。HPA血型系统产生的抗体多为IgG抗体，但在第一胎可导致NAITP，原因是妊娠头3个月至足月过程中，母体合体滋养层刷状缘表达血小板特异性抗原HPA-1（GPIIIa，CD61），妊娠期发生胎盘出血或绒毛损伤，胎儿血或合体滋养层微粒就会脱落进入母体血液循环，妊娠7周时母血中就能检测到凋亡合体滋养细胞DNA、胎儿DNA和合体滋养层细胞碎片，激发母体Th和B细胞免疫反应，产生HPA-1抗体。由于HPA抗原存在着地区、种族差异，不同地区抗体产生的概率也不相同。白种人，大多数NAITP是由于

HPA-la 抗体引起。黄种人由于 HPA-la 抗原频率极高，一般不产生 HPA-1 抗体，但黄种人 HPA-3a、HPA-4a 具有多态性，推测易产生 HPA-3a、HPA-4a 抗体，是引起 NAITP 的主要原因。

（二）临床特点

NAITP 患儿一般出生时无症状，血小板较高或正常，出生后数小时才出现急性血小板减少，全身散在紫癜，严重者可出现颅内出血、多发性颅内血肿，甚至危及生命，出生后 1 周可出现黄疸，故应及早发现及时治疗。

（三）实验室检查

1. 孕妇 通过血浆、尿液等标本开展无创 DNA 检测，可进行胎儿 *ABH*、*RHD*、*HPA-1A* 基因分型和性别鉴定；动态监测血清血小板抗体。

2. 新生儿 血小板减少程度不一，常在 $30\times10^9/L$ 以下，偶尔低于 $10\times10^9/L$，个别患儿甚至血小板数量不降低，白细胞正常，骨髓巨核细胞数正常或减少，出血后可有贫血和 Ret 升高的可能，间接胆红素升高。

（四）预防与治疗

1. 孕妇 凡发现母体中有血小板特异性抗体，可采用血浆置换减少或去除母体血浆抗体，也可提前进行剖宫产，以避免胎儿在宫内和产道中受伤和出血。若产前超声波检查证实胎儿有颅内出血时，应立即给母亲静滴免疫球蛋白 0.4 mg/（kg·d），直到分娩，大多数胎儿血小板数量能升高。

2. 新生儿 ①多数患儿病情较轻，PLT＞$30\times10^9/L$，又无明显出血表现，无须特殊处理，血小板常在 2 周左右逐渐回升。②若有出血症状，可用肾上腺皮质激素阻止抗原抗体反应，如泼尼松（强的松）1～2 mg/（kg·d）口服，或地塞米松 0.5～1.0mg /（kg·d）静注，至血小板回升，此后可减量维持 1 个月，以巩固疗效。③对于严重的 NAITP 病例，出生时 PLT＜$30\times10^9/L$，出生后数小时内进一步下降或发生广泛性出血，可输注与患儿同型的单采血小板，或者输经洗涤和辐照的母亲血小板，配合大剂量 IVIG 进行治疗，对防止颅内出血效果明显。④血小板严重减少（＜$20\times10^9/L$）或有明显高胆红素血症的患儿，可采用血浆置换疗法去除抗体。

三、小儿地中海贫血的输血

小儿地中海贫血（thalassemia）又称海洋性贫血或珠蛋白生成障碍性贫血，为一组遗传性溶血性贫血疾病，由于基因缺陷致使的珠蛋白肽链合成缺如或不足所导致的贫血或病理状态。本病临床症状轻重不一，大多表现为慢性血管外溶血性贫血，广泛分布于世界许多地区，东南亚高发，我国广西、广东、四川多见，长江以南各省有散发病例，北方较少见。

（一）发病机制

正常血红蛋白中的珠蛋白含 α、β、γ、δ 肽链，按一定的空间关系可结合成 3 种血红蛋白四聚体，如 HbA（α2β2）、HbA2（α2δ2）、HbF（α2γ2）。由于珠蛋白基因缺失或者点突变，珠蛋白肽链合成障碍，Hb 合成减少，易出现贫血症状，临床以 α-地中海贫血和 β-地中海贫血较为常见。

（二）临床特点

1. α-地中海贫血 α 基因缺陷致使 α 链合成减少或消失，产生不同程度的四聚体 Hb，如 β4（Hb-H）和 γ4（HbBart's），这些不稳定的 Hb 易被氧化、变性、沉淀、积聚形成包涵体，附于红细胞膜上损伤胞膜，发生血管内或血管外溶血；由于珠蛋白肽链合成减少，导致 Hb 减少，易出现小细胞、低色素性贫血。轻者无症状，红细胞形态正常。Hb-H 病患儿出生时症状不明显，婴儿期症状加重，表现为轻度至中度贫血。HbBart's 胎儿水肿综合征，胎儿常于 30～40 周时流产、死胎，出生后很难长期存活，胎儿呈重度贫血、水肿、肝脾肿大。

2. β-地中海贫血 β 链合成部分或完全受抑的一组血红蛋白病。患儿出生时无症状，多在婴儿期发病，偶见新生儿期发病。发病年龄愈早，病情愈重。轻型患者可无症状或轻度贫血，重型患儿可在几个月龄时就出现明显贫血。严重的慢性进行性贫血，需要依靠输血维持生命，3～4 周输血 1 次，随年龄增长日益明显。此外，患儿骨髓代偿性增生，可出现典型的骨畸形发育，易发生病理性骨折；面部骨和颅骨的骨髓腔发育异常，出现头颅变大、额部隆起、颧高、鼻梁塌陷、两眼距增宽，形成特殊的地中海贫血面容；患儿还可能出现生长发育迟缓，肝脾肿大、黄疸等临床症状，严重者出现充血性心力衰竭。

（三）预防与治疗

地中海贫血主要的治疗方法是规范性长期输血和去铁治疗，如有 HIA 相合的同胞供者可考虑接受 HSCT，脾切除术为姑息的治疗手段。患儿婴幼儿期开始接受正规的高量输血和去铁治疗，不影响其正常发育。做好婚前遗传咨询和围产期产前检查，及时发现胎儿地中海贫血，终止妊娠是目前预防本病行之有效的方法。

1. 输血治疗 输血的目的在于维持 Hb 浓度接近正常水平，保障机体携氧能力，抑制自身骨髓产生的缺陷红细胞。

（1）输血指征：维持患儿 Hb＞90g/L 才能基本保证其正常生长发育，抑制骨髓及髓外造血，并将铁负荷控制在最低限度。重型 β-地中海贫血患儿，Hb＜90g/L 时启动输血治疗，每 2～5 周输血一次，每次输悬浮红细胞 0.5～1U/10kg，每次输血时间小于 3～4 小时，且输血后 Hb 维持在 90～140g/L。

（2）血液制剂选择原则：①选择 ABO 及 RhD 相同的红细胞制剂，条件允许情况下还可以考虑 c、E 红细胞抗原相合。②推荐使用去除白细胞的红细胞制剂。③严重过敏反应者选择洗涤红细胞。④避免应用亲属的血液。

2. 去铁治疗 血清铁蛋白升高提示铁负荷增加，输血次数≥10～20 次，或血清铁蛋白＞1000 μg/L 使用铁螯合剂开始去铁治疗。

3. 其他治疗

（1）HSCT 是目前临床治愈重型 β-地中海贫血的唯一方法。

（2）脾切除指征：①依赖输血量明显增多，经过规范去铁治疗而铁负荷仍增加的患儿。②脾功能亢进，红细胞破坏增加，持续白细胞减少或血小板减少，出现反复感染或出血的患儿。③脾脏增大，出现明显左上腹疼痛或易饱感，巨脾引起压迫及有脾破裂可能者。④年龄低于 5 岁者，施行脾切除可增加败血症发生的风险，5 岁以上者可适用。

四、儿外科和儿内科疾病的输血

小儿生长过程中的不同年龄阶段与成人不同，其疾病类型和病理特点也存在着很大差异。因此，儿科患者输血治疗要求较高，不能应用成人输血治疗方案对小儿开展输血治疗。

（一）术前估计

1. 择期手术患儿，要求 Hb＞100g/L（新生儿达 140g/L），低于此标准，麻醉危险性增加。

2. 贫血患儿，纠正贫血后再进行择期手术，急症需行手术的贫血患儿可于术前输注悬浮红细胞。输注 4ml/kg 的悬浮红细胞可提高 Hb 为 10g/L。

3. 了解小儿血容量和失血量尤为重要。同样容量的失血对小儿影响明显高于成人，如 1000g 的早产儿若失血 45ml，相当于丢失其循环血容量的 50%（表 12-1）。对于低血容量和（或）术中可能需大量输血患儿，应预先置入中心静脉导管，并做好备血工作。

表 12-1　不同年龄段小儿的血容量和 Hb 差异

	早产儿	足月新生儿	<1 岁	1～6 岁	>6 岁和成人
血容量（ml/kg）	90～100	80～90	75～80	70～75	65～70
Hb（g/L）	130～200	150～230	110～180	120～140	120～160

（二）术中输血

1. 根据患儿年龄、术前 Hb、手术出血量及患儿的心血管反应等决定术中是否输血。对于全身状况良好的小儿，当失血量达到估计血容量的 15%以上时，应积极、快速、等量地输血，或适量补充胶体液（如羟乙基淀粉或白蛋白）。

2. HCT 通常以 0.25 作为可接受的下限，疾患累及呼吸系统或心血管系统的婴幼儿（如发绀型先心病患儿），需提高 HCT 数值，以保证组织的氧供。

3. 储存式和稀释式自体输血在儿科患者中应用较少，体重超过 25kg 且行择期外科手术的儿童，可以实施储存式自体输血，要求儿童心血管或肺部功能状态良好，Hb＞110g/L，每次最大抽血量是估计血容量的 12%，同时注意减少采血袋中抗凝剂的量，并及时为儿童补充铁剂。急性等容血液稀释和术中回收式在择期手术中亦可选用，如小儿骨科、普外科、心脏外科。

【案例 12-1】

产前检查

病例资料

孕妇，28 岁，美国白人，无输血史，孕 2 产 1，目前妊娠 7 周，配偶陪同常规产前检查。配偶既往检查血型为 B 型 RhD 阳性。

1. 实验室检查

（1）夫妇血型定型：孕妇为 A 型，Ccdee，K 阴性；配偶为 B 型，ccDee，K 阳性。

案例表 12-1-1　血型鉴定

	ABO 正定型		ABO 反定型				Rh 定型					Kell 检测	
	抗-A	抗-B	Ac	Bc	Oc	自 c	抗-D	抗-E	抗-C	抗-c	抗-e	抗-K	Kc⁺
妇	4+	–	–	4+	–	–	–	–	3+	3+	1+ˢ	–	–
夫	–	3+	3+ˢ	–	–	–	3+	–	–	2+	2+	3+	–

注：“自 c”为自身细胞；“Kc ⁺”为 Kell 血型 K 抗原阳性细胞，来自谱细胞，与抗-K 反应为 2+ˢ；s 为凝集加强，w 为凝集减弱

（2）抗体筛选：筛选细胞、自身红细胞、K 抗原阳性红细胞（Kc ⁺）与孕妇血清在盐水、抗人球蛋白介质中反应均为阴性。

（3）抗-B 效价测定：2-Me 破坏血清 IgM 抗体后，血清在盐水、抗人球蛋白介质中与 Bc 反应，检测到 IgG 抗体效价为 8。

2. 结果　孕妇为 A 型，RhD 阴性，K 阴性，Ccdee，未检出不规则抗体，IgG 型抗-B 效价为 8。

3. 结果解析　本案例孕妇为美国白人，有妊娠史，夫妇 ABO、RhD、Kell 血型均不合，这些血型系统抗体有可能发生 HDN。

（1）中国汉族人群 Kell 血型 k 抗原 100%，但白种人 K 阳性约占 10%。本孕妇为 K 阴性，配偶为 K 阳性，反复妊娠有可能产生抗-K。由于 Kell 血型 K 抗原带正电荷，临床需要用抗人

球蛋白方法进行Kell血型、抗体检测，而不能使用凝聚胺方法进行检测。

（2）夫妇RhD不合，反复妊娠有可能产生抗-D，导致Rh-HDN。

（3）本案例夫妇其他红细胞血型D、K抗原不同，孕妇反复妊娠（或输血）有可能免疫产生不规则抗体，所以需要进行不规则抗体筛选与鉴定，筛查结果为阴性。若不规则抗体为阳性，还需要动态监测其效价，以便临床采取防治措施。

（4）夫妇ABO不合，由于孕妇血清中存在着IgG抗体，可能发生ABO-HDN。尤其O型女性与非O型男性婚配，其发生ABO-HDN概率最大，所以夫妇ABO不合需要进行ABO血型IgG抗体效价动态监测。本案例由于不规则抗体筛选为阴性，所以只需检测IgG抗-B效价，以血清最高稀释度为“+”作为判定标准。

4. 拓展问题及讨论

（1）若孕妇血清中抗体筛选为阳性，需要继续开展哪些试验？

（2）若血清存在着2种抗体（IgG抗-D和抗-B），如何鉴别？

（3）本案例为何需要开展Kell血型系统的抗原抗体检测？

【案例12-2】

ABO-HDN

病例资料

患儿，男，汉族，B型，出生后2天出现黄疸，第3天血清总胆红素235.9 μmol/L，蓝光治疗后减退不明显。母亲妊娠1次，血型为O型RhD阳性，怀疑患有新生儿溶血病，第5天复查。

1. 实验室检查

（1）血清总胆红素：492.8 μmol/L。

（2）血型鉴定：患儿为B型RhD阳性。

（3）DAT、IAT和放散试验：血清中有游离的IgG抗体，致敏在红细胞上的抗体为抗-AB。

案例表12-2-1　HDN的三项试验

	DAT				IAT				放散试验		
	多特异抗体	抗IgG	AB血浆		Ac	Bc	Oc		酶Ac	酶Bc	酶Oc
受检细胞	±	—	—	受检血清	1+	±	—	放散液	1+	2+	—

注：AB血浆作为阴性对照；s为凝集加强。酶Ac为酶处理的Ac

2. 结论　IgG抗-AB导致的ABO-HDN。

3. 结果解析　ABO血型系统天然存在着IgM、IgG型抗-A、抗-B或抗-AB，母胎血型不合，母源性IgG可通过胎盘进入胎儿体内导致胎儿或新生儿溶血病。尤其O型女性妊娠非O型胎儿，易发生ABO-HDN。由于新生儿ABO抗原数量少，致敏红细胞上的抗体分子数目较少，抗原和抗体的亲和力减弱；其他细胞和体液中存在着血型物质，可中和部分抗-A或抗-B，从而减弱抗体对红细胞结合作用，所以ABO-HDN病症较轻微，实验室检查DAT、游离试验结果可能为阴性，但只要放散试验阳性即可证实为HDN。使用酶处理的红细胞验证放散液中抗体的有无，以提高试验的敏感度。本案例放散液中的抗体与酶Ac、酶Bc均反应，与酶Oc不反应，说明HDN的致病因素是母源性IgG抗-AB，没发现意外抗体。试验所使用的血液抗凝、非抗凝处理均可，DAT 多特异抗体结果阳性者，再使用抗 IgG 重复 DAT 试验，以区分致敏红细胞上的物质是 IgG 抗体还是补体。

4. 拓展问题及讨论

（1）若放散液仅与酶处理 Ac 或者 Bc 反应，请讨论和分析实验结果。

（2）若放散液与酶处理 Ac 和 Bc 均不反应，请分析实验结果和解释黄疸原因。

【案例 12-3】

HPA-5b 抗体导致的 NAITP

病例资料

新生女婴，2.9kg，因其母重度子痫前期致胎儿窘迫，于 35^{+5} 周剖腹产出生，出生时 1～5 分钟 Apgar 评分为 10 分，皮肤无发绀，无瘀点和瘀斑，经颅超声和血液学指标均正常，但血小板较低，脐带血和外周血 PLT 分别为 54×10^9/L、48×10^9/L，怀疑发生 NAITP。其母为爱尔兰人，孕 3 产 3，无输血史，第 1 胎生下一个健康、足月的婴儿，但第 2 胎新生儿曾出现过血小板减少（87×10^9/L）和 2 天的瘀斑瘀点。本次第 3 胎从妊娠 22 周开始，母体每周 IVIG 1.0g/kg 直至分娩。

1. 初诊 NAITP。

2. 诊治经过

（1）出生当天，输注配合的血小板约 0.5U，新生儿血小板升到 145×10^9/L，同时其父母参与抽血，进行血小板基因分型和血清学检查，PCR-SSP 基因检测和测序结果显示女婴及其父亲均为 HPA-5ab，母亲为 HPA-5aa；MAIPA 和流式细胞术结果显示，母亲血清中有 HPA-5b 特异性抗体，女婴血清中无此抗体。

（2）第 2 天血小板降至 89×10^9/L，然后再次输同一供者的血小板，同步静脉注射 IG 1.8 g。

（3）第 3～5 天坚持 IVIG 治疗，不再输血治疗。检测血小板分别为 135×10^9/L、127×10^9/L、122×10^9/L，第 8 天出院。

3. 案例解析

（1）母体多次妊娠，血清中产生了 HPA-5b 抗体。

（2）治疗原则：整个治疗过程中，女婴未出现皮肤黏膜瘀点、瘀斑，血小板数量高于 90×10^9/L 后未再进行血小板输注治疗，只开展了 IVIG 治疗改善女婴机体免疫状况，间接提升了血小板数量。

（于淑红　张绍基）

本 章 小 结

不同年龄段小儿造血机制、疾病种类、机体免疫学特征不完全相同，与成人存在较大差异。儿科疾病输血治疗也不同于成人，存在着独有的规律性。新生儿发生了溶血病，需要换血治疗，因其红细胞被母体 IgG 抗体致敏破坏，可以产生严重的临床症状，如贫血、黄疸、肝脾肿大等，临床上 Rh-HDN 比 ABO-HDN 表现更为明显。NAITP 由于血小板特异性抗体导致，临床上也需及时补充血小板治疗，避免小儿出现皮下出血、颅脑出血等。地中海贫血为遗传性溶血性贫血疾病，在我国广东、广西等地多发，长期需要输血治疗，干细胞移植是其最佳的治疗手段。

第十三章 其他输血

输血已成为一种不可替代的临床治疗手段，除广泛用于内科、外科、儿科、妇产科等常见疾病的治疗中，还作为临床辅助治疗手段广泛用于实体器官移植、HSCT、老年疾病、感染性疾病、稀有血型和特殊血型等疾病的治疗中。临床输血应充分考虑患者的年龄、血型和免疫状况，视不同情况选择不同血液成分和剂量。

第一节 器官移植的输血

器官移植是指将供者健康的、有活力的器官通过手术方法植入自体或异体体内，并通过动、静脉吻合实现血流再通，使其迅速恢复功能，代替受者丧失功能的终末衰竭器官。广义的移植术包括细胞移植、组织移植和器官移植，涉及的器官主要有骨髓、肾、心、肝、肺、甲状旁腺、角膜等。随着外科学技术的发展、免疫抑制剂的成功应用，以及输血医学和相关支持疗法的改进，器官移植成功率得到了进一步提高。输血与器官移植关系密切，输血可引入大量的外源性免疫细胞和组织抗原进入受体，对受体免疫系统产生一定的影响。

一、器官移植免疫与输血

（一）输血相关的免疫调节作用

同种异体输血，尤其是异基因输血（allogeneic blood transfusion，ABT），由于引入大量的外源性抗原和细胞到受体内，可引起受血者机体免疫调节功能发生改变，诱导免疫应答或免疫耐受。血液中的白细胞，尤其是 APC 表面表达的 HLA-DR 分子与 ABT 介导的免疫调节作用密切相关。供、受体 HLA-DR 的配合程度在决定 ABT 是介导免疫应答还是诱导免疫耐受中起关键作用。一般认为供、受体 HLA-DR 完全不匹配，ABT 介导免疫应答；HLA-DR 位点相同则可诱导免疫耐受。此外，血液 APC 的活性、共刺激分子表达、可溶性 HLA（sHLA）和白细胞来源的可溶性介质等也与 ABT 介导的免疫调节作用有关。

通常把异基因输血后因机体免疫调节所致的各种有利或不利的临床事件统称为输血相关的免疫调节（transfusion-related immunomodulation，TRIM）。TRIM 的确切机制至今尚未明确，可能与下列因素有关：

1. 白细胞 白细胞可介导 TRIM 作用：①肾移植前输入白细胞去除的红细胞，诱导免疫耐受作用明显下降。②术中输注白细胞未去除的红细胞，术后诱发细菌感染、肿瘤复发和转移的风险明显增加。③白细胞损伤破碎后可释放可溶性介质，如组织胺、嗜酸性阳离子蛋白、嗜酸性蛋白 X、纤溶酶原激活物、sFasL 等，能抑制中性粒细胞功能，介导免疫抑制和组织损伤。

2. 抗原提呈细胞 血液储存过程中，APC 活力下降、表面共刺激分子丢失，不能有效提呈抗原，从而诱导 T 细胞无能和介导免疫抑制。

3. 微嵌合体的形成 大剂量输血或 HLA 匹配的输血，少部分供者来源的有核细胞（包括 DC）在受体内长期存活，形成微嵌合体。微嵌合体能分泌 IL-4、IL-10 和 TGF-β，诱导未致敏的 T 细胞向 Th2 分化，抑制 Th1 型细胞免疫应答，诱导免疫耐受。

4. 可溶性HLA 血浆中的sHLA可以进入胸腺循环，诱导供体抗原特异性的T细胞克隆删除，介导供体抗原特异性免疫耐受。

总之，输血相关的免疫调节作用既有有利的一面，又有不利的一面。目前倾向于通过输注去除白细胞的血液成分来消除异基因输血产生的不利影响。

（二）血型和输血对器官移植的免疫学影响

器官移植可诱导机体产生复杂的免疫反应，极易发生抗体介导的超急性排斥反应或T淋巴细胞介导的细胞免疫反应。输血与器官移植关系密切，在一定程度上能有效抑制免疫排斥反应的发生，也是决定移植成败的重要因素之一。输血对器官移植的免疫学影响主要表现在以下几个方面：

1. 血型抗原致敏反应

（1）红细胞抗原：①ABO血型抗原与器官移植关系密切。一般情况下，施行器官移植的供受者ABO血型要求相匹配，原因是大多数实质器官的内皮细胞上表达A和B血型抗原，若供受者ABO血型不合，受者体内可以产生抗同种异型抗原的抗体（如抗-A或抗-B），这些抗体在补体或NK细胞等参与下，通过溶细胞作用和抗体依赖细胞介导的细胞毒性作用（ADCC效应），造成移植物血管内皮细胞损伤，可诱发超急性排斥反应。同临床输血一样，多数器官移植要求ABO血型匹配，避免急性免疫反应发生，保证移植物存活和患者安全。②器官移植对供受者Rh血型的匹配程度要求不很严格。因为D抗原诱导免疫反应发生的概率较低，也有可能与术后使用免疫抑制剂有关。实施器官移植的RhD阴性患者，若为育龄女性，需要选择D抗原阴性的血液进行临床输注；若为无生育需求的女性或男性，且体内无抗-D，在紧急抢救情况下可选择D抗原阳性的红细胞输血治疗。

（2）人类白细胞抗原：移植是否成功或移植物能否长期存活，与供、受者的HLA系统密切相关。HLA具有多态性，除同卵孪生外，供受者HLA不可能完全匹配，即使供、受者ABO血型抗原相同，由于MHC的差异，受者在接受异体器官后也可以发生排斥反应。若患者移植前曾接受过多个不同献血者的血液，其体内产生HLA同种抗体的概率明显增加，如果受者体内已经存在HLA抗体，移植前必须进行HLA配型。尤其在肾移植中，供受者HLA匹配要求最为严格，决定着移植成败；在心脏移植中，供受者HLA匹配的严格程度亚于肾移植，但HLA-DR相匹配的移植效果明显优于不匹配者；在肝脏移植中，HLA匹配与否对移植成败影响最小。

2. 诱导免疫耐受 免疫耐受是指免疫活性细胞在接触抗原性物质时所表现的特异性无应答状态。受者对供者抗原免疫耐受是防止器官排斥、改善器官移植质量的最理想方法。异基因输血可降低机体的免疫功能，造成T细胞对抗原刺激的不敏感、NK细胞数量的减少，以及巨噬细胞吞噬和趋化能力的下调，诱导免疫耐受。输血诱导的免疫抑制可能与下列因素有关：

（1）微嵌合体形成：供者的少量细胞在受者体内长期存活，这样一种“微嵌合体”，可能与诱导和维持移植免疫耐受有关。

（2）免疫调节：移植手术前，将供体的全血、脾细胞或骨髓细胞等输入受者体内，间隔一定时间后再行移植，这种供体特异性输血（donor-specific transfusion，DST）能有效地控制移植排斥反应的发生，其机制可能涉及T细胞克隆删除、T细胞无能、激活调节性T细胞、诱导Th1向Th2偏移、提供sHLA抗原、产生抗独特型抗体等。

3. 介导TA-GVHD TA-GVHD是指免疫缺陷或免疫抑制的患者，不能清除所输入血液中的具有免疫活性的淋巴细胞，使其在体内存活、增殖，并将患者的组织器官识别为非己物质，作为靶目标进行免疫攻击、破坏的一种输血并发症。接受移植物的患者，由于免疫系统严重受损，异基因输血后不能及时、有效地清除输入的淋巴细胞，TA-GVHD极易发生。下面情况极易诱发TA-GVHD：①免疫缺陷个体。②亲属（特别是直系亲属）间输血，提示TA-GVHD的发生与HLA单倍型相同有关。③输注新鲜的全血、红细胞、粒细胞、血小板。TA-GVHD一旦发生，死亡率高达80%～90%。移植患者应尽可能输注经白细胞过滤和辐照的血液成分，并避免输注亲属血液及新鲜血液。

二、肝移植与输血

肝移植是治疗急性或慢性终末期肝病（如重型肝炎、肝硬化、原发性肝癌）的最有效手段。一般情况下，要求供体、受体ABO血型相同，但在供体紧缺情况下，也可以考虑ABO血型不相同的肝脏移植。肝移植手术复杂，难度大，术中失血量大，输血是保证其得以进行的重要手段。

（一）肝移植的特点

1. 肝脏是一个结构细微、功能复杂、血管和血供极为丰富的器官，在血管切断和血管吻合过程中极易发生大出血。

2. 肝移植患者术前一般情况较差，大多存在代谢紊乱、凝血机制异常、门脉高压、贫血、血管内有效血容量不足等情况，术中大出血的风险很高。

3. 肝脏是白蛋白、Fg、凝血酶原等多种凝血因子合成的主要场所，移植历经患肝切除、供肝植入和功能恢复等过程，围手术期凝血机制和血流动力学必将发生改变，可能会增加大量出血的风险。

（二）肝移植围手术期的注意事项

1. 监测受体的凝血功能。术前凝血功能的检测结果通常能反映肝脏的受损程度，与术中对血液成分的需求量及预后相关，因此术前需要对受体凝血功能进行全面评估和调控，检测PLT、PT、APTT、TT、Fg含量以及TEG等，合理地选择血小板、血浆、冷沉淀等制剂进行临床输血。手术期间患者的生命体征和凝血功能常常迅速改变，通常在严密监测下进行输血和止血治疗。

2. 定期检测受体各项实验室指标，如血常规、电解质、血气分析等。通过血常规中的RBC、HCT、Hb指导红细胞输注，通过PLT指导血小板输注。术中大量输血有可能造成低血钙，影响受体的凝血功能，肝恢复前应注意补钙。术中应注意维持受体的水-电解质和酸碱平衡。

3. 手术期间患者应注意保温。体温过低可减慢凝血因子的合成，降低凝血速度，加快Fg溶解，引起血小板功能障碍，导致出血时间延长。

（三）肝移植的输血

近年来，随着外科技术的进步，术前准备工作的完善，肝移植术中失血量和输血量已显著下降。但在各种实体器官移植中，肝移植临床输血量最大，手术过程中仍需输注大量的血液制剂。

1. 大量输血有可能降低肝移植患者的存活率，可能伴有许多潜在的风险，因此，临床应严格掌握输血指征。终末期肝病患者存在明显的凝血、抗凝、纤溶异常，如血小板和Fg的数量、功能异常等，但若PT、APTT在正常对照的1.5倍之内，无须输血治疗。临床需要严格按输血指征实施输血治疗：①Hb＜70g/L，应进行红细胞输血治疗。②PLT＜50×10^9/L，需要输注单采血小板。③Fg＜1.0g/L，应考虑补充Fg制品。一般情况输入2.0g的Fg制品可提高血浆Fg 0.5g/L。④凝血因子缺乏的个体，可以补充FFP，按10～20ml/kg剂量。⑤Fg溶解功能亢进造成严重渗血者，可以考虑给予冷沉淀。

2. 输血的主要目的是维持组织供氧、恢复机体的凝血功能和维持有效的容量负荷。临床一般推荐的输血比例：2U红细胞悬液+1U FFP+200ml晶体液，可以维持HCT＞0.3、PT在14～18秒范围内、Fg＞1.0g/L。肝移植患者大多存在凝血因子缺乏、抗凝物质增多、血小板减少和功能异常等情况，单纯输入红细胞无法达到止血的作用，因此，必须针对缺乏的血液成分输注相应的血液制剂。

3. 红细胞输血应避免免疫溶血反应，主要是由于受者体内的抗体与输入的红细胞发生反应，或者受者的红细胞与供者器官来源的抗体发生反应。后者就可发生于ABO血型不相同的肝脏移植，常见于A型患者接受了O型供者来源的肝脏，供者来源的浆细胞可以产生抗-A，所以这类受体在外科手术期间或此后的输血治疗中应输注与器官供者ABO血型相同的红细胞（O型），避免在移植后7～10天内发生溶血。

4. 肝移植患者可选择自体输血。肝移植手术往往需要大量输血，自体输血不仅节约了血液资源，还可以减少异体血液的免疫作用，降低输血风险，提高输血的安全性。目前，肝移植中的自体输血多采用回收式，但恶性肿瘤患者尽量避免回收式自体输血。

三、肾移植与输血

在众多实体器官移植中，肾移植手术发展最成熟、移植效果最好。自1954年世界首例同卵双胞胎兄弟间活体肾移植成功以来，肾移植技术不断发展进步，目前已成为肾衰竭终末期最有效的治疗措施，患者长期的存活率和生存质量也显著提高。

（一）肾移植的特点

临床最为常见的肾移植为同种异体肾移植，供受体之间HLA的匹配程度、受体免疫细胞功能和免疫分子表达水平等都可以影响移植效果，主要体现在受体的细胞免疫、体液免疫水平决定移植物是否发生急性排斥反应。输血可诱导免疫耐受，下调机体的细胞免疫功能，减少移植排斥反应。临床实施肾移植需要开展HLA配型、移植前输血、PRA检测、CDC试验、免疫分子检测等免疫学检查。

1. 供受体间ABO血型和HLA匹配程度影响移植效果 供受体间ABO血型相同或符合ABO血型输血原则的异型供肾才可移植。HLA匹配程度对活体肾移植影响较大，重要HLA基因座位（-A、-B、-C、-DR）的等位基因完全匹配的肾移植成功率远远大于未完全匹配的肾移植，尤其HLA-DR位点匹配者可提高移植成活率。HLA相容性较好的亲属间活体肾移植可以减少免疫抑制剂的用量、减少排斥反应的发生、提高移植肾的存活率和功能。目前，尽管强效免疫抑制剂的应用可以降低对HLA配型的严格要求，但供受体间HLA的匹配程度对肾移植效果的影响仍不容忽视。

2. 受体内的HLA抗体影响移植效果 如果受体既往有输血史、妊娠史或接受过同种异体移植，其血清可能存在着淋巴细胞抗体，对人类白细胞抗原（HLA）敏感。通过CDC试验，可检查受体血清中有无与供体淋巴细胞反应的抗体，即将受体血清和供体淋巴细胞与补体共培养，观察细胞毒作用，了解供受体之间的组织相容性。在CDC试验中，若淋巴细胞死亡率低于10%或为阴性，才能施行肾移植；若高于15%，移植后可能出现超急性排斥反应。CDC试验主要用于检测受体内有无抗供体组织抗原的抗体，用于预测超急性排斥反应的发生。若受者体内有HLA抗体，需要通过PRA试验预判抗体的特异性，即使用已知抗原的淋巴细胞与受体血清反应，在补体作用下观察细胞毒作用。PRA试验能定量反映受者体内预存的HLA抗体水平。输血、妊娠、移植等均可诱导受体产生针对供体组织抗原特异性的抗体。美国器官共享联合网（United Network for Organ Sharing，UNOS）把PRA作为影响移植肾是否长期存活的重要因素之一，并将其作为筛选供者的重要指标。高表达PRA的受体可通过血浆置换和免疫吸附技术降低PRA水平。

3. CMV感染是影响肾移植成败的重要因素 肾移植前透析、移植过程中的随机输血都可造成受体CMV感染，术后应用免疫抑制剂也可增加CMV感染的风险。CMV感染是肾移植受者早期死亡的主要原因之一，术后是否及时、有效地防治CMV感染将影响移植的效果。CMV感染的防治方案通常有两种：①普遍预防法：术后对受者进行抗病毒治疗。②优先治疗法：通过对CMV抗原和DNA的监测，一旦发现病毒复制，及时进行抗病毒治疗。

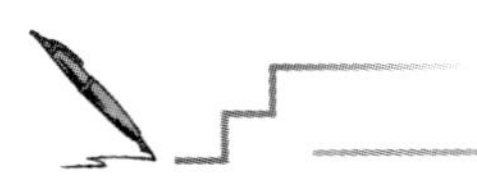

（二）肾移植的输血

个别学者认为，受体术前输血可明显提高移植肾的存活率，众多移植中心也得出同样的结论，但具体机制一直未得到详细阐明。目前，认为肾移植术中供体若无明显凝血功能减低及血小板减少，一般不主张采用输血来诱导免疫耐受。针对贫血患者，术前不轻易输血，只有在移植前 Hb 较低、可能会影响手术正常进行时才考虑输血，并且是输注去白细胞的辐照红细胞。输血有风险，输血可增加病毒感染的机会，可能输入毒性抗体，或者输入组织相容性不同的血细胞，可能引起受者产生细胞毒性抗体，加速移植肾的排斥反应。肾移植过程中应少输血、输成分血，提倡供体特异性输血。

第二节　感染性疾病的输血

通常情况感染性疾病不需要输血治疗。但在某些特殊情况，或者发生特殊病原菌感染、脓毒血症、感染中毒性休克等，可采用输血治疗。

一、脓毒血症的输血

脓毒血症（sepsis）是指由感染引起的全身炎症反应综合征，患者可出现贫血、凝血功能下降、感染中毒性休克、血小板减少等症状：

1. 红细胞输注　当 Hb＜70 g/L 时，感染患者病死率增高。因此，将 Hb＜70g/L 作为重症感染者红细胞输注的标准，但过高的 Hb 反而会增加病死率，以及心脏并发症和多器官功能衰竭的发生率。临床上宜将 Hb 维持在 70～90 g/L。

2. FFP 输注　①PT、APTT、INR 延长伴活动性出血。②大量输血伴凝血因子缺乏或持续出血。③服用华法林患者，有活动性出血需立即止血。出现上述情况且需行外科手术或有创操作时，需要输注 FFP。在无出血或无有创操作时，不需要纠正凝血功能。

3. 血小板输注　①PLT＜5×10^9/L，应尽快预防性输注。②PLT 处于（5～30）$\times10^9$/L，有明显出血风险者，也需要考虑输注血小板。③若需要有创操作，应将 PLT 提升到 50×10^9/L 以上。

4. 白蛋白输注　感染中毒性休克是脓毒血症最常见的并发症，也是导致 ICU 危重患者死亡的主要原因。5%白蛋白液静脉输注后，15 分钟内可将 3.5 倍体积的水分吸入血循环，维持血容量及心搏出量、纠正休克的效果显著。

二、特殊病原体感染的输血

大多数病原菌感染可通过敏感的抗生素治疗得到控制。但对于某些特殊病原体的感染，无特效治疗或特效治疗无效的病例，可考虑输注免疫球蛋白。

1. 标准免疫球蛋白　对预防细菌、病毒性感染有一定的作用，可用于免疫缺陷疾病伴感染，以及麻疹、水痘、腮腺炎、带状疱疹等病毒感染的防治。

2. 特异性免疫球蛋白　某种疾病的恢复期，患者体内含有高效价的特异性抗体，患者血浆采集后并作为原料制备成免疫球蛋白制剂，或者通过注射疫苗使受者产生特异性抗体。目前临床常用的有抗甲型和乙型肝炎、抗风疹、抗破伤风、抗狂犬病、抗白喉等免疫球蛋白，用于防治专一性疾病。

三、感染性疾病所致贫血的输血

除脓毒血症可致贫血外，一些感染性疾病也可致贫血。

1. 多种细菌、寄生虫、病毒可直接损害红细胞发生急性溶血性贫血。例如，疟原虫感染引起红细胞大量破坏，可出现贫血，临床可用氯喹、硫酸奎宁、青蒿素等药物治疗，贫血严重者可输注红细胞进行治疗。

2. 慢性感染性疾病持续 1 月以上者，可发生轻度或中度贫血，如亚急性感染性心内膜炎、骨髓炎、肺结核、慢性肺脓肿等，可能由红细胞生成受到抑制或寿命缩短所致，其贫血程度多不严重，一般不需要输血治疗。若 Hb<60 g/L 时，可输注悬浮红细胞进行治疗。

临床感染性疾病除通过细胞成分输血治疗外，还可以通过一些特殊成分，如 IL-2、TNF-a、INF-γ、EPO 等进行治疗，广泛用于各种抗病毒感染治疗，调节机体免疫功能，提升红细胞数量，提高患者生活质量。

（黄吉娥、于淑红）

第三节　药物诱发免疫性溶血性贫血的输血

药物诱发的免疫性溶血性贫血（drug-induced immunehemolytic anemia，DIHA）是由于药物与组织蛋白结合成药物-蛋白复合体后，刺激机体产生针对该药物的特异性抗体，通过免疫反应引起溶血性贫血。

一、药物诱发溶血的机制和种类

（一）免疫复合物型

药物与药物抗体在血液中形成免疫复合物（immune complex，IC），吸附在细胞膜上并激活补体，破坏红细胞导致血管内溶血。常见药物有奎尼丁、非那西丁、氨基比林、对氨基水杨酸、氯丙嗪、利福平、异烟肼、磺胺药、安乃近等，药物抗体可以是 IgM 或 IgG，可导致 DAT 阳性。患者临床表现为急性血管内溶血，贫血严重，部分病例可出现急性肾衰竭。

（二）半抗原细胞型

一些具有半抗原特征的药物，在体内与红细胞膜及血清蛋白结合形成完全抗原，诱发机体产生抗体，与吸附在红细胞膜上的药物发生反应，导致红细胞破坏，被称为半抗原型或药物吸附型溶血。临床常见的药物有青霉素类和头孢类。患者红细胞一般由 IgG 抗体致敏，DAT 阳性，临床表现为亚急性发作。

（三）自身免疫型

某些药物与红细胞膜上的蛋白质结合后，改变细胞膜上的抗原决定簇结构，诱发机体产生自身抗体，破坏红细胞而溶血。临床常见的药物有甲基多巴、左旋多巴和甲芬那酸等。患者起病缓慢，溶血多为轻至中度，停止用药后，溶血症状缓解。

（四）非免疫蛋白质吸附型

药物引起的红细胞膜改变，导致红细胞非免疫性吸附蛋白质，引起 DAT 阳性，很少引起溶血性贫血。常见的药物为头孢菌素类。

二、输血治疗

1. 立即停止用药是重要的治疗措施。

2. 轻度贫血一般不需要特殊处理，严重贫血患者需要输注红细胞，输注过程严密观察，及时处理不良反应。

3. 由 IC 引起的血管内溶血，除治疗贫血外，尚需治疗急性肾功能衰竭或 DIC 等严重并发症。

4. 自身免疫型引起的溶血，使用肾上腺皮质激素有助于病情的恢复。

【案例 13-1】

药物性溶血性贫血

病例资料

患者，男，53 岁，心脏术后 15 年，三尖瓣反流 9 年，胸闷憋气 5 月余后于 2 月前第一次入院，排除手术禁忌后在气管插管全麻+中低温体外循环下行三尖瓣置换术，术后治疗 1 个月，恢复良好出院。出院 3 天后出现胸闷、憋气、间断咳嗽少量咳痰，呈渐进性加重，夜间无法平卧入睡，再次入住心血管外科进一步治疗。入院后对症治疗，生命体征平稳，后发现 Hb 呈不明原因快速下降，在入院的第 21 天、第 23 天、第 27 天 Hb 分别 106g/L、88g/L、69g/L。临床医生和输血科工作人员共同进行会诊，了解患者近期用药史后，排除了其他引起溶血性贫血的因素，高度怀疑该患者发生了药物性溶血性贫血，建议进行相关检查。

1. 实验室检查

（1）血型血清学检查：患者为 A 型 Rh 阴性，不规则抗体筛选阴性，DAT 阳性（多抗阳性，单抗 IgG 阳性），放散液抗体筛选阴性。

（2）其他实验室检查结果：RBC 1.84×10^{12}/L，Hb 69g/L，HCT 19.3%，PLT 166×10^{9}/L，WBC 8.97×10^{9}/L，血清游离血红蛋白 75mg/L，网织红细胞百分率 3.75%，BUN 28.85mmol/L，Cr 176μmol/L，γ-GT 148U/L，AST 337 U/L，ALT 238 U/L，LDH 1271 U/L，TBIL 76.8μmol/L，IBIL 61.8 μmol/L。

（3）药物抗体检测：入院的第 21 天、第 23 天临床分别应用莫西沙星和舒普深两种药物治疗，入院的第 27 天患者抽取 EDTA-K_2 抗凝血样，检查发现血清中存在抗莫西沙星和抗舒普深两种药物抗体。停药后，Hb 逐渐上升。

2. 结果 患者血清中存在药物性抗体。

3. 结果解析

（1）患者出现原因不明的贫血现象，血型血清学检查 DAT 阳性，说明红细胞上致敏有抗体或补体，但血清和放散液抗筛均为阴性，说明致敏在红细胞上的物质不是针对红细胞血型抗原或补体的。结合患者用药史和临床表现，高度怀疑溶血由药物性抗体引起，并通过实验室血清学试验检查确认。

（2）临床出现不明原因的严重贫血，输血相关科室应都参与会诊，尽可能快速拿出合理的治疗方案。①怀疑患者体内有药物抗体，应立即停止使用相关药物，密切监测溶血相关指标。②在没有明确感染指征的情况下，不要轻易使用任何抗生素。③请血液科医师会诊，积极治疗溶血性贫血，防止出现急性肾功能衰竭、休克、DIC 等。④给予 EPO、铁剂、维生素 B_{12}、叶酸等造血原材料，促进自身造血。本案例临床科室接受输血科会诊意见，并立即停止用药，虽然停药第二天 Hb 还从 69g/L 降到 41g/L（入院第 28 天），但停药的第三天（入院第 29 天），Hb 停止下降，停药第五天（入院第 31 天）Hb 开始逐步上升，患者其他各项指标也在相应治疗下逐渐好转，血红蛋白升到 82g/L 后，转回普通病房，病情好转后出院。

（3）随着抗生素的大量使用，近几年药物性抗体引起的溶血性贫血有增多的趋势，但并没有引起临床医师的重视，常常被忽视甚至误诊。药物抗体引起的溶血性贫血，一般在停用药物后预后良好，但偶有严重溶血并发肾功能衰竭。本案例患者合并有肝肾功能障碍，并伴有心功能衰竭。当贫血程度严重有可能危及生命时，需要输注红细胞抢救，输注过程应严密观察，及时处理不良反应。

4. 拓展问题及讨论

（1）当患者出现不明原因的溶血性贫血，输血科参与会诊时该如何从专业的角度协助医师查找原因？

（2）临床如何开展实验室检查来确证药物抗体？

（3）药物性抗体引起的溶血性贫血，临床可出现哪些并发症？

（于淑红）

第四节　造血干细胞移植的输血

造血干细胞移植（HSCT）是将正常 HSC 植入患者体内使其造血重建和免疫重建，是目前治疗恶性血液病、难治性血液病的主要手段。移植前，通过放化疗预处理，清除患者体内异常增生的细胞、抑制机体的免疫功能，使植入的造血干细胞有立足和增殖的场所，但预处理也可造成严重的骨髓抑制，使患者出现全血细胞减少，尤其是粒细胞和血小板易降至危险水平，甚至出现移植排斥、GVHD 和感染等并发症。因此，HSCT 的输血治疗也是不可缺少的支持疗法。

一、输血治疗原则

1. 移植前期　是指患者从确定为 HSCT 候选者到接受清髓以前的时期。由于疾病及接受全身放化疗的原因，患者机体免疫功能严重受抑，不能排斥供者的淋巴细胞，此时段能不输血尽量不输血，若需要输血必须输注经过 γ 射线辐照的血液成分，尽量避免输注近亲属成员的血液成分，以防 TA-GVHD 的发生。

2. 围移植期　是指从清髓开始到 HSC 稳定植入的时期，此时段受者造血系统已被彻底破坏，而移植物的造血功能尚未重建，需要充分的输血支持，必须输注 γ 射线辐照的血液成分。由于 HSCT 是一个连续的过程，受者体内抗原抗体的消长呈动态变化，存在着明显的个体差异，所以每次输血前都必须进行 ABO 血型正反定型。

3. 移植后期　是指 HSC 已稳定植入的时期，即受者已形成了供者血型，此时段受者体内细胞凋亡的速度远远超过了骨髓已恢复的造血能力，因此输血支持仍然必要，同样需要输注 γ 射线辐照的血液成分。由于存在着个体差异，个别人甚至会终身需要输血治疗。

二、成分输血

1. 红细胞输注　绝大多数 HSCT 者红细胞系统恢复约需 6 周或更长时间，受体出现贫血并有临床症状时应考虑输血治疗，但必须输注γ射线辐照的红细胞制剂，以预防TA-GVHD。若Hb＜70g/L，根据情况受体也可选择输血治疗。Auto-HSCT一般需要输血治疗的时间周期较短，输血量较少。allo-HSCT则需要输血治疗的时间周期较长，可能会延长到植活后1年以上。

2. 血小板输注 HSCT后多种因素可影响受体血小板的恢复，如患者年龄较大、无血缘关系供者HSCT、感染、HSCT合并GVHD等因素均可延迟血小板恢复。HSCT后血小板一般采用预防性输注，传统输注指征为：①PLT＜20×10^9/L。②活动性出血或需要进行有创性操作时，要求PLT＞50×10^9/L。③病情稳定且未合并出血、感染，要求PLT ＜10×10^9/L。一般每次输注1个标准治疗量。

3. 粒细胞输注 HSCT后粒细胞缺乏者易发生严重感染，尤其是合并真菌感染者且真菌治疗无效时，粒细胞输注效果明显。

4. HSCT后的血浆、冷沉淀、凝血因子输注指征与其他疾病相同。

三、ABO血型不合HSCT的输血

临床上，供、受者HLA配型一致而ABO血型不合的异体HSCT并不少见。由于HSC不表达ABH抗原，故ABO血型不合并不影响HSC的植活，但却导致较为复杂的血液免疫学问题。ABO血型不合的HSCT，干细胞植活后受者血型将逐渐转变为供者血型，在移植的不同时期，受体内的ABO血型抗原和抗体会发生改变，临床需要输血治疗时应充分考虑供受者的血型、受者血液中抗-A、抗-B的效价，在不同时期选择不同血型的红细胞、血小板和血浆成分（表13-1），遵循相容性的输血原则进行治疗。

ABO血型不合的HSCT包括ABO主侧不合（受者血浆中有针对供者红细胞抗原的抗体）、ABO次侧不合（供者血浆中含有针对受者红细胞抗原的抗体）和ABO主次侧均不合（供、受者血浆和红细胞均不相容）。在移植过程中的输血治疗：①主侧不合：输注的红细胞与受者血型相同；输注的血小板或血浆应与供者血型相同，或者选择AB型的血小板或血浆。②次侧不合：输注红细胞与供者血型相同；输注血小板或血浆应与受者血型相同，或者选择AB型的血小板或血浆。③主次侧均不合：输O型红细胞、AB型的血小板或血浆。HSCT植入成功后，受者血型完全转变为供者血型后，受者按供者血型输血。

表13-1 ABO血型不合HSCT的输血血型选择

类型	移植阶段	血小板、血浆、冷沉淀凝血因子	红细胞
主侧不合	预处理	与供者血型相合	与受者血型相合
	移植	与供者血型相合	与受者血型相合
	受者血浆中有抗体	与供者血型相合	与受者血型相合
	受者血浆中无抗体	与供者血型相合	与供者血型相合
次侧不合	预处理	与受者血型相合	与供者血型相合
	移植	与受者血型相合	与供者血型相合
	血液中有受者红细胞	与受者血型相合	与供者血型相合
	血液中无受者红细胞	与供者血型相合	与供者血型相合
主次侧不合	预处理	AB型	O型
	移植	AB型	O型
	血液中有抗体或受者红细胞	AB型	O型
	血液中无抗体或受者红细胞	供者血型	供者血型

第五节 老年患者的输血

随着物质和文化生活水平的提高，科技、保健事业的进步，人均寿命不断延长，人口老龄化是全球性趋势，老年贫血及其外科疾病手术用血量逐年增多。由于老年患者周身器官功能和组织细胞呈退行性改变，使其输血治疗有别于其他年龄段的患者。

一、输 血 指 征

老年人输血，要严格掌握输血适应证，宜用新鲜血，少输库存血，避免加重其代谢紊乱。由于老年人的病理生理特点，失血的代偿能力受到限制，对容量反应能力减弱，所以老年人对急性失血的耐受性下降，危害性增大。在同样失血量的情况下，老年人尤其伴有心肺疾病的老年人，急性失血的症状出现更早，可能导致心肺代偿不全和缺氧。老年人的肺功能代偿能力及气体交换能力下降，如果不能有效地提高血氧分压，往往需要通过增加血液中的红细胞数量代偿维持供氧，故老年人输血指征应适当放宽，Hb＜100g/L 可考虑输血，提高 Hb 水平能提高其心、肺等重要器官的功能。

二、围手术期的输血原则

老年人输血治疗原则：能不输者不输，能少输者不多输，能多次输者不一次输，以少量多次原则输血。对需要外科手术治疗的老年人，避免输血治疗的最好办法是术前纠正贫血，并做好围术期凝血管理，减少术中出血及用血，做好血液保护。

（一）术前尽量纠正贫血

择期手术前可补充体内所缺乏的造血物质（如铁、叶酸、维生素 B_{12}），以提高 Hb 水平。EPO 对于老年慢性贫血（特别是肾功能不全所致）及原因不明贫血有独特作用。心功能不全伴有原因不明的贫血患者，接受 EPO 治疗后能显著提高 Hb 水平，改善心脏功能。术前提高患者的 Hb 水平可显著减少输血量。

（二）凝血功能管理

老年患者由于血液呈高凝状态，为降低心脏血管栓塞的危险，很多老年人（尤其合并心血管疾病）常服用抗凝药物，导致凝血功能的改变，可引起术中出血增加。应用抗凝药治疗的患者应进行凝血功能监测，认真评估凝血功能状况，术前接受抗凝治疗的患者，当 PT 及 APTT 延长超过正常对照值 20%以上时，至少术前 1 周停药。

（三）术中严格控制出血

1. 尽量采用微创手术方法，选择适当的麻醉方法，尽可能降低术中出血，严格止血。

2. 术中控制性降压。老年人多患有高血压病，术中高血压可导致出血量增加，应根据手术步骤控制血压，减少出血。但老年患者实行控制性低血压时，要注意老年人心肺功能下降、脑血管硬化和器官低灌注等情况，血压不宜降得太低，以免重要脏器供血不足。

3. 注意术中保温。老年人自身体温调节能力较差，低温可增加氧耗，对循环、呼吸等系统均可产生不利影响。低温可使血液黏度增加，血浆浓缩，血容量减少，HCT 增加，抑制血小板及凝血因子活性。术中大量出血，施行大量输血时应注意预防低体温的发生，血液须事先加温。

三、输血治疗要求

根据老年患者体质及其所具有的相应疾病，来确定其输血治疗要求、单次输血量及速度，具体注意事项如下：

1. 老年人输血应少量多次，尤其是贫血严重或有心脏疾病的患者，每日输血量不能超过 300 ml，尽量输注压积红细胞。

2. 输血的速度宜慢，以 1 ml/min 为宜。如果患者心力衰竭症状明显，又需要输血，应取半卧位，四肢保暖，使其周围血管扩张，减轻心脏负担。

3. 输血过程中密切观察老年患者的症状、呼吸、心率、颈静脉充盈情况及肺部啰音的动态变化。输血过程中一旦发现静脉压升高，应立即停止输血；若增高明显，应及时使用速效利尿剂，在四肢轮流结扎止血带，甚至考虑放血。

4. 反复多次输血，应考虑输注去白细胞的红细胞，以减轻发热等不良反应。对免疫功能低下的老年患者，建议输注辐照红细胞制剂，以防 TA-GVHD。

第六节　稀有血型的输血

人类红细胞血型系统中，Rh 阴性、孟买型、类孟买型，以及 ABO 亚型在人群中分布相对较少，在此统称为稀有血型。这些血型个体的输血治疗原则：配合性输注，以免产生不规则抗体及严重溶血反应。

一、Rh 阴性的输血

Rh 阴性患者宜选择 Rh 阴性血液进行临床输注，但在紧急情况下，对有些机体无抗-D 的患者，可考虑输注 Rh 阳性的血液进行临床紧急救治，但育龄女性需慎重。对于临床 D 抗原异常表达的个体，如弱 D、部分 D、D_{el}，宜选择 Rh 阴性的配合性血液进行临床输注。Rh 血型系统的输血治疗原则详见第二章第三节。

二、孟买型和类孟买型的输血

孟买型个体由于血清中存在能与所有红细胞发生凝集反应的抗-A、抗-B、抗-H，所以孟买型个体只能输注孟买型的血液。

类孟买型个体需要输血时，输相同 H 抗原缺乏的血液无疑是最理想的选择，但由于类孟买型十分罕见，很难找到血型相合的类孟买血型供者，对其同胞进行调查，是寻找相合供者的重要途径。在无法找到 H 抗原缺乏血型的血液时，应根据患者体内抗-A、抗-B、抗-H 的表达情况，选择 37℃与患者血浆（清）反应最弱的 ABO 血型血液进行输血治疗。因自体输血具有免疫学方面的完全相容性，在稀有血型患者的输血治疗方面具有无可替代的优越性，对需择期手术的类孟买血型患者，应根据其临床状况，尽量采用贮存式及稀释式自体输血。

三、ABO 亚型的输血

ABO 亚型个体在人群中分布很少，临床输血几乎不可能找到相同亚型的供者，这类人群最好开展贮存式及稀释式自体输血。

根据临床输血治疗要求，也可以选择不同的同种异体血液成分进行临床输注。①红细胞：由于 ABO 亚型个体红细胞上还携带有弱表达的 A 和（或）B 抗原，输血治疗通常选择无 A 和 B 抗原的红细胞，即 O 型红细胞。②冷沉淀、血浆：宜选择不含有抗-A 和（或）抗-B 的成分，即来源于 AB 型个体的对应成分。③血小板：选择与亚型对应的正常血型的血小板。由于输注血小板时会同时输入血浆，若输 O 型或 AB 型血小板，可能会出现血浆中的抗体或血小板上的抗原与受者不相容。

（黄青松）

本章小结

特殊情况或特殊疾病的输血，应根据不同情况选择不同血液成分和剂量。器官移植个体的输血应充分考虑患者的免疫状态，异基因输血后可能出现免疫调节所致的各种有利或不利的临床事件。HSCT 主要用于治疗恶性血液病、难治性血液病，HSC 植入成功后重建患者造血和免疫系统，注意不同时段血型的变化，临床输血治疗时注意选择不同血型的红细胞、血小板和血浆成分，遵循输血相容性原则。老年人输血应充分考虑受体的个人体质，所能承受输注的血量和速度，严格按输血指征开展输血治疗。特殊血型的个体，如 ABO 亚型、孟买型、类孟买型等稀有血型个体，应充分考虑到血型抗原抗体间的免疫学反应，这些个体最好选择自体输血。

第十四章　血栓弹力图及其临床应用

传统凝血指标 PT、APTT 等只能检测血浆中凝血因子活性，反映凝血过程中某一阶段或某种凝血产物，常受肝素类物质影响，难以准确预测血栓风险及判断预后。血栓弹力图检测能够全面展现血凝块发生发展的全过程，从凝血因子的激活到牢固的血小板纤维蛋白凝块形成，再到纤维蛋白溶解，反映凝血状况的全貌和血凝块形成的速率、血凝块强度及血凝块的纤溶水平。

在临床实践中，血栓弹力图能预测出血和栓塞风险，筛查术中和术后出血原因，有助于快速止血，指导临床开展预防性、治疗性成分输血，评估输血效果，监测临床用药效果，预防血栓和治疗栓塞等，广泛应用于产科、骨科、ICU、体外循环、器官移植等疾病的诊疗中，已成为围手术期监测凝血功能的最重要指标。

第一节　概　　述

1984 年，德国人 Harter 发明了一种仪器，能监测血液凝固的动态变化和纤溶整个过程，即血栓弹力图（thrombelastogtam，TEG）仪。该仪器能模拟人体内环境中的凝血-纤溶过程，通过物理方法将血块弹性强度转换成图形，提供从凝血启动到血小板聚集、纤维蛋白丝形成、血块增长、最大血凝块形成、纤维蛋白降解至溶解的全部信息，较直观地判断血液凝集情况和分析原因，目前已广泛用于临床指导术中输血，并取得了良好效果。

一、血栓弹力图的检测原理

多种凝血因子参与人体的凝血过程，包括：①凝血酶激活。②Fg 转化为纤维蛋白，形成网状结构，血凝块开始形成。③血小板激活，与纤维蛋白网状结构结合，血凝块强度逐渐增加。④纤溶系统激活，降解血凝块。凝血与纤溶往往同时发生。

血栓弹力图仪主要由自动调节 37℃的杯槽、圆柱形杯盖、自由转动的不锈钢悬垂丝和机电传感器构成（图 14-1a）。连接传感器的悬垂丝穿过杯盖接触血液。在模拟人体 37℃温度条件下，抗凝全血加入到样品检测杯中，检测杯在杯槽带动下以 4°45'角和每 9 秒一周的速度来回转动（图 14-1b）。当血液处于液体状态时，检测杯转动不影响杯盖和悬垂丝；当血液开始凝固时，血液中的纤维蛋白因黏附把杯子和杯盖紧密连在一起，杯子转动就会带动悬垂丝同时运动，随着纤维蛋白生成量的增加，血凝块逐渐形成，信号的振幅增加直至最大；当血凝块回缩或溶解时，杯盖与反应杯间的联结解除，反应杯的转动不再传递给悬垂丝。整个凝血过程中，悬垂丝产生的扭转力传递给机电传感器，转换成电子信号，通过 A/D 转换盒描绘出特定的 TEG 图形（图 14-2）。

TEG 完整地描述了从最初的纤维蛋白形成，到纤维蛋白织网并与血小板结合形成血凝块，再到血块消融，即从凝血到纤溶的整个过程。其中 R 时间对应“启动阶段”；K 时间对应“放大阶段”；MA 值对应“扩增阶段、凝血酶暴增”；Ly30 对应“纤溶阶段”。通过 TEG 能反映凝血因子活性、Fg 水平、血小板聚集功能和纤维蛋白溶解情况。

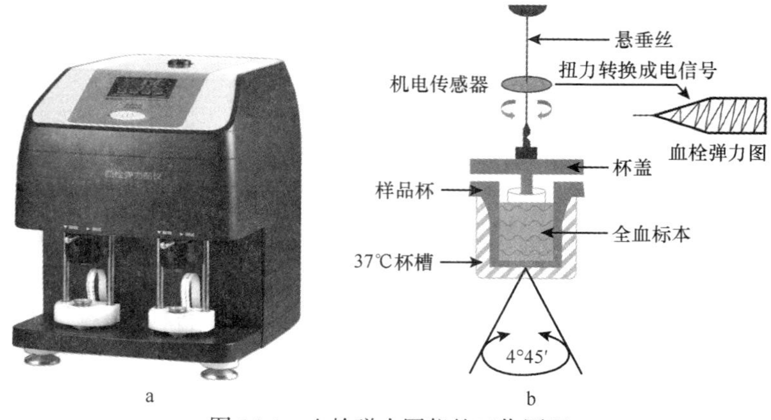

图 14-1 血栓弹力图仪的工作原理

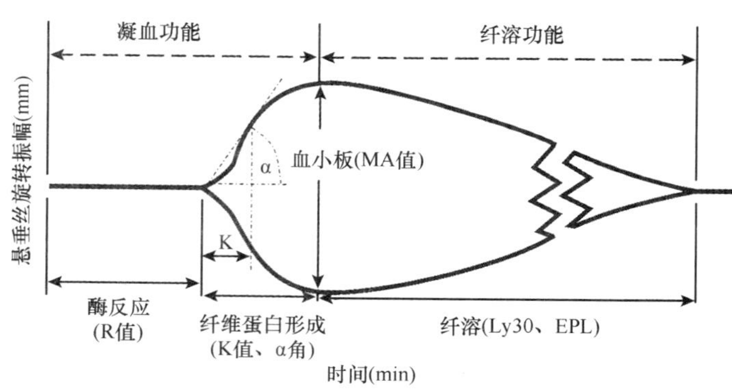

图 14-2 血栓弹力图

二、血栓弹力图参数

TEG 是以时间为横坐标，振幅为纵坐标形成的图形。表 14-1 是以高岭土激活剂为例介绍了 TEG 的主要参数及参考区间。

表 14-1 TEG 的主要参数及参考区间

参数	含义	参考区间
R 值	从血样开始检测到描记幅度达 2mm 所需要的时间（min），即开始检测至第一块纤维蛋白凝块形成的潜伏期。R 值代表凝血酶作用，反映凝血启动过程中凝血因子的综合作用	5～10 min
K 值	从 R 时间终点到描记幅度达到 20mm 所需的时间（min）。反映血块形成速度，体现的是 Fg 的功能，代表初始的血块动力学	1～3min
α 角	从血凝块形成至描记图最大曲线弧度作切线与水平线的夹角。α 角与 K 值具有相关性，反映纤维蛋白积聚和交叉连接（血块加固）的速度，代表了 Fg 水平	53°～72°
MA 值	MA 代表描记图上的最大振幅（最大切应力系数），反映正在形成的血凝块的最大强度及血凝块形成的稳定性，主要受 Fg 及血小板（作用约占 80%）的影响。MA 反映了血小板的聚集功能，血小板质量或数量异常都会影响到 MA 值	50～70mm
Ly30	MA 值确定后，30 分钟内血凝块溶解或减少的速率（%），反应纤溶状态的指标	0～7.5%
EPL	预测 MA 值确定后 30 分钟内血凝块将要溶解的百分比（%），作用同 Ly30	0～15%
CI 值	为凝血综合指数，源自于 R、K、α 和 MA，用于描述患者的整体凝血情况	-3～+3

三、血栓弹力图的方法学评价

1. 传统凝血试验　常规凝血功能检测为出凝血时间、PT、APTT、TT、Fg 或 D-二聚体等，只能反映血浆中凝血因子的活性，反映凝血过程中某一阶段或某种凝血产物，只能片段地、部分地描记凝血过程，检测结果常常受到肝素类物质的影响。

2. TEG　是一种灵敏、快捷的凝血检测技术，能完整地监测从凝血开始，至血凝块形成及纤维蛋白溶解的全过程，反映凝血过程中血小板与凝血因子的相互作用，评估凝血过程中的凝血因子、Fg、血小板等各组分的功能水平，更全面地评价血小板-纤维蛋白凝块的强度。该试验用血量少，全血、血浆和富含血小板的血浆均可用于检测，且结果不受肝素类物质的影响。检测准确、速度快，具有自动诊断功能，在临床外科、麻醉、ICU、体外循环、器官移植等科室疾病中广泛应用。但 TEG 也存在一定的局限性，如无法检测血管内皮细胞对凝血造成的影响，尿毒症患者的凝血功能紊乱往往由血管内皮细胞功能异常导致。TEG 能评估凝血全貌，不同于传统凝血试验（图 14-3）。

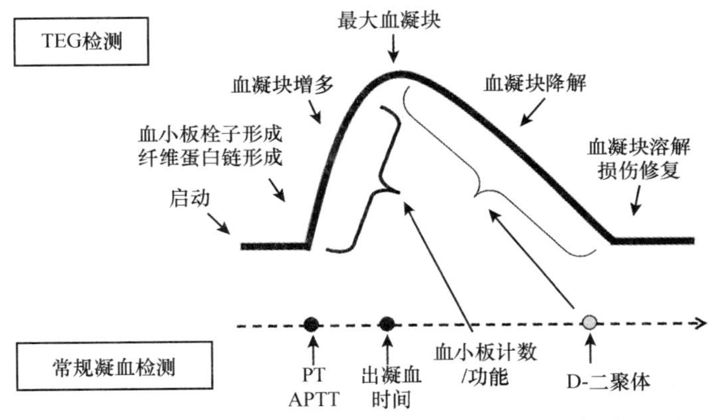

图 14-3　TEG 轨迹参数与常规凝血检测示意图

四、血栓弹力图检测类型和临床意义

1. 血栓弹力图（TEG）的检测方法　主要有普通检测、肝素酶对比检测、血小板聚集功能检测等。不同方法所使用的激活剂不同，作用也不同（表 14-2）。

表 14-2　不同 TEG 的检测方法

种类	激活剂	功能
普通杯检测	高岭土	评估凝血全貌
肝素酶杯检测	高岭土+肝素酶	判断肝素残留
血小板聚集功能检测	AA，或 ADP，或 AA+ADP	评估抗血小板药物，如阿司匹林、氯吡格雷等药效
激活凝血检测	高岭土+组织因子	快速检测凝血系统功能
功能性 Fg 检测	组织因子+血小板抑制剂	检测 Fg 功能

注：AA：花生四烯酸；ADP：二磷酸腺苷

2. TEG 试验的临床意义

（1）普通检测：TEG 图形形状和检测数值主要用于急诊科、重症医学科、手术相关科室判断患者血液凝固情况（表 14-3 和图 14-4）。常用于：①评估凝血全貌，判断凝血状态：低凝、高凝、纤溶亢进。②判定低凝原因：低凝血因子、低 Fg 水平、低血小板数量或活性。③区分高凝原因：高凝血因子活性、高血小板活性。④对存在纤溶风险患者，可区分原发纤溶或继发纤溶亢进，准确区分 DIC 阶段。⑤判断凝血相关药物疗效，如华法林、诺其、比伐卢定、组织型纤溶酶原激活剂（tissue plasminogen activator，t-PA）、止血环酸等的疗效。⑥评估发生或再次发生血栓事件的风险和概率，预防术后血栓的发生。⑦术后检测，判断出血的原因，区分是凝血机制的问题还是手术缝合等机械原因导致的出血。⑧指导手术、血液疾病、重症疾病等成分输血。

TEG 用于机体凝血功能诊断的标准见图 14-5。

表 14-3　TEG 检测的临床意义（以高岭土激活剂为例）

TEG 数值范围	临床意义
R＜5min	凝血因子活性较高，凝血功能增强
11min＜R＜14min	凝血因子活性较低，凝血功能不足
R＞14min	凝血因子活性极低，凝血功能极低
K＜1min，α＞72°	Fg 水平高
K＞3min，α＜53°	Fg 水平低
MA＞73mm	血小板功能亢进
41mm＜MA＜54mm	血小板功能低
MA＜40mm	血小板功能极低
R＜4min，MA＞73mm	凝血因子活性较高，血小板功能亢进
Ly30＞7.5%，EPL＞15%	原发性纤溶亢进：凝血正常或低凝；继发性纤溶亢进：高凝
Ly30＜7.5%，CI＞3.0	血栓前状态
Ly30＞7.5%，MA 正常或增大	继发性纤溶亢进
Ly30＞7.5%，CI＞3.0	继发性纤溶亢进
Ly30＞7.5%，CI＜1.0	原发性纤溶亢进
Ly30＞7.5%，MA 正常或降低	原发性纤溶亢进

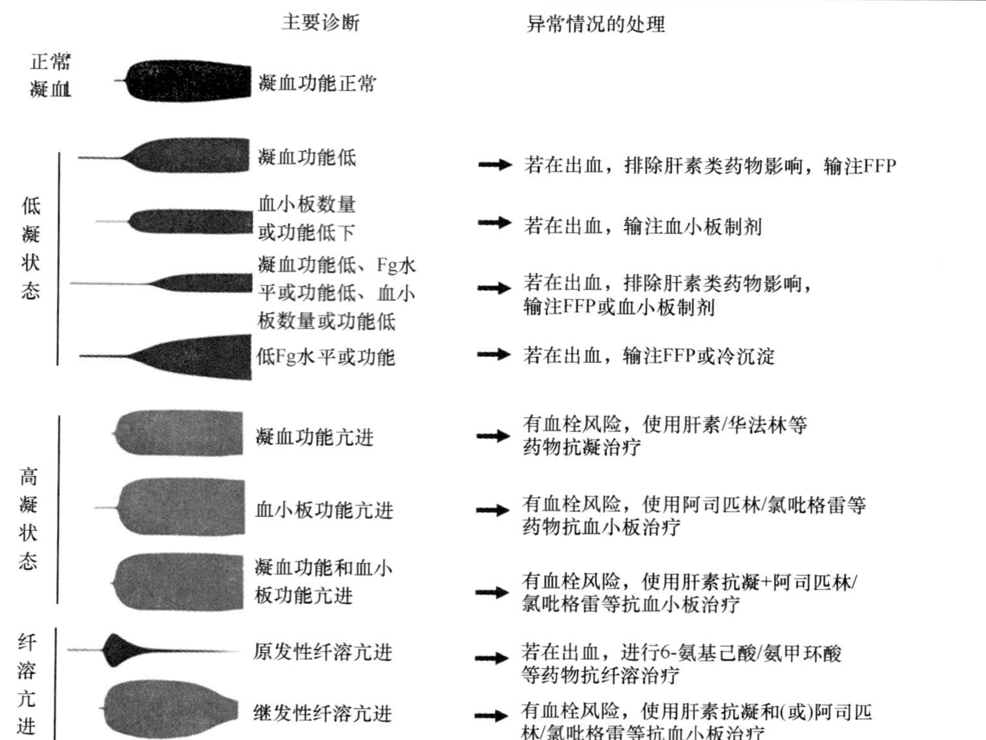

图 14-4　典型 TEG 及异常情况的处理

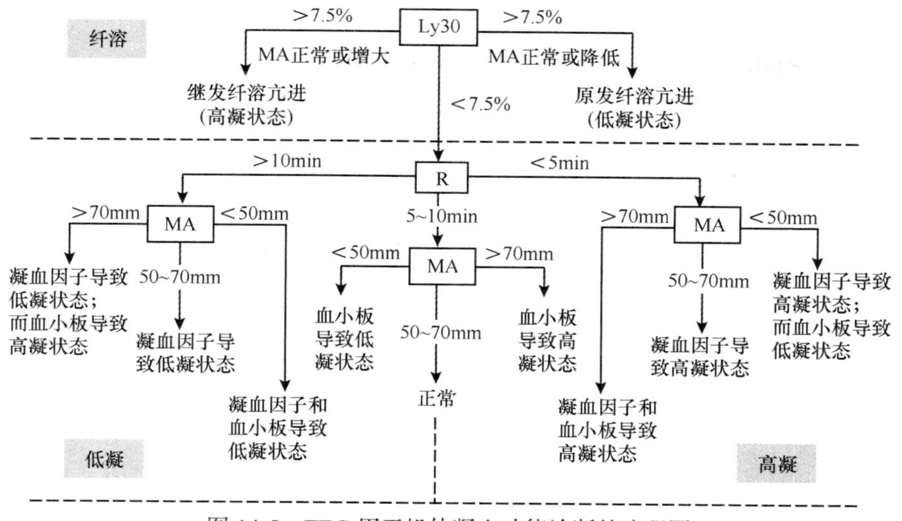

图 14-5　TEG 用于机体凝血功能诊断的流程图

（2）肝素酶对比检测：主要用于透析中心、肾病中心、神内/心内患者判断肝素残留。使用肝素抗凝治疗者，评估肝素、低分子肝素以及类肝素药物的疗效，评估是否肝素抵抗或过量，判定鱼精蛋白中和肝素的残留效果，判断低凝是否为肝素所致。对于接受体外循环手术或者肝脏移植的患者，可以比较肝素酶改性的样品和未经肝素酶改性样品的 R 参数，如果 R 参数相同，则表明鱼精蛋白用量已足够，可以中和所有给予的肝素。

（3）血小板图试验：①用于血小板功能评定，测定患者的止血平衡以及对抗血小板治疗的反应。分析的结果可用于测定凝血因子、血小板和纤维蛋白溶解的交叉作用。血小板抑制百分比，表示血小板对于整体血块强度的影响。②对心外科术后患者，分析使用抗血小板药物后的出血原因。③对手术患者，评估服用抗血小板药物术前、术中出血的风险。④对服用抗血小板药物者，评估单独或联合使用阿司匹林、波力维，GPⅡb/Ⅲa 受体拮抗剂药物的疗效。

（4）功能性 Fg 评定：用于确定血小板和 Fg 对于患者凝血平衡的独立作用。该分析可以抑制血小板聚集，从而有可能只测定功能性 Fg 对血块强度的影响（MA）。

第二节　血栓弹力图在输血治疗中的应用

TEG 检测能自动诊断出血的具体原因，分析是凝血因子、纤维蛋白、血小板本身的原因，还是肝素残留导致的出血，快速鉴别诊断原发纤溶亢进和继发纤溶亢进，能够指导临床医护人员快速选择合理的血液制剂或制品进行止血治疗。通过对术后出血原因分析与鉴别，可以减少二次手术风险。欧美多个国家明确将 TEG 作为血液制剂管理的重要工具，用以指导临床用血，有效节约了用血和降低因过度输血引起的副作用及死亡率。

一、血栓弹力图指导临床输血

手术过程中因失血致使的凝血因子及血小板丢失，库存血中凝血因子、血小板减少，以及麻醉药物、液体复苏和低体温等因素均可影响患者的凝血功能。目前，临床红细胞输注指征较明确，然而纠正凝血功能相关的血液制剂，如 FFP、冷沉淀及血小板的临床输注较盲目不一，尤其对心脏外科、肝脏外科及创伤外科大出血患者，临床选择性很随意，有时起不到很好的治疗效果，还造成血源浪费，甚至出现临床副反应。血栓弹力图（TEG）可以很好地监测手术中凝血全貌，正确指导临床合理选择血液成分，及时有效地纠正患者的凝血功能。结合国内外权威单位临床输血经验，针对临床术中、术后出血情况，以 TEG 为指导可为临床输血提供诊断思路和输血策略。

1. TEG 普通测试 未使用肝素治疗的患者，若术中、术后发生出血，结合 TEG 测试结果，建议如下选择血液成分（图 14-5 和表 14-4）。如果患者仍不能有效止血，建议以 15μg/kg 补充 rFⅦa 制品，甚至考虑手术探查。

表 14-4 普通 TEG 指导临床输血的策略

参数	数值范围	原因	血液制剂
R	10min<R<15min	凝血因子活性降低	2U FFP
	15min<R<20min	凝血因子活性较低	4U FFP
	R>20min	凝血因子活性极低	6U FFP
MA	35mm<MA<45mm，且 EPL<15%，Ly30<7.5%	血小板功能降低	2U 血小板
	MA<35mm，且 EPL<15%，Ly30<7.5%	血小板功能极低	3U 血小板
α	20°<α<45°，且 MA 正常	Fg 功能极低	2U FFP
Ly30 或 EPL	EPL>15%或 Ly30>7.5%，且 MA<50mm 或 CI<1.0	纤溶亢进	氨甲环酸*
	EPL<15%或 Ly30<7.5%，且 MA<70mm 或 CI<3.0	出血	rFⅦa*

注：氨甲环酸*：100mg/10ml 且 10 分钟以上；rFⅦa*：15μg/kg

2. TEG 肝素酶对比测试 主要针对体外循环肝素治疗的患者，出现肝素残留引起的出血，一般 $R_{肝素酶杯}$>2 分钟，建议以 50mg/70kg 选择鱼精蛋白治疗。

3. TEG 血小板图测试 主要考虑使用抗血小板药物引起的出血现象。①术前 AA 抑制率>50%或 ADP 抑制率>30%，可考虑输注 2U 血小板。②术前 AA 抑制率<50%或 ADP 抑制率<30%，需要停止用药至少 7 天以上。若 MA>45mm，不需要考虑输注血小板；若 41mm<MA<45mm，可考虑输注 1U 血小板；若 MA<40mm，可考虑输注 2U 血小板。

二、TEG 在输血相关疾病中的应用

TEG 在监测手术中凝血功能变化和输血管理方面有重要的应用价值，最早用于指导肝移植手术的输血，目前已广泛应用于指导心脏、肝脏、创伤外科等疾病的输血治疗。

（一）创伤外科和急重症疾病

在普外和骨科等疾病中，创伤占有较大的比例。无论是大量失血、DIC、休克，还是患者本身有出血性疾病，术前快速了解患者的凝血情况至关重要，争取抢救时间往往是手术成功与否的关键。TEG 能较为准确诊断外科急症患者凝血异常的类型，鉴别凝血因子缺乏、血小板功能不良、纤溶亢进等情况，准确判断抢救中的 DIC 进展情况、高凝和纤溶亢进，区分原发纤溶亢进和继发纤溶亢进，指导成分输血救治的时间、种类、剂量，监测手术中其他治疗（如输液、使用药物等）对凝血系统的影响，检测和评估成分血和（或）与凝血相关药物的协同治疗效果。

创伤外科患者约 25%～33%存在着急性创伤性凝血病（acute traumatic coagulopathy，ATC），该病易出现多脏器功能衰竭，死亡率很高，需要大量输血进行临床治疗。以往治疗 ATC 的策略主要以 FFP 和 RBC 按一定的比例对患者进行大量输血，但其最佳比例存在着争议，说明不同创伤患者应采取不同的输血策略。TEG 动态评估了患者的凝血状态后，为个体化输血治疗提供了有力的证据，也是目前的发展趋势。

（二）肝脏外科疾病

肝脏是大多数凝血因子及抗凝物质合成的场所，肝损伤患者易出现凝血功能紊乱，甚至发生出血或形成血栓。尤其是终末期肝病，如肝硬化、肝癌等，肝功能严重障碍，较易出现凝血、抗凝、纤溶等过程失衡，产生严重而复杂的凝血功能紊乱，最终诱发 DIC。绝大多数终末期肝病患者存在凝血功能障碍，凝血因子水平较低，常合并消化道出血及脾功能亢进，因此也存在血小板数量及功能异常，原位肝移植是临床上最为常用的外科救治手段。

手术过程中，稀释性凝血功能障碍、Fg 水平下降和纤溶亢进等因素进一步加重患者的凝血功能异常，所以，监测肝移植患者的凝血功能至关重要。TEG 能较好地模拟体内凝血过程，全面展现血液凝固的进展过程，展示凝血状况的全貌和血凝块形成的速率、血凝块的强度，血凝块的纤溶水平，方便临床合理选择血液成分进行成分输血，以改善患者的凝血功能，减少并发症的发生，提高输血治疗效果。

（三）心脏外科疾病

部分心脏手术体外循环需要肝素抗凝，虽然激活全血凝固时间（activated clotting time of whole blood，ACT）能够监测肝素用量，但术中血液被稀释导致凝血因子减少，使得 ACT 与肝素的关联性较差。肝素用量过多，患者可出现凝血功能紊乱和低凝情况，增加术中渗血、延长止血时间；肝素用量过少，则可引起高凝并发症，如心梗、脑梗等体外循环栓塞。TEG 可较全面评估肝素使用剂量、出血风险等，能全面反映肝素对凝血因子、血小板聚集功能的抑制作用，预测心脏手术中及术后出血量。体外循环结束后，使用一定量的鱼精蛋白中和体内残存的肝素，消除术后因之而引起的出血。然而，鱼精蛋白用量过多，可引起低凝倾向，导致术后出血。TEG 肝素酶杯检测可以检测鱼精蛋白是否充分中和肝素。

心脏重症患者，过量输注 FFP 易诱发 TRALI 和输血相关的循环超负荷，TEG 通过监测凝血全貌，能根据患者需求合理选择血液成分进行临床输注，有效降低了血液制剂输注率，减少输血不良反应的发生。一般情况下，MA＜45mm 且血小板＜100×10^9/L 时，需要输注 6U 血小板，当 R＞20 分钟时，需要输注 2U FFP；若发生持续出血并且 Fg＜1.0g /L，可以考虑输入 10U 冷沉淀。目前，国际国内已将 TEG 用于指导临床输血，把 R 值作为预测 FFP 输注的指标，将 MA 值作为血小板输注指标。

（四）产科疾病

1. 孕产妇的病理生理特点　与普通人相比，孕妇血小板、凝血因子增多，而抗凝因子、纤维蛋白酶原、尿激酶生成减少，胎盘产生的纤溶酶原激活物抑制物增多，使血液趋于生理性高凝状态，妊娠期糖尿病、妊娠期高血压、子痫前期的病理变化更加重了凝血功能的障碍。当重度子痫前期，孕妇合并血小板减少时，出血风险增大，可危及母婴生命安全。产科中的宫外孕、羊水栓塞等情况也可出现不同程度的凝血异常。产妇在分娩过程中极易释放组织因子，激活凝血途径，引起凝血功能障碍，诱发 DIC。产后大出血也是危及患者生命的重要原因，产后快速纠正凝血异常对控制出血和改善结果至关重要。

2. TEG 指导产科输血 与常规凝血检查相比，TEG 能更早、更灵敏地反映孕妇的凝血状态，监测及评估产妇凝血功能，指导临床成分输血。TEG 主要用于：①快速动态评价孕产妇凝血功能，以便医生对症处理。②评估孕产妇术中、术后出血风险，早期监测后续出血。③判断羊水栓塞对凝血系统的影响，防止发生血栓。④判断宫外孕患者出血对凝血系统的影响，指导成分输血，抢救患者生命。⑤鉴别原发或继发纤溶亢进。

（五）心脑血管疾病

心脑血管疾病多发生于老年人，而发生心脑血管梗死的患者多数伴有高血压、糖尿病、高血脂等缺氧和糖及脂代谢紊乱，患者凝血因子活性增强、血小板聚集增加、纤溶活性降低，对动脉粥样硬化、冠心病、心肌梗死等疾病的发生和发展有着十分重要的影响。目前，抗血小板药物已成为心脑血管疾病及外周动脉粥样硬化性疾病一级预防、二级预防的主要药物，如环氧化酶抑制药（如阿司匹林）、ADP 受体拮抗药（如氯吡格雷、替格瑞洛、普拉格雷等）、血小板膜糖蛋白Ⅱb/Ⅲa 受体拮抗药(如替罗非班、依替巴肽等),可以安全有效地降低经皮冠状动脉介入(percutaneous coronary intervention，PCI）治疗急性血栓，对不稳定型心绞痛治疗也有效果。

TEG 能反映心脑血管疾病血液的凝集状态，有助于预测病情的发展和治疗效果。TEG 血小板检测通过加入花生四烯酸、二磷酸腺苷（ADP）等血小板激活剂，检测未被激活的血小板比例，分别称为花生四烯酸抑制率或 ADP 抑制率，来反映不同抗血小板药物的疗效，如花生四烯酸抑制率反映阿司匹林治疗效果；ADP 抑制率反映氯吡格雷、西洛他唑、替罗非班等药物疗效，为评估抗血小板药物疗效提供定性、定量指标。通过 TEG，检测阿司匹林抑制率及氯吡格雷抑制率，以便临床及时调整阿司匹林和氯吡格雷的使用剂量，更好地预防血栓再发，降低心脑血管疾病的死亡率。

TEG 主要用于：①判断患者的基础凝血情况，凝血系统异常在整个缺血状态中的地位。②监测 PCI 和抗血小板药物联合应用的效果。③诊断各个抗血小板药物对患者血小板抑制的百分比，从而指导在 PCI 治疗中个性化使用 GPIIb/IIIa 抑制剂，进一步保证手术安全。④判断 PCI 术中、术后低分子肝素的作用和代谢情况。⑤确定 PCI 治疗后患者个性化血小板治疗的方案，减少再次缺血事件的发生。⑥在定期随访中，判断患者抗血小板药物的使用效果，防止出血。⑦判断 Fg 的活性。⑧监测华法林、比伐卢定等凝血相关药物的效果。⑨对于急性血栓溶栓治疗的患者，随时检测凝血的变化。

（六）深静脉血栓

恶性肿瘤、手术创伤导致的组织损伤，可释放大量组织因子，相继启动外源性、内源性凝血系统，引发凝血瀑布。术中低体温、低氧、乳酸增高等内环境紊乱，术后患者卧床休息、运动量少、禁食等可加剧凝血功能障碍，易发生深静脉血栓及肺栓塞等并发症，甚至危及患者生命安全。利用 TEG，可以监测患者术中、术后凝血状态和不同抗凝药物的使用情况，能够指导护理人员正确管理深静脉血栓高危患者，让患者适时地、尽早地下床活动，不能下床活动者行被动运动、进行合理地抗凝治疗，改善患者血液高凝状态，有效预防深静脉血栓的发生。

（七）慢性肾脏病

肾病存在一定程度的促凝血因子水平升高，血小板功能异常，因此纠正异常凝血对防治相关并发症有重要意义。一般情况下，慢性肾病（chronic kidney disease，CKD）肾功能恶化程度与体内抗凝血因子减少的程度显著正相关。血液透析是目前治疗肾功能衰竭的主要方法。肝素是血液透析维持体外循环常用的抗凝剂，而肝素过量会导致患者出血，肝素剂量缺乏则会导致体外循环受阻，甚至出现血栓。因此，通过 TEG 调整肝素剂量，监测 CKD 的凝血状态，为及时处理凝血-纤溶紊乱提供依据，减少患者出血及血栓的风险。

【案例 14-1】

TEG 在 DIC 诊断治疗中的应用

病例资料

女，21 岁，孕 37^{+2} 周，因阴道流液入院。孕中期血常规、肝肾功能正常。孕晚期未定期产检。无药物过敏史，无手术外伤史。体格检查：全身皮肤黏膜黄染，巩膜黄染，无出血点及瘀斑，未见肝掌、蜘蛛痣，浅表淋巴结未扪及，双下肢凹陷性水肿，无静脉曲张；心肺无异常；肝脾肋下未扪及；腹部膨隆，符合妊娠月份；无振水音，莫菲征阴性。影像学检查：肝区 B 超见弥漫性高密度光影，回声强弱不均，呈雪花状，有典型的脂肪肝波形。实验室检查：①血常规 WBC 8.97×10^9/L，RBC 5.52×10^{12}/L，Hb113g/L，PLT 77×10^9/L。②乙肝检测：HBsAg＜0.1IU/ml，Anti-HBs 273.98mIU/ml，HBeAg＜0.1 PEIU/ml，Anti-HBe 0.11 PEIU/ml，Anti-HBc 2.07 IU/ml。③尿常规正常。④肝功能：ALT 87.06U/L，AST 109.44U/L，TBiL 308.55μmol/L，DBiL 208.02μmol/L，总蛋白 56.48g/L，白蛋白 25.22g/L，球蛋白 31.26g/L，ALP 859.44U/L，γ-GT 109.59U/L。⑤凝血功能：PT 37.1s，APTT 78.6s，TT 33.4s，Fib 0.3g/L。

1. 初步诊断　①急性肝衰竭。②妊娠期脂肪肝。③G_1P_0，孕 37^{+2} 周。

2. 诊治经过

（1）入院后急诊行剖宫产手术。因患者有明显出血，所以术中输注 2 个治疗量的机采血小板。

（2）术后治疗：①根据临床症状和实验室检查结果，给予患者保肝等药物治疗和 24h 低分子肝素 4000IU/24h 持续泵入治疗。②根据凝血功能、出血情况和 Hb 结果，给予患者输血治疗。输注悬浮红细胞使 Hb 维持在 60g/L 以上；以 15～20ml/（kg・d）输注 FFP 和 FP。

案例表 14-1-1　术后动态监测血常规和凝血功能

		第 1 天早上	第 1 天下午	第 2 天	第 3 天	第 4 天
血常规检查	WBC（$\times10^9$/L）	11.06		15.44	16.62	24.96
	RBC（$\times10^{12}$/L）	1.82		1.93	2.61	1.32
	Hb（g/L）	50		48	73	38
	PLT（$\times10^9$/L）	35		42	23	48
凝血功能检查	PT（s）	26.3	30.4	36.1	32.6	27.6
	APTT（s）	85.8	80.1	76.6	70.4	58
	TT（s）	21.0	21.3	26.7	28.7	25.6
	Fib（g/L）	1.01	0.85	0.57	0.59	0.84
	D-D（μg/ml）	8.03	3.36	2.86	7.22	15.44
	FDP（1：2）	+	+	+	+	+

（3）诊断：急性肝衰竭并发 DIC。

3. 案例解析

（1）孕中期肝功能正常，入院时肝功能异常、凝血功能异常，提示在孕晚期发生肝脏病变，结合孕周考虑肝功能异常与妊娠有关，无法排除妊娠期脂肪肝。原因：①肝胆 B 超提示，肝区的弥漫性高密度光影且回声强弱不均，呈雪花状，有典型的脂肪肝波形，初步诊断为妊娠期脂肪肝。②结合肝功能和凝血功能的异常情况，诊断为肝衰竭。③血小板动态下降、Fg 持续下降、PT 和 APTT 延长、D-D 和 FDP 阳性、TEG 提示低凝状态，综合分析得出患者合并 DIC。

（2）治疗分析：根据病史及实验室检查，患者确诊为妊娠期脂肪肝、急性肝衰竭合并 DIC。

①治疗妊娠期脂肪肝首选措施是结束妊娠，该患者就是行急诊手术终止了妊娠。患者因有明显出血状况，术中输入 2 个治疗量的血小板。②术后主要纠正肝功能异常和 DIC。TEG 结果提示，患者低凝有出血，但是 FDP、D-D 持续阳性说明患者血栓仍在持续降解。③为避免补充的凝血因子在体内继续形成血栓而加重 DIC，所以在抗凝治疗的基础上同时补充凝血因子及血小板，纠正凝血功能紊乱。④抗凝药物宜选用低分子肝素，应用至 FDP、D-D 明显下降为止。⑤抗凝基础上补充凝血因子可选择输注血浆、冷沉淀等，若无明显出血无需输注血小板。

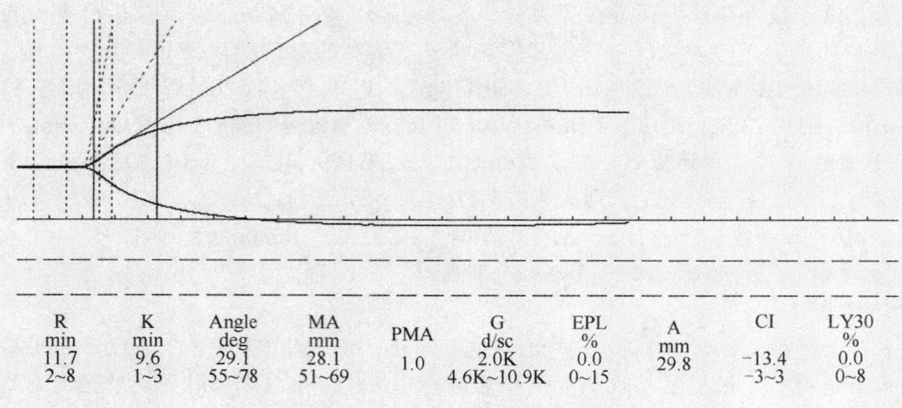

案例图 14-1-1　术后第 2 天的 TEG 结果

（3）诊疗体会：①急性肝衰竭合并 DIC，治疗过程中需要动态监测凝血功能，同时纠正肝功能异常，提高肝脏储备功能。②TEG 能较好地反映患者凝血状态，结合病史及传统的凝血功能检查，正确判断和分析凝血异常的原因，指导临床纠正凝血功能紊乱。

（黄吉娥）

本 章 小 结

血栓弹力图能全面展现血凝块发生发展的全过程，是一种灵敏、快捷的凝血检测技术，临床应用较广泛。TEG 能在短时间内帮助医务人员判断患者的凝血状态，直接给出诊断，对围手术期的凝血功能判断起着至关重要的作用，方便临床治疗过程中迅速调整治疗方案。通过 TEG 动态监测，可立即得知输血、抗凝、抗血小板治疗方案是否合理。TEG 可以指导临床合理选择血液成分和剂量进行输血治疗，有效节约血液资源，不仅降低了医疗费用，减轻患者的经济负担，还减少了血液制剂输注带来的风险；对需要长期服用抗血小板或肝素药物的患者，可以保障其服药的有效性和安全性，缩短其治疗时间，减少了患者进行大型手术的次数或安放支架的数量。目前，TEG 已广泛用于外科手术、产科、ICU、体外循环、器官移植等科室疾病的诊疗中，成为围术期监测凝血功能的重要指标。

第十五章 输血不良反应与输血传播疾病

输血是临床上重要且不可或缺的治疗手段，是救死扶伤的重要措施，但输血有风险，尽管血液经过严格的筛查、检验，依然存在着输血传播性疾病和发生输血不良反应的可能。临床应充分掌握各种输血不良反应的发生机制和防治措施等，以防经血传播疾病的危害性，合理选择血液成分开展临床输血治疗，确保输血安全，避免输血不良反应和血液浪费，提高输血治疗水平。

第一节 输血不良反应

在临床输血过程中或输血后，若受血者发生了与输血有关的异常表现或疾病，称之为输血不良反应。输血不良反应发生率高达 10%，即使严格按照输血相关要求执行无偿献血、标准贮血和运输、输血前配合性试验和规范性输血，仍然可能发生与输血相关的不良反应，严重者可危及患者生命。临床应在输注血液或血液制剂前应充分评估，权衡利弊，避免输血风险的发生。

一、输血不良反应的分类

输血不良反应是指患者在输血过程中或输血后发生的无法用原发病解释的新症状或体征。按其发生时间的不同，分为急性输血不良反应和迟发性输血不良反应。输血不良反应发生于输血过程中或输血后 24 小时内，称为急性输血不良反应；若发生于输血 24 小时后，称为迟发性输血不良反应。根据发生机制中免疫因素是否参与，又将其分为免疫性输血不良反应和非免疫性输血不良反应（表 15-1）。

表 15-1 常见输血不良反应及其诱因

	急性输血不良反应		迟发性输血不良反应	
	种类	诱因	种类	诱因
免疫性反应	FNHTR	白细胞、血小板抗体等	迟发性溶血反应	IgG 抗体
	急性溶血反应	ABO 血型不合等	TA-GVHD	供者淋巴细胞受体内存活
	过敏反应	IgA 抗体等	PTP	白细胞、血小板抗体
	TRALI	供者血中有白细胞抗体或生物活性物质	PTR	白细胞、血小板抗体
	荨麻疹	血浆蛋白抗体	输血致免疫抑制	抑制因子等
非免疫性反应	细菌性输血反应	细菌污染	含铁血黄素沉着症	多次输血
	肺微血管栓塞	微聚物等	血栓性静脉炎	血液高凝状态
	出血倾向	凝血因子等异常	输血传播疾病	多种病毒感染
	低体温	大量输血等		
	电解质紊乱	大量输血等		
	循环超负荷	大量输血等		
	枸橼酸中毒	大量输血等		
	空气栓塞	空气进入血液中		

二、常见的输血不良反应

临床上常见的输血不良反应有过敏反应、发热反应、溶血反应、TA-GVHD、PTR、PTP、肺水肿、枸橼酸中毒、空气栓塞、败血症等。其中红细胞血型不合输血引起的HTR最严重，且死亡率高，FNHTR与过敏性反应最为多见。输血不良反应需早期发现早处理，以降低输血不良反应对机体损害程度。

(一)非溶血性发热反应

FNHTR是血液成分引起的免疫反应，受血者在输入全血或血液成分期间或输注后2小时内体温升高1℃或以上，以发热、寒战等为主要临床表现，易于排除溶血、细菌污染、严重过敏等其他引起体温升高的一类输血反应，与多次输入HLA不相合的白细胞、血小板、血液保存过程中产生的CK等因素有关。FNHTR发生率约为0.5%～1.0%，是临床最常见的输血不良反应，约占总输血不良反应的52%，多发生于反复输血或多次妊娠个体中。

1. 发病机制

(1)免疫因素：多发生于曾有输血史、妊娠史或器官移植患者，当异体白细胞或血小板等进入其体内后，可致敏淋巴细胞，产生免疫性抗体和记忆性B淋巴细胞，若再次输入含有白细胞或血小板的血液制剂，即可发生抗原抗体反应，导致细胞溶解，释放热源物质，发生FNHTR。FNHTR主要由于HLA抗体引起，也可由粒细胞抗体和血小板抗体导致。

(2)非免疫因素：主要为致热原物质参与的热原反应。致热原物质是指可引起发热反应的各种微量物质，包括细菌及其产物、采血或输血器材上残留的某些蛋白质、抗凝剂、药物杂质、某些有机或无机成分等。细菌性热原物质，如细菌死亡破裂后释放的内毒素、活细菌释放的有活性的蛋白质外毒素。内毒素的致热作用强于外毒素，杆菌的致热原性强于球菌，革兰阴性杆菌最强。现阶段由于消毒灭菌技术的进步和一次性采、输血器材的使用，致热原引起的发热反应已逐渐降低。

(3)细胞因子：库存血中可残留有少量白细胞和血小板等，存放过程中可释放内源性致热原(如IL-1β、IL-6、IL-8、TNF等)，输注后引起患者体温升高。

2. 临床表现 FNHTR多发生在输血开始的15分钟至2小时，突然发热，体温可升高至38～41℃，发热持续时间少则几分钟，多则1～2小时，一般不超过10小时。FNHTR患者常伴有面色潮红、畏寒、寒战、恶心、呕吐、脉率增快、心悸、头痛等症状，少数患者输血发热反应发生后几小时内可发生口唇疱疹，但血压常无变化。

3. 诊断依据 首先排除HTR和细菌污染，结合临床症状和实验室检查结果可明确诊断。FNHTR常见于反复输血或多次妊娠患者，患者体中有HLA、粒细胞和血小板抗体等，或患者既往有输血发热反应病史。

4. 治疗

(1)一旦发生FNHTR，应立即停止输血，并缓慢输注生理盐水保持静脉通畅。临床仅出现轻度发热反应，因病情需要继续输血者，应重新更换血液制剂予以慢速输注，严密观察受血者生命体征。一般每15～30分钟测体温、血压一次。

(2)FNHTR高热患者，应对症治疗，一般采用物理降温，也可药物降温。

(3)寻找病因，送检受血者血样及未输完的剩余血样，密切观察病情变化，排除HTR、细菌污染、感染性疾病等原因。

(4)注意保暖，对寒战期患者，给予异丙嗪或地塞米松进行治疗。严重寒战者可用度冷丁肌肉或皮下注射以缓解寒战。有出血倾向者禁忌服用阿司匹林类解热药。

5. 预防

（1）采用无热原器具（如采血器具、输血器具等）、白细胞滤器采集和处理血液制剂，预防 FNHTR 的发生。

（2）对于易患 FNHTR 的受血者，输血前给予抗致热原性药物，如醋氨酚或阿司匹林等，可有效减轻发热反应的程度。既往有过敏反应史的受血者，可输注苯海拉明等抗组胺药。

（3）对有 HLA 抗体的患者，可通过微量淋巴细胞毒试验或 HLA 配型筛选供血者。

（二）过敏性输血反应

过敏反应是临床常见的输血不良反应之一，其发生率约为 1%～3%。多数过敏反应发生在输注全血、血浆或血液制剂后期或输血治疗即将结束时。

1. 发病机制 过敏性输血反应多半是由血浆蛋白过敏所致，包括多次输血刺激机体产生了抗体，再次输入相应抗原阳性的血液制剂后，引起严重的过敏反应。

（1）IgA 抗体缺乏者：IgA 抗体作为血浆蛋白抗原，由于多次输血或妊娠进入缺乏 IgA 抗原的患者体内，诱发产生特异性抗 IgA 抗体，患者再次输注含有 IgA 血液制剂时，可引起过敏反应。

（2）异型变应原：①过敏体质者：有些患者对花粉、尘埃、鸡蛋、牛奶等物质过敏，当输入含有此类变性蛋白的血浆时，可刺激机体产生 IgE 抗体，诱导嗜碱性粒细胞和肥大细胞发生脱颗粒，释放组胺、5-羟色胺等血管活性物质，引起过敏反应。②被动获得性抗体：献血者血液中的抗体（如 HLA 抗体）通过输血进入患者体内并结合其血液中的抗原，也可产生过敏性输血反应。

（3）Ig 多聚体：低丙种球蛋白血症患者，IMIG 易发生类过敏反应。如果 Ig 多聚体含量较高，IVIG 也可激活补体并释放血管活性物质，引起过敏反应，甚至导致休克。治疗用 Ig 制品中还可能含有多种炎性介质、纤维蛋白溶酶、激肽释放酶原激活物等，也可激活补体引起过敏反应。

（4）其他血浆物质缺乏者：IgG、IgE、补体 C3、结合珠蛋白等缺乏的患者，反复输血也可以产生对应的血浆蛋白抗体，引起过敏性输血反应。

2. 临床表现 过敏性输血反应临床表现轻重不一，轻者出现局部或全身皮肤瘙痒、红斑、荨麻疹为多见，也可出现血管神经性水肿，重者表现为支气管痉挛、喉头黏膜水肿、呼吸困难、发绀、肺部哮鸣音、哮喘、过敏性休克等，有些患者易伴发发热、寒战、咳嗽、恶心、呕吐、腹痛和腹泻等症状。

3. 诊断依据 患者常有过敏史，实验室检查发现患者外周血中白细胞轻度增高，尤其是嗜酸性粒细胞绝对值增高，患者体内有无 IgA 抗体或无 IgAm 同种异型抗体。

4. 治疗

（1）单纯荨麻疹患者，一般严密观察，缓慢输血。口服或肌注抗组胺药物，或皮下注射肾上腺素，经处理后症状很快消失。

（2）重度过敏输血反应者，立即停止输血，继续输液保持静脉通道畅通。发生支气管痉挛者，皮下注射肾上腺素。严重或持续者，静注或静滴氢化可地松或地塞米松、氨茶碱等，若发生喉头水肿危及生命时，立即气管插管或气管切开，以免窒息。

（3）过敏性休克者，积极进行抗休克治疗，必要时行心肺功能监护。

5. 预防

（1）既往有过敏性输血反应者，输血前可口服抗组胺药物，如苯海拉明、盐酸异丙嗪等，也可应用类固醇药物。

（2）机体已产生针对血浆某种蛋白的特异性抗体的患者，应选用洗涤红细胞、冰冻红细胞、洗涤血小板等不含血浆成分的制剂。必要时考虑自身输血。

（三）溶血性输血反应

HTR 是指由于免疫或非免疫原因导致的输血后红细胞破坏的不良反应。根据溶血发生的缓急，分为急性溶血性输血反应（acute hemolytic transfusion reaction，AHTR）和迟发性溶血性输血反应（delayed hemolytic transfusion reaction，DHTR）；根据有无免疫性因素的参与，分为非免疫性 HTR 和免疫性 HTR；根据溶血发生部位不同，分为血管内溶血和血管外溶血。

1. 发病机制 免疫性溶血反应临床上较为常见，多由 ABO、Rh 等血型不合的输血引起。

（1）免疫性 HTR：主要由于血型不合的输血导致，常由 IgM 类抗体引起，少数由补体结合性 IgG 引起。①IgM 抗体参与的 HTR，多为 AHTR，常由 IgM 类抗体引起，表现为急性血管内溶血，如 ABO 血型系统不相容的输血。②IgG 抗体参与的 HTR，多为 DHTR，主要因患者反复输血或多次妊娠机体产生了 IgG 抗体，多表现为血管外溶血，如 Rh、Kidd、Kell、Duffy、Diego 等血型系统的输血反应。

红细胞抗原抗体反应后，可激活补体产生过敏毒素（C3a、C5a），以及其他炎症介质（组胺、5-羟色胺）、CK（TNF-α、IL-1、IL-6、IL-8 等），引起发热、血压下降、休克、支气管痉挛和急性肾功能衰竭等临床表现。抗原抗体免疫复合物也可诱导血小板活化，使血小板膜磷脂酰丝氨酸外翻释放血小板第 3 因子（PF_3），激活内源凝血系统。IL-1 和 TNF 可诱导内皮细胞产生组织因子，启动外源性凝血系统。红细胞溶解，膜磷脂释放，也具有凝血活酶样作用，激活机体凝血系统，使体内处于高凝状态。溶血反应后由于多因素协同作用，患者体内易形成微血栓。微血栓使凝血因子消耗导致纤溶系统活化，出现广泛的出血，易并发 DIC。

（2）非免疫性 HTR：临床较少见，主要是由非免疫因素造成的红细胞破坏所致。血液保存、运输或处理不当（如血液低渗、冰冻、加热等），低渗液体输注时破坏红细胞，或者献血者/受血者红细胞本身有缺损（如 PNH、遗传性球形红细胞增多症、遗传性椭圆形红细胞增多症及其他红细胞酶缺陷等）均可破坏红细胞。

2. 临床表现 HTR 的起病缓急与血型及输血量有关。ABO 血型不合，输入 50ml 以下即可出现症状，多为 AHTR。Rh 血型不合引起的 HTR 多出现在输血后 1～2 小时。

（1）AHTR：通常在输血后数分钟至数小时出现，临床表现为寒战、烦躁、发热、四肢麻木、头痛、胸腰背疼痛、恶心呕吐、面色发红、呼吸困难、心跳加快、心悸、血压下降、全身出血（包括皮肤瘀点、穿刺处出血、伤口渗血）、黄疸和酱油血色红蛋白尿，严重者可出现急性肾功能衰竭、休克及 DIC，甚至死亡。

（2）DHTR：临床症状较轻微，主要表现原因不明的发热、酱油色尿或轻度黄疸，Hb 轻度下降等，常因无症状或症状轻微而漏诊。

3. 诊断依据 结合临床症状和实验室检查结果可明确诊断。

（1）患者既往有输血史或妊娠史，输血后发生腰背疼痛、发热、贫血、黄疸、酱油色尿等临床症状。

（2）实验室检查：①核对患者、献血员输血前的标本和交叉配血结果有无差错，检查血袋剩余血有无溶血。②重新采集标本，连同血袋中剩余血和输血前的标本再行血型鉴定以及交叉配血。③新采集的血标本检测血常规、网织红细胞、胆红素、尿素氮、肌酐。留取尿标本观察尿色和检查尿 Hb、尿常规、尿含铁血黄素等。若患者为 HTR，多发生高胆红素血症，红细胞数减少、Hb 下降、网织红细胞增多、白细胞总数及中性粒细胞增多且伴核左移。红细胞 DAT 阳性，血浆游离血红蛋白增高，血清结合珠蛋白含量降低。尿液呈浓茶或酱油色，尿中有 Hb 和含铁血黄素。粪胆原含量增多。

4. 治疗 根据溶血的缓急，采取不同的治疗方法。

（1）AHTR：①立即停止输血，维持静脉通道，监测血压、尿量、尿色并注意出血倾向。②换血疗法：选用 O 型红细胞加 AB 型血浆可进行换血治疗。③预防休克、急性肾衰竭、DIC 等并发症。使用大剂量肾上腺皮质激素抑制机体内免疫反应。④监测凝血状态，适时使用低分子肝素。⑤四肢厥冷要进行保暖，发热进行物理降温（使用冰袋，忌用酒精擦浴），呼吸困难或肺气肿时应保持呼吸道通畅，可给氧吸入。

（2）DHTR：一般不需要治疗。根据患者输入的抗原阳性血量及抗体效价和特异性，轻者对症治疗，重者按 AHTR 进行治疗。

5. 预防

（1）严格按输血操作规程进行血液采集、运送、实验室检查和临床输注治疗等活动，严防任何差错事故。

（2）既往有输血史和妊娠史的患者，输血前需要进行不规则抗体筛查，尽量避免 HTR。

（3）特殊患者，为确保输血安全有效，倡导自身输血。

（四）输血相关的急性肺损伤

TRALI 是指在输血过程中或输血后 6 小时内发生一种急性呼吸窘迫综合征。TRALI 发生率约为 0.02%，与年龄、性别和原发病无关，死亡率较高。

1. 发病机制　病理机制至今尚不明确。一般认为，输入含有 HLA 抗体或粒细胞特异性抗体的全血或血浆，或者受者血浆中有 HLA 抗体或粒细胞特异性抗体，这些抗体与受或供者白细胞发生抗原抗体反应，导致白细胞凝集后滞留于肺循环内，形成肺浸润，激活补体系统，中性粒细胞在肺血管内滞留聚集，释放蛋白酶、酸性脂质和氧自由基等，使肺血管内皮细胞受损，血管通透性增高，液体外渗入肺间质和肺泡，导致肺水肿或呼吸窘迫综合征。手术、感染、创伤、大量输血等可活化中性粒细胞。活化的中性粒细胞变形，粘连到肺内皮细胞，释放调节因子损伤内皮细胞及肺泡上皮细胞，出现间质渗出、肺水肿或急性呼吸功能不全，出现呼吸困难。

2. 临床表现　TRALI 发病急，常在输血后 30～60 分钟内，患者突然出现寒战、发热、干咳、哮喘、呼吸急促、发绀，伴有血压下降、休克、肾功能衰竭等症状。几乎所有的反应发生在 6 个小时之内，其临床症状和体征呈多样性，常见的五联症：急性呼吸困难、低氧血症、非心源性肺水肿、中度的低血压和发热。严重者可导致死亡。

3. 诊断依据　结合临床症状和实验室检查结果可明确诊断。①输注任何血制剂 1～2 小时内，若呼吸困难和低氧血症，应考虑为 TRALI。②献血者和受血者既往有妊娠史或输血史，血浆中检出 HLA 抗体或粒细胞特异性抗体，是诊断 TRALI 的最有力证据。

4. 治疗　TRALI 较少发生，一旦发生可危及生命。输血治疗过程中一旦发生 TRALI，应立即停止输血，采用支持性疗法，充分给氧，监控血氧分压，必要时可用气管插管或使用呼吸器提供氧气，并维持血压稳定。根据病情应用肾上腺皮质激素、抗组胺药、肺泡表面活性剂进行治疗。

5. 预防　①既往有输血史或妊娠史的患者，应开展 HLA 抗体检测。针对 HLA 抗体阳性者，输注的血液制剂中应去除白细胞和 HLA 相容。②既往有输血史或妊娠史的无偿献血者，一般不提供血浆和血小板给患者。③严格掌握输血适应证，避免不必要的输血，鼓励自身输血。

（五）输血后紫癜

PTP 是输血后发生的急性、免疫性和暂时性的血小板减少综合征，多见于有妊娠史和（或）输血史的女性。

1. 发病机制　详见第四章第四节。

2. 临床表现　一般发生于输血后 5～10 天，大部分患者有突发性血小板迅速减少，发冷、寒战、高热、荨麻疹等症状，部分患者皮肤黏膜有出血点或紫癜等不同程度出血表现，少数患者可出现呕血、便血、血尿、阴道出血等症状。严重者可发生休克、内脏和颅内出血，甚至死亡。

3. 诊断依据　实验室检查结果常出现 PLT 明显减少，常少于 10×10^9/L。骨髓巨核细胞数正常或增多，血小板生成良好。个别患者血清中可查出 HPA-1a 抗体和 HLA 抗体。

4. 治疗　本病多呈自限性，病情凶险者可使用大剂量肾上腺皮质激素，能改善症状，但不能缩短病程。目前，临床常用大剂量免疫球蛋白、血浆转换或换血等进行治疗。

5. 预防　PTP 患者应尽量避免输血，确需要输血治疗者，应给予对应抗原阴性的血小板。

（六）血小板输注无效

PTR 是指血小板临床输注过程中，疗效不明显，输注后血小板增加值明显低于预期值，甚至患者体内的血小板不升反降。

1. 发病机制 免疫因素和非免疫因素均可导致 PTR。详见第四章第四节。

2. 临床表现 患者出现畏寒、发热等症状，输入的血小板迅速被破坏，PLT 不仅不升高，有时会下降，甚至低于输血前，陷入血小板输注无效状态。

3. 诊断依据 结合临床畏寒、发热等症状，通过 SEPSA 或 ELISA 等方法检查患者血清中有无 HLA 和 HPA 抗体。

4. 治疗 明确 PTR 病因后，对症治疗。非免疫因素引起的 PTR，以治疗原发病为主，并增加血小板的输入量来提高血小板输注效果。免疫因素引起的 PTR，以预防为主，同时对症治疗，控制感染、出血、DIC、发热等，减少血小板消耗，提高血小板的输注效果。血浆置换是治疗 PTR 较理想的方法，治疗效果快而好。

5. 预防 免疫因素所致的 PTR 主要是由血小板制剂中的白细胞引起。①为避免 PTR（包括 PTP）的发生，应滤除血小板中的白细胞，可有效地预防或减少同种异体免疫反应，提高血小板输注疗效。②血液中心或中心血站建立 HLA、HPA 已知分型供者档案，向临床提供与患者 HLA、HPA 同型的单采血小板。③血小板输注时的血液选择：最好选择 ABO 血型同型的血小板进行输血治疗；RhD 阴性患者最好输血 RhD 阴性供者的血小板，但在紧急情况下 RhD 阳性供者的血小板可以输给 RhD 阴性患者，但育龄女性除外。④既往有输血史或妊娠史的患者，输血前需要进行血小板抗体筛查和交叉配合性试验。

（七）输血相关移植物抗宿主病

TA-GVHD 是指供者血液制剂中含有免疫活性的淋巴细胞，进入患者体内增殖后攻击破坏患者组织器官及造血系统，与器官移植排斥反应类似。TA-GVHD 是一种致命性输血并发症。

1. 发病机制 免疫缺陷或免疫受抑制的患者，输入含有异体免疫活性淋巴细胞的血液制剂后，异体淋巴细胞未被患者免疫系统识别和排斥，并在受血者（宿主）体内植入和增殖，然后将宿主细胞视为异体细胞，产生特有的免疫反应，导致宿主许多组织、器官的严重损害，如攻击破坏受血者皮肤、黏膜、肝脏和造血组织等。

TA-GVHD 的发生取决于三个因素：①受体免疫状态：免疫无能，不能识别输入的免疫活性细胞，如先天性免疫缺陷的婴儿，大剂量化疗的急、慢性白血病患者，淋巴瘤、实体瘤患者和宫内输血治疗的胎儿等。②患者输入一定数量具有免疫活性的淋巴细胞。③供体、受体之间的 HLA 不相容。尤其是近亲属间 HLA 单倍型基因不完全相同，供者淋巴细胞在受体内不被排斥，植活后增殖并视受体 HLA 为异体，发生 TA-GVHD。

2. 临床表现 TA-GVHD 是一种免疫反应异常的全身性疾病，常发生于输血后 2～30 天，多数发生于输血后 1～2 周，主要受损的靶器官是皮肤、骨髓、肠和肝。早期症状为发热、皮肤出现红斑或细小斑丘疹，逐渐向全身蔓延，可累及远端肢体，严重者出现红皮病、水泡和皮肤剥脱。相继出现恶心、呕吐、腹泻等消化道症状。严重病例可出现肝区疼痛、黄疸、肝功能异常。TA-GVHD 是一种致命性输血并发症，免疫抑制性治疗效果一般，死亡率高达 90%以上。

3. 诊断依据 输注全血或血液成分后 1～2 周，尤其是浓缩血小板，出现皮疹、发热、全血细胞减少，甚至有肝功能异常和消化道症状，不能用原发病完全解释者应考虑 TA-GVHD 的可能。

（1）TA-GVHD 的许多症状类似于病毒感染和一些药物反应，注意避免误诊。

（2）皮肤活检可见表皮细胞核异常，皮肤基底层变性、液化、嗜酸性细胞壁卫星状坏死，真皮与表皮交界部位有单核细胞、淋巴细胞浸润。

（3）采取外周血、皮肤、指甲碎片等，通过 PCR 扩增技术进行 HLA 等位基因多态性分析，在受体内若能检出供体淋巴细胞植活的证据，可以作出 TA-GVHD 的可靠诊断。

4. 治疗 TA-GVHD 多无特效治疗办法，多数患者因全血细胞减少而死于严重感染。临床应用大剂量肾上腺皮质激素、抗 T 细胞单克隆抗体、抗淋巴细胞或抗胸腺细胞球蛋白及其他免疫抑制剂等，可单独或联合使用，对骨髓移植后 GVHD 有一定疗效，但对 TA-GVHD 效果一般。

5. 预防 TA-GVHD 病死率很高，无有效的治疗手段，应重视预防。尽量避免输用同种异体血，尤其避免输注亲属血。血液成分输注前通过过滤法去除大部分白细胞，再经辐照灭活其中的免疫活性淋巴细胞，是避免 TA-GVHD 发生的有效办法。

（八）细菌性输血反应

患者输入细菌污染的血液或其制剂，诱发的输血反应。随着采血技术的不断进步，新一代采血器材和输血器材的研制、开发和使用，血液及血液成分在密闭塑料多联袋中分离、制备并保存，细菌性输血反应的发生率已显著降低。

1. 发病机制 在血液采集、成分制备、保存、运输、分发和输注的各个环节均有细菌污染的可能和危险。细菌污染了血液或血液制剂后，在其中增殖，并经输血进入患者体内，可引起严重的细菌性败血症，严重者危及生命。各种血液制剂中，血小板由于要常温贮存，细菌污染机会增高，血小板输注引起的细菌性输血反应也相对较多，尤其手工分离制备浓缩血小板细菌污染率明显高于单采血小板。FFP、沉淀物等需要水浴水中融化流程也增加了细菌污染的机会。红细胞制剂污染相对较少。

2. 临床表现 患者输注了细菌污染的血液，可出现低血压、发热、发冷、恶心、呕吐、呼吸困难、腹泻，严重者可并发症休克、少尿、DIC，甚至死亡。

3. 诊断依据 ①结合患者输血期间或输血后不久出现的高热、寒战和低血压等临床表现，考虑是否是细菌性输血反应。②仔细检查被输注的血液外观，颜色是否变深变黑，有无凝血块或溶血，进行涂片、革兰氏染色和镜检。③采集患者标本，连同未输完的血液制剂同时进行细菌培养，细菌培养结果是确诊的重要依据。④通过实验室检查，排除是否为 AHTR 和 FNHTR。

4. 治疗 疑似细菌性输血反应时，应立即停止输血，保持静脉输液通道畅通，同时进行紧急的抗菌治疗。

5. 预防 首先从献血的源头保证血液合格，无偿献血者献血前处于无菌血症状态，血液采集、制备、储存、运输和输注各个环节严格按规程进行操作，确保血液安全无菌。

（九）含铁血黄素沉着症

生理情况下，1 升血液中约含 500mg 铁，而每天人体排泄铁约 1mg。患者大量输血或长期输血，加上溶血的发生，铁就会不断地积存于细胞内，尤其是单核细胞系统，引起广泛的组织损害，影响心、肝、肾和内分泌功能，可导致肝功能损伤，重者则出现肝硬化和肝功能衰竭，以及性腺功能减退、糖尿病、心包炎、慢性心力衰竭、心律失常及皮肤色素沉着等。

避免此类并发症发生最有效的方法就是慢性贫血患者尽可能减少输血次数。已对确诊患者，可采用铁质螯合剂“去铁胺”治疗，促进铁从尿液和粪便排出。

（十）枸橼酸中毒

一般情况下，血液保养液 ACD 或 CPD 中的枸橼酸等成分输入人体后很快被代谢，缓慢输注含有 ACD 或 CPD 的血液制剂不会引起枸橼酸中毒。但当患者大量输血或者输注速度过快（≥100ml/min），超过机体对枸橼酸盐的代谢速度和能力，尤其是患者处于休克、组织灌流不足、肝肾功能不全、低温麻醉等情况下，容易引起枸橼酸蓄积中毒及低钙血症，患者可出现不由自主的肌肉震颤、手足搐搦，同时伴有血压下降、心律不齐、心室纤维颤动、出血倾向，甚至导致死亡。患者一旦出现枸橼酸中毒及低钙血症等临床表现时，需立即减慢输血速度，在另一侧静脉注射10%葡萄糖酸钙10ml，监测血浆Ca^{2+}水平和心电图变化。

【案例 15-1】

过 敏 反 应

病例资料

患者，女，42岁，血型B型RhD阳性，因发烧、腹痛、腹泻三日入院。患者既往无过敏及输血史。

1. 初诊　急性坏死性肠炎中毒性休克。

2. 诊治经过

（1）入院当天，进行输液治疗以纠正酸中毒、扩张血容量，应用肾上腺皮质激素、抗生素和中药等综合抢救，在入院第6天时病情平稳，血压为85/48 mmHg，Hb 68g/L。

（2）考虑到患者有中度贫血，于是临床申请了2U的B型RhD阳性血悬浮红细胞，在实施输血治疗约10分钟时，患者出现烦躁不安、心慌、吼喘、气紧、面色青灰、唇发绀，满肺哮鸣音、腹胀、四肢冷，心率180次/分，心音有力、节律齐，血压50/0 mmHg。于是立即停止输血，给氧吸入，静脉注射盐酸异丙嗪、安茶碱，15分钟后无明显缓解，继续给予地塞米松6mg和葡萄糖液静脉推入，半小时后逐渐缓解，一小时后平卧安静入睡，唇及指趾端转红变暖，双肺哮鸣音消失，心率降至80次/分，血压为80/45 mmHg，继续治疗近20天痊愈出院。

（3）输血前的标本、输血反应后的标本重新检查，所有标本无异常，供受者血液相容，不存在人为造成的输血差错事故。

3. 案例解析

（1）临床出现输血不良反应，首先需要排除是否为溶血性输血反应。由于患者实施了ABO和Rh同型配合性输血治疗，且无差错事故，所以应考虑为其他常见的输血不良反应。

（2）患者输血出现了少见的速发型超敏反应。

（3）针对临床出现的输血不良反应，首要措施就是停止输血，立即抢救，严重者还需要给予地塞米松或氢化考地松等静脉推注，必要时进行气管插管或气管切开以免窒息死亡。

【案例 15-2】

循环超负荷

病例资料

患者，女，54岁，A型RhD阳性，入院诊断是缺铁性贫血，既往有输血史，因贫血家属要求输血营养支持，申请输注全血800ml。输血前给予10mg地塞米松，输注交叉配血相合的血液至450ml时患者出现憋气、胸闷、心脏跳动无力，听诊第一心音低钝而弱，立即停止输血，急行心脏彩超，射血分数＜40%。

1. 初诊　输血致循环超负荷。

2. 诊治经过

（1）由于患者出现输血反应，临床立即暂停输血。

（2）输血科复查患者血型为A型RhD（+），复查配血结果相合，抗体筛查结果阴性。

（3）因患者属慢性贫血，输血科会诊后建议临床成分输血治疗，且少量多次，临床医生同意并采纳了会诊意见，再次输血治疗无不良反应。

3. 案例解析

本案例患者输血前未进行全面心功能评估，可能开始输血速度稍快，短时间内由于心脏负荷过重而出现输血循环超负荷症状。尤其是老年人、幼儿或慢性严重贫血患者（红细胞减少而血容量增多者）、身体虚弱者、心脏功能减退者，输血过快或过量可引起急性心力衰竭和肺水肿，临床可表现出心率加快、呼吸困难、发绀、咳血性泡沫痰，颈静脉怒张、肺部湿罗音、静脉压升高、胸部摄片显示肺水肿征象，严重者可致死。所以，此类患者输血治疗过程中，一定要严密监测输血速度、输血量。若已发生心力衰竭、肺水肿、心律失常等，应积极抢救。

【案例 15-3】

血栓性静脉炎

病例资料

患者，女，32 岁，已婚，农民，既往无输血史，以“左下腹反复疼痛”入院，B 超提示左下腹包块，T 39.3℃，P 128 次/分，R 26 次/分。实验室检查：WBC 3.08×10^9/L、RBC 2.1×10^{12}/L、Hb 70g/L、PLT 98×10^9/L，O 型 RhD 阳性。行剖腹探查术，术中失血约 220ml，临床申请输血 400ml。于右腕关节掌面上 2 寸中点穿刺输血，输血约一半时出现输血不畅，重新穿刺右手背静脉网 Y 点交叉处，继续输完剩余血液后，又输入其他液体。术后第二天患者右手前臂掌侧有轻微的灼烧感，右手背 Y 穿刺点出现 2.5cm×2.5cm 大小的浅紫色网状斑点。

1. 初诊　①血栓性静脉炎；②中度贫血。

2. 诊治经过

（1）给予有效的抗感染，改善微循环，加强营养等综合治疗，同时采用清热解毒类中药煎服。

（2）卧床，抬高患肢超过心脏水平，并立即给予 50%硫酸镁湿热敷，2 次/天。

（3）治疗 15 天后，患者体温正常，腹痛症状消失，血液三系指标逐渐恢复正常，右手臂病变部位留有淡褐色色素沉着及条索状物且坚硬，按压轻微疼痛，病情好转出院。

3. 案例解析

（1）血栓性静脉炎是指静脉血管的急性无菌性炎症。根据病变部位不同，静脉炎可分为浅静脉炎和深静脉炎。引起静脉血栓形成的病因很多，如创伤、手术、妊娠、分娩、口服避孕药、心脏病、恶性肿瘤及长期站立、下蹲、久坐、久卧等，尤其常见于外科手术后。四肢血栓性浅静脉炎是临床上常见的疾病，多由化学药物引起，或由于导管持续性输液使静脉壁直接损伤致血栓形成，常见于严重创伤、大手术及大面积烧伤等危重病人，而由输血引起极其少见。

（2）本案例临床诊断很明确，患者因输血引起的血栓性静脉炎。诊断依据：患者有反复静脉穿刺病史；病变静脉区呈红肿索条状，明显疼痛和压痛，局部皮温升高。急性炎症消散后，索条状物硬度增加，皮肤留有色素沉着。

（3）该患者出现血栓性浅静脉炎，可能是由于手术时使用的穿刺针大，可能损伤了血管，又因为手术当日气温骤降，四肢血管收缩，血液温度降低，血液黏稠度增高，输血速度减慢，这些因素协同导致血流缓慢，造成组织缺血缺氧，糖酵解过程加快，乳酸堆积，红细胞变形性下降易于聚集。由于血液黏稠度增高，血小板在血流中易于靠近血管壁，有利于血小板的黏附和聚集。在酸性环境中，血管壁可变形改变，易于血小板黏聚，形成血栓。所以，术后 2 日，患者穿刺点出现了血栓性浅静脉炎。

（李玉云　黄青松）

第二节 输血传播性疾病

输血传播性疾病是指受血者由于输入含病原微生物的血液或血液制剂而引起的传染病。近年来，虽然病原体的检测和灭活技术有了很大的改进，输血的安全性不断提高，但随着新病原微生物的出现，输血传播疾病仍时有发生，输血感染严重威胁着受血者的健康和安全。临床需要采取有效防控措施降低输血相关疾病的发生发展，如招募低危无偿献血者，无菌技术下采集和制备血液成分，严格进行病原微生物筛查和灭活处理，大力提倡自体输血和成分输血，以保证输血安全。

临床常见的经输血传播的疾病及其病原微生物见表 15-2。

表 15-2 输血传播的疾病及其诱发的病原微生物

输血相关疾病	病原微生物	英文缩写
乙型肝炎	乙型肝炎病毒	HBV
丙型肝炎	丙型肝炎病毒	HCV
丁型肝炎	丁型肝炎病毒	HDV
戊型肝炎	戊型肝炎病毒	HEV
艾滋病	人类免疫缺陷病毒 1 型/2 型	HIV1/2
成人 T 淋巴细胞白血病	人类 T 淋巴细胞病毒 1 型/2 型	HTLV1/2
热带痉挛性截瘫/HTLV 相关性脊髓病	人类 T 淋巴细胞病毒 1 型/2 型	HTLV1/2
脑炎、脊髓炎	西尼罗病毒	WNV
巨细胞病毒感染	巨细胞病毒	CMV
传染性单核细胞增多症、EBV 感染	Epstein-Bar 病毒	EBV
再障贫血危象、传染性红斑、胎儿肝病	微小病毒 B19	B19
疟疾	疟原虫	malaria
梅毒	梅毒螺旋体	syphilis
变异克-雅病	朊病毒	prion

一、艾 滋 病

艾滋病是获得性免疫缺陷综合征（acquired immunodeficiency syndrome，AIDS）的简称，是由人类免疫缺陷病毒（human immunodeficiency virus，HIV）侵犯 $CD4^{+}T$ 细胞所致的一种全身性的慢性传染病。HIV 感染后主要损伤机体的免疫系统，最终导致各种机会致病菌的感染，甚至引发恶性肿瘤。HIV 感染波及范围广、传播速度快、病死率高。AIDS 已迅速蔓延全世界，全球约有数千万人感染，约 5%～10%的感染者是经输血传播的。

1. 病原学 HIV 属于逆转录病毒科慢病毒属，基因组为两条相同的单正链 RNA，有包膜，分 HIV-1 和 HIV-2 两型。大多数 AIDS 由 HIV-1 型引起，HIV-2 主要在西非、西欧流行。HIV 抵抗力较弱，0.5%次氯酸钠、5%甲醛、2%戊二醛、70%乙醇、高压灭菌或者 100℃加热 20 分钟均可灭活病毒，但 HIV 对碱及紫外线不敏感，在冷冻血制品中，须 68℃加热 72 小时才能保证灭活病毒。HIV 主要感染人类的 $CD4^{+}T$ 细胞，也可感染 B 淋巴细胞、骨髓 HSC、单核-巨噬细胞等，并可刺激机体产生相应抗体。

2. 流行病学 AIDS 的传染源主要是 HIV 感染者和 AIDS 患者，通过性、血液和母胎垂直传播。尤其输入 HIV 污染的血液，感染的概率高达 95%以上。临床上 HIV 的感染过程分为急性感染期、无症状潜伏期和典型 AIDS 期。AIDS 的潜伏期长短不一，有的可长达 10 年以上，但经输血传播的 HIV 感染比其他途径传播的感染潜伏期短，50%左右的患者潜伏期为 7 年。经输血感染者疾病进展快，症状严重，死亡率极高。

3. 实验室检查

（1）病原学检查：①病毒分离用于诊断 HIV 感染。②原位杂交可以显示病毒感染的原始部位。③通过化学发光免疫检测 p24 抗原、全自动核酸检测仪器（图 15-1）检测 HIV 核酸，能早期发现 HIV 感染。

（2）血清学检测：①初筛试验，如 ELISA 试验和胶体金快速试验等。②确诊试验，如免疫印迹试验等。

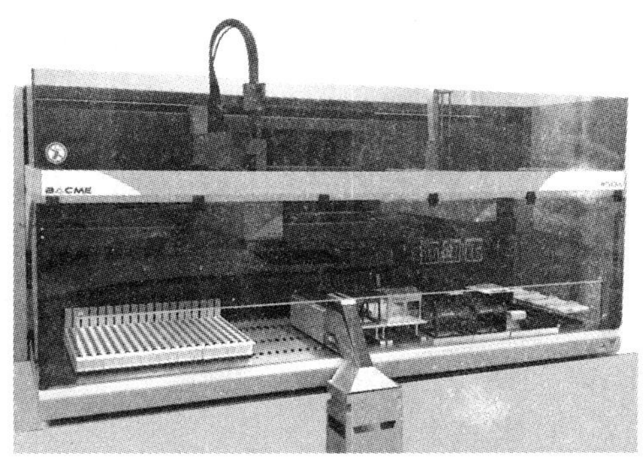

图 15-1　全自动核酸检测仪

4. 防治原则　艾滋病至今无特效疗法，早期抗病毒治疗是关键，既能缓解病情，减少机会性感染和肿瘤的发生，又能预防或延缓艾滋病相关疾病的发生。注意个人卫生、提倡健康的生活方式、洁身自好和保持高尚的道德情操是预防艾滋病最有效的方法。当发生 HIV 职业暴露时，应对暴露物的传染性和受伤者的暴露程度进行评估，并及时上报上级主管部门，寻求艾滋病防治机构及时救治，根据情况确定是否服用抗病毒药物。

二、病毒性肝炎

病毒性肝炎是由肝炎病毒引起的一类传染病，主要由甲型、乙型、丙型、丁型、戊型、庚型等肝炎病毒引起。各型病毒性肝炎各有特点，但也有相似的临床表现，如发热、乏力、食欲减退、黄疸、肝区压痛及肝功能异常等。凡是由于输血引发的肝炎，统称为输血后肝炎，常见的疾病为乙型肝炎和丙型肝炎。近年来发现甲型、戊型肝炎病毒可通过输血传播。

（一）乙型肝炎

乙型肝炎是由乙型肝炎病毒（hepatitis B virus，HBV）引起的世界范围内的传染病。HBV 感染是全球性的公共卫生问题，估计全世界 HBV 携带者高达 3.5 亿。我国是乙型肝炎高发区，HBV 携带者超过 1.2 亿，HBV 感染的危险性可高达 40%～60%。

1. 病原学　HBV 属于嗜肝 DNA 病毒科正嗜肝 DNA 病毒属，双链 DNA 病毒。HBV 抵抗力较强，对低温、干燥、紫外线及 70%乙醇均耐受，高压蒸汽灭菌、100℃加热 10 分钟、0.5%过氧乙酸溶液、5%次氯酸钠溶液及 3%漂白粉溶液等均可灭活 HBV，但 HBsAg 的抗原性仍然存在。

2. 流行病学　传染源主要为乙型肝炎患者或无症状 HBV 携带者。HBV 可以通过性、血液和母胎垂直传播。输血是感染 HBV 的主要途径之一。

3. 实验室检查　包括血清标志物和病毒核酸检测。

（1）血清抗原和抗体检查：HBsAg、抗-HBs、HBeAg、抗-HBe 及抗-HBc 等。

（2）DNA 检测：是 HBV 早期感染的最直接证据。

（3）肝功能检查：血清胆红素、ALT 和 AST 等。

4. 防治原则　乙型肝炎目前尚无特效疗法，主要以充分休息、合理营养为主，药物疗法为辅，用药不宜太久，避免饮酒及使用对肝脏有害的药物。加强对献血员的筛选，避免高危人群献血，以降低输血后乙型肝炎的发生率。乙型肝炎疫苗接种是最有效的预防方法。

（二）丙型肝炎

丙型肝炎是由丙型肝炎病毒（hepatitis C virus，HCV）引起的病毒性肝炎，为传染病，主要经输血、针刺、吸毒等传播。据 WHO 统计，全球 HCV 的感染率约为 3%，估计约 2 亿人感染了 HCV，每年新发丙型肝炎病例约 3.5 万例。丙型肝炎呈全球性流行，可导致肝脏慢性炎症坏死和纤维化，部分患者可发展为肝硬化甚至肝细胞癌。HCV感染对患者的健康和生命危害极大，已成为严重的社会和公共卫生问题。

1. 病原学 HCV属于黄病毒科丙型肝炎病毒属，为单正链RNA病毒，极易变异，目前有6种基因型和100种以上的亚型，我国主要以Ⅰ型为主。HCV抵抗力不强，对有机溶剂（如甲醛、10%氯仿）、煮沸、紫外线反应敏感，100℃加热5分钟或60℃加热10小时均可灭活病毒。

2. 流行病学 丙型肝炎的传染源主要是急、慢性HCV患者及无症状的HCV携带者，主要通过性、血液和母胎垂直传播，人类易感。反复输血患者感染HCV的风险性增高。HCV感染后，患者肝脏易于慢性化，可能导致肝硬化和肝癌。

3. 实验室检查

（1）血清抗原和抗体检查：HCV感染40天左右可检出HCV抗原；约70天通过ELISA法可检测到抗-HCV。

（2）病毒RNA检测：HCV感染后血清RNA要比抗-HCV早出现数周，因此通过全自动核酸检测仪（图15-1）检测血清HCV-RNA已成为早期诊断HCV病毒血症的“金指标”。

4. 防治原则 我国现已规定，对献血员必须进行抗-HCV检测，减少HCV的感染和传播。对血液制剂也需要进行HCV检测以防污染。HCV免疫原性不强，且毒株易于变异，因此疫苗的研制较为困难，目前尚无有效的预防疫苗。对丙型肝炎治疗尚缺乏特效药物，目前常用的抗病毒制品主要为IFN-α。

三、巨细胞病毒感染

巨细胞病毒（cytomegalovirus，CMV）属于疱疹病毒科人巨细胞病毒属的DNA病毒。CMV只能感染人类，在正常人群中抗-CMV阳性率高达40%～90%。CMV感染可引起泌尿生殖系统、心血管系统、中枢神经系统等全身各器官组织病变，并与冠心病、动脉粥样硬化存在相关性，有潜在的致癌性。

1. 病原学 CMV是双链DNA病毒，有包膜，只能在人成纤维细胞中增殖，病毒复制周期长，生长慢，细胞病变出现需2～6周，主要表现为细胞肿胀，核增大，核内和胞质内均有大型的嗜酸性包涵体，形成巨大细胞。CMV对脂溶剂敏感，不耐酸、不耐热，20%乙醚2小时、加热56℃30分钟、紫外线照射5分钟均可使其灭活。

2. 流行病学 人是CMV的自然宿主，传染源为患者及隐性感染者。CMV在体内分布广泛，唾液、精液、尿液、宫颈分泌物、血液、乳汁及内脏各器官均可存在。CMV主要通过性、母婴和输血等传播病毒。CMV多为隐性感染，感染者遍布全球，无性别差异，无明显的季节性。

3. 实验室检查

（1）病理学检查：收集咽喉洗液、尿液、唾液、乳汁等，经离心沉渣、涂片、染色和显微镜检查特征性巨细胞及核内包涵体；病理活检肝、脾和肺等组织。

（2）检测抗原：可借助人胚成纤维细胞分离CMV，但需时较长，不适用于临床常规检查。检测CMV抗原有助于CMV感染的早期诊断。

（3）检测DNA：利用PCR技术。

（4）检测抗体：应用ELISA法检测抗-CMV，是诊断CMV感染常用的方法。

4. 防治原则 在妊娠早期若发现有CMV感染，应尽早终止妊娠；在妊娠中、晚期若有感染，应检查胎儿有无畸形，及时采取相应的治疗措施。常用的抗病毒药物有丙氧鸟苷（首选药）、抗-CMV的免疫球蛋白制品、干扰素等。

预防经输血传播CMV的方法：①输注去除白细胞的血液。②无偿献血员CMV抗体筛查为阴性。③输用贮存血液。④应用CMV疫苗。⑤静脉注射CMV免疫球蛋白等。

四、人类 T 淋巴细胞病毒感染所致的疾病

人类 T 淋巴细胞病毒（human T lymphotropic virus，HTLV）家族有 4 个成员，即 HTLV-1、HTLV-2、HTLV-3 和 HTLV-4，其中 HTLV-1 发现最早，能引起成人 T 淋巴细胞白血病（adult T cell leukemia，ATL）和热带痉挛性截瘫/HTLV 相关性脊髓病（tropical spastic paraparesis/HTLV-associated myelopathy）等。HTLV-2 通常不致病，HTLV-3 和 HTLV-4 是否致病目前尚不清楚。

1. 病原学　HTLV 归属于人类逆转录病毒科的 δ 逆转录病毒属，为单正链 RNA 病毒，有包膜。

2. 流行病学　传染源主要是 HTLV 阳性的 ATL、TSP/HAM 患者及 HTLV 携带者。HTLV 主要通过母婴、性及输血传播。目前 HTLV-1 感染者主要集中在日本、加勒比海地区、南美、撒哈拉以南非洲的部分地区、澳大利亚的中部和东部地区等。在中国，HTLV-1 感染者主要集中在东南沿海一带，尤其是福建莆田等地区，近年来 HTLV-1 感染在我国呈明显扩散态势，在中西部和东北部均发现有 HTLV-1 携带者。HTLV-1 感染后多为无症状携带者，临床潜伏期长达数十年，一般童年期感染，成人发病，但是急性 ATL 的存活期一般不超过 1 年，所以对 HTLV-1 感染的早期诊断及治疗尤为重要。

3. 实验室检查　主要依靠 ELISA 法筛查患者血清中特异性抗体或抗原，亦可用分子生物学方法检测病毒基因组。

4. 防治原则　针对 HTLV 感染，目前尚无特异的防治措施。主要的预防措施：筛选献血员；尽量减少或避免输注血液制剂；输用去白细胞或贮存时间≥14 天的血液制剂；有效阻断母婴传播等。ATL 主要通过化疗进行治疗，必要时进行骨髓移植。TSP/HAM 目前主要采用对症治疗及应用免疫抑制剂等。

五、梅　毒

梅毒是由梅毒螺旋体引起的慢性传染病，根据感染方式的不同，分为先天梅毒和后天梅毒。后天梅毒分为三期，表现出反复、隐伏和再发的特点。早期主要侵犯皮肤黏膜，晚期则以神经系统和心血管系统损害为主，可累及全身各个器官。

1. 病原学　梅毒螺旋体是密螺旋体属中的苍白密螺旋体的苍白亚种，其螺旋致密而规则，两端尖直，运动活泼，在人工培养基上不能生长，可用细胞培养和接种动物而获得梅毒螺旋体。梅毒螺旋体抵抗力极弱，对冷、热及干燥等特别敏感。血液中的梅毒螺旋体 4℃放置 3～6 天后失去传染性，所以输注库存冷藏 3～6 天以上的血液无传染梅毒的危险性。螺旋体在干燥的环境中或阳光直射下迅速死亡，40℃3 小时失去传染力，60℃生存 3～5 分钟，100℃立即死亡。

2. 流行病学　梅毒是一种全球性的传染病，主要集中在东南亚、南亚和次撒哈拉非洲等发展中国家。梅毒螺旋体通过性、母胎和输血传播，只感染人类。

3. 实验室检查

（1）检查螺旋体：通过显微镜、免疫荧光染色检查（此试验美国常作为梅毒的确认试验）等。

（2）血清学检查：包括不加热血清反应素试验、荧光螺旋体抗体吸收试验、梅毒螺旋体血凝试验（国内血清学确证试验）、蛋白印迹试验、明胶凝集试验、ELISA 法（梅毒血清学诊断试验的首选方法，为筛查和确认试验）和金标法等。

4. 防治原则　梅毒是一种性传播疾病，通过梅毒防治知识宣传和性卫生的宣传教育；严格社会管理，严禁卖淫嫖娼；严格筛选献血员等方式进行预防。对早期确诊的患者应彻底治疗，青霉素是治疗梅毒的首选药物，治疗剂量、疗程足够并定期检查患者血清中的抗体。治疗 3 个月至 1 年后抗体转阴者为治愈。

六、疟　　疾

疟疾（malaria）是由疟原虫引起的寄生虫病，疟原虫进入人体后先在肝细胞内寄生、繁殖，成熟后再进入红细胞，因此所有携带疟原虫的红细胞制剂均可传播疟疾，而无症状携带者是输血传播的主要传染源。输血感染的疟疾和自然感染的疟疾不同，输血感染的疟原虫不能在肝脏定居，只能停留在红细胞内。疟疾是最常见的传染病之一，输血感染的疟疾病死率较高。

1. 病原学　感染人类的疟原虫包括间日疟原虫、三日疟原虫、卵形疟原虫和恶性疟原虫。疟原虫在室温或4℃环境中可存活1周，因此，4℃输注贮存2周以上的血液制剂传播疟疾的风险会大大降低。

2. 流行病学　疟疾呈全球性分布，主要流行于热带、亚热带和温带。疟疾患者和无症状的疟原虫携带者是主要的传染源。传播媒介主要为雌性按蚊，经叮咬人体传播，也可经输血传播或母婴传播。人类对疟疾普遍易感，新生儿更易感染，感染后可获得一定的免疫力，但不持久。

3. 实验室检查

（1）疟原虫检查：血液制成涂片、染色镜检是诊断疟疾的简单方法。

（2）抗原和抗体检查：通过间接免疫荧光试验检查疟原虫抗原或抗体，敏感性高，但耗时长，不适宜大规模筛查。

4. 防治原则　通过杀灭按蚊方式可有效预防疟疾的发生。避免输血相关性的疟疾主要措施是筛查合格的献血员，尽可能不输新采集的血液。通过抗疟疾药物治疗外，还可应使用解热镇痛类药物对症治疗。

七、弓形虫病

弓形虫病（toxoplasmosis）是由刚地弓形虫引起的全身感染性疾病，是人畜共患的寄生虫病。刚地弓形虫是细胞内寄生性原虫，经历两个宿主：人、哺乳类、爬行类动物、鸟类等为中间宿主，猫及猫科动物为终末宿主。弓形虫通过母胎、消化道、输血传播。本病世界流行，人类普遍易感。

八、其他输血传播疾病

迄今为止，还有许多微生物感染的疾病尚未被认识。我们应高度重视输血传播疾病的危险性，采取有效措施积极预防和控制输血传播疾病的发生，以保证输血安全。

西尼罗病毒病，又称西尼罗热，是由西尼罗病毒（West Nile virus，WNV）引起的急性传染病，美国较流行，2003年美国已将WNV核酸列为献血者筛查项目。此外，还有一些经输血传播的疾病及病原体，如巴贝虫病、绦虫病、锥虫病、变异克-雅病（variant CJD，vCJD）、人疱疹病毒6型和8型、埃博拉出血热（Ebola hemorrohagic fever）、微小病毒B19（human parvovirus B19）、戊型肝炎病毒（hepatitis E virus，HEV）等。

【案例15-4】

艾　滋　病

病例资料

患者，女，38岁，已婚，农民，乏力、气促半年，加重伴咳嗽8天，发热4天，因肺部感染和口腔白斑等原因待查而入院。T 39.2℃，P 128次/分，R 26次/分，BP 112/68mmHg。8年前曾因宫外孕手术输注2U悬浮红细胞，近3年来体重明显减轻，反复发热伴口腔白斑，全身浅表淋巴结无痛性肿大。入院实验室检查：WBC 3.91×10^9/L、RBC 3.11×10^{12}/L、Hb 85g/L、N 78%。ELISA 筛查、免疫印迹确认 HIV 抗体均为阳性；血中检测有 HIVp24 抗原，RT-PCR 可检出 HIV RNA；$CD4^+$/$CD8^+$T 细胞比值<1，$CD4^+$T 细胞计数下降。胸部 CT 提示双肺有可疑絮状模糊阴影。

1. 初诊　①艾滋病。②肺部感染。③口腔真菌感染。

2. 诊治经过

（1）抗感染治疗：入院后针对各种机会性感染，联合用药，包括抗病毒类药物、抗细菌类药物、抗真菌类药物。其中的抗病毒治疗：多种抗病毒药物联合应用，如采用由核苷类似物齐多夫定和拉米夫定/蛋白酶抑制剂英迪纳瓦组成的三联疗法，或由齐多夫定和双脱氧肌苷/非核苷类似物抑制剂奈韦拉平组成的三联疗法等。

（2）免疫调节及免疫重建治疗：使用异丙肌苷免疫增强剂进行免疫调节治疗，酌情选用香菇多糖、干扰素等药物免疫调节治疗。

（3）治疗过程中因出现耐药性和药物的毒性问题，结合病毒载量和 $CD4^+$T 细胞数量，不断更换抗感染药物和抗病毒药物。

（4）病人出院后定期复查、随访。

3. 案例解析

（1）临床诊断结果正确：①患者曾因输血感染了艾滋病，且出现合并各种机会性感染。②患者血中 HIV 抗体阳性，检测出 HIVp24 抗原和 HIV-RNA；$CD4^+$/$CD8^+$T 细胞比值<1，$CD4^+$T 细胞数量下降。③近 3 年来体重明显减轻，反复发热伴口腔白斑，全身浅表淋巴结无痛性肿大。

（2）实验室检查时需要注意的问题：①新近感染者 HIV 抗体筛查结果可能呈阴性，需要结合病毒核酸检测缩短"窗口期"。②HIV 抗体为阳性后，HIVp24 抗原为阴性。③晚期患者血液中可再现 HIV p24 抗原。

（3）AIDS 的主要治疗方法：①抗感染治疗：针对各种机会性感染和合并感染，抗病毒、抗细菌、抗真菌、抗原虫类抗生素联合用药治疗。②抗病毒治疗：广谱抗病毒药物（如病毒唑）对 HIV 有一定疗效；异构多聚阴离子-23 连续静滴数月可杀灭 HIV；IFN-α 可作为辅助抗病毒药物。③免疫调节及免疫重建：可选用异丙肌苷、干扰素、香菇多糖等进行治疗。另外，骨髓移植、胸腺移植及淋巴细胞注入等免疫重建疗法，对 AIDS 的治疗也有积极作用。

（4）HIV 职业暴露后的处理：①在流水下反复冲洗 15 分钟。②如果发生黏膜暴露（如眼结膜、口腔黏膜等），利用冲眼器、流水或盐水反复冲洗 15 分钟，严重者可到眼科、口腔科进行处理。③出现伤口时，首先由近心端向远心端进行轻柔挤压伤处，尽可能挤出损伤处的血液，再用肥皂液和流水冲洗伤口。④用 75%酒精或 0.5%碘伏对伤口局部进行消毒、包扎处理。⑤进行预防性的抗病毒治疗。⑥发生 HIV 暴露后的当时、4 周、8 周、12 周和 6 个月后检测 HIV 抗体。

（黄青松）

本章小结

临床输血有一定的风险性，可以产生输血不良反应和输血传播疾病，重者可危及生命。临床输血不良反应按发生时间可分为急性和迟发性，按有无抗原抗体反应可分为免疫性和非免疫性。临床常见的输血不良反应有非溶血性发热反应、过敏性输血反应、溶血性输血反应、输血相关性移植物抗宿主病、输血相关性急性肺损伤等；输血传播性疾病包括艾滋病、肝炎、丙肝、梅毒、HTLV 感染等。临床从血液采集、实验室检查到成分输注各个环节，严把质量关，确保血液安全输血。针对临床发生的输血不良反应和经输血传播疾病，及时做出诊断并采取相应的治疗措施。

第十六章 血液安全管理

输血既是临床抢救患者和治疗疾病的有效手段之一，也是经血传播疾病的高危因素。目前，虽然无偿献血者经过严格的体格检查，献出的血液也按国家规定进行了严格的检查，但因未知病毒、病毒变异、窗口期、人为差错等因素，仍然不能完全杜绝输血传播传染病的风险。我国通过大力推行无偿献血、严格血液检查、临床合理用血、成分输血等措施来降低输血危害，在预防输血副反应方面也取得了重大进展。目前，人们在运用输血治疗的同时，也开始关注输血不良反应及其并发症。临床输血治疗前应对患者的临床病情和实验室检查结果进行仔细评估，严格掌握输血适应证，不可凭经验输血，加强输血的安全管理和质量管理，不允许有任何差错，提高医疗用血质量和输血质量，保证临床用血的安全和有效。合理输血能够救命，不合理输血则可以危害患者的健康或生命。

第一节 血液安全相关的法规和体系建设

血液安全相关的法规体系属于行业法规体系范畴，是指由一个国家中某种特定行业中现行的全部法律、法规、规章、规范和标准组成的一个呈体系化的统一的管理体系，是行业管理水平的重要标志。

一、输血管理的法规及体系

世界各国均有各自完善的输血管理体系，多呈三层架构。第一层次是输血相关的法律、法规，由国家级行政部门颁发，体现国家在本行业中的政策、方针和策略；第二层次是部门规章和规范，由国家主管部门发布，遵循国家相关法律、法规基础上的具体要求；第三层次是行业的技术指南、标准或操作规程，由行业专家、学术团体、协会等制订，是更具体的技术指导。

二、国内外输血相关的法律法规

欧美国家立法起步较早，输血相关的法律法规和技术规范具有更加丰富的内容，部分指导性文件可作为引领和推动输血事业发展的标准（附表 4）。我国输血事业因历史原因发展相对较慢，落后于发达国家，1979 年卫生部首次颁发的《全国血站工作条例（试行草案）》提出了建立、健全全国各级输血机构，积极创造条件实行公民义务献血制度的工作思路，确立了统一制定献血计划、统一管理血源和统一组织采血的血液管理初步设想，标志着我国血液管理工作规范化的起步。1993 年卫生部发布了《采供血机构和血液管理办法》及《血站基本标准》，进一步细化了血站和单采血浆站的管理，同时增加了献血者丙肝病毒检测、高危人群艾滋病病毒筛查的规定。自 1996 年以来，国家陆续出台了一系列的输血相关法律法规（附表 5），更加规范了我国血液管理，标志着我国无偿献血工作走入法制化轨道。

第二节　献血的安全管理

安全献血者是保障血液安全的第一道防线。在公民中增加安全献血宣传教育，提高公民的安全献血意识，规范并严格执行安全献血者的具体筛选要求，动员和招募符合标准的健康人群积极参与献血公益活动，是临床安全输血的重要保证。

一、献血者动员和招募

WHO估计，献血率达到本国人口的1%以上基本可以满足本国对安全血液的需求。为实现这一目标，采血部门需要准确估算临床血液需求，动员和招募低危无偿献血者积极参与献血，教育身体健康情况不佳者或有经血传播疾病危险者退出献血或保密性弃血，既做到合理采集血液，又避免血源过剩浪费。

二、献血者选择和要求

（一）献血者身份核对

献血时需要核对献血者的身份，核对献血者相貌和有效身份证件，如居民身份证、居民社会保障卡、驾驶证、军（警）官证、士兵证、港澳通行证和台胞证以及外国公民护照等。将献血者身份信息录入血液管理信息系统。

（二）献血者健康征询及知情同意

献血前需要询问和查询献血者既往献血史，了解其健康条件，告知不能献血的危险行为和疾病，评估是否具有经血传播疾病的危险，鼓励献血者在健康咨询不合格的情况下，主动退出献血。要求献血者实名制献血，禁止冒用他人身份献血，如实填写健康状况征询表，了解安全献血的重要性和无偿献血的目的、具有高危行为者故意献血的责任、血液的处理流程等。

（三）献血员的基本要求

1. 年龄　提倡献血年龄为18～55周岁，既往无献血反应、符合健康检查要求者年龄可延长至60周岁。

2. 体重　男≥50kg，女≥45kg，既往无肝炎等法定献血禁止病史者。

3. 血压　收缩压：12～20kPa（90～140mmHg）；舒张压：8～12kPa（60～90mmHg）；脉压差：≥4kPa（30 mmHg）。

4. 脉搏　60～100次/min。

5. 其他体征　体温正常，皮肤、五官、四肢、心肺、腹部体检正常。

6. 血液　①检查ABO、RhD血型。②男性Hb≥120g/L，女性Hb≥110g/L。③干化学法或速率法检查ALT≤25单位。④酶免法：HBsAg、丙肝阴性，抗-HIV阴性，梅毒试验阴性。

（四）不宜献血人群

1. 患有传染病或携带传染病病原体者，如性病、麻风病、艾滋病、肝炎、结核等患者，以及HIV感染者、乙肝表面抗原阳性者、丙肝抗体阳性者。有吸毒史和多个性伴侣者也不宜献血。

2. 过敏性疾病、心血管疾病、呼吸系统疾病、消化系统疾病、泌尿系统疾病、血液病、内分泌疾病、代谢障碍性疾病、器质性神经系统疾病、精神病、寄生虫病及地方病、恶性肿瘤及影响健康的良性肿瘤、切除主要内脏器官、慢性皮肤病、眼科疾病、自身疫性疾病等患者均不宜献血。

3. 暂时不能献血人群 包括：①接受麻疹、腮腺炎、黄热病、脊髓灰质炎活疫苗最后一次免疫接种二周内，或风疹活疫苗、狂犬病疫苗最后一次免疫接种四周内；被狂犬咬伤后最后一次狂犬病疫苗免疫接种一年内。②接受动物血清，最后一次注射的四周内。③接受乙肝、甲肝疫苗免疫接种的健康人群，不需要推迟献血。④妇女某些生理期，如月经前后三天及经期、妊娠期、流产后未满六个月、分娩及哺期未满一年者。⑤近五年内输注了全血及血液成分者。⑥文身后不满一年者。

三、保密性弃血和献血者屏蔽

保密性弃血是指献血者明知自己血液不安全，但迫于某种原因或压力而献血，献血后主动告知血液中心自己所献血液不能用于临床，血液中心在确保献血者隐私保密情况下处理有安全隐患的血液。建立和完善的献血后结果回报渠道和保密性弃血机制是保证血液安全的一项重要措施。

献血屏蔽是指通过核查献血者既往献血记录、献血前咨询、健康检查和血液筛查等，将不宜献血的人群永久或暂时屏蔽献血。献血屏蔽是保障献血者健康和血液安全的重要措施。对于需要永久屏蔽的献血者，要做好解释工作；对于暂时不宜献血者，告知其体检合格后还可继续献血。

（吕先萍）

第三节 血液采集和检验管理

了解血液的正确采集和检测方法，做好血液采集、保存和运输过程中的质量管理，筛检去除不合格的血液，是保证血液安全有效的重要前提。

一、血液采集前的质量管理

（一）献血场所

献血场所是指提供献血前咨询、健康检查和血液采集等献血服务的专用场所，通常包括固定献血场所、临时献血场所和献血车，环境安全、卫生、整洁，有足够的空间方便献血者等候和休息。献血场所须保证工作用电需求，还需配备给排水及洗手设施、温湿度调节设施、空气消毒设施、灭火防护器材、医用给氧设施和简易急救箱。献血场所空气质量应符合《室内空气质量标准》（GB/T18883），采血区域的空气质量应符合《医院消毒卫生标准》（GB15982）规定的Ⅲ类环境的要求。

（二）采血器材

献血场所应配置有采血器具，如采血椅、采血秤、多联采血袋、热合机、储血冰箱（或血液保存箱）、体重秤、血压计、体温计、条形码阅读器等，以及医用消毒剂、医用手套、采血针、止血带、标本管、献血条形码、无菌纱布、无菌棉签、医用胶布和血型检测试剂等医用耗材。为保证物料数量和质量，需要建立物料器材清单或物料库存卡。

二、血液采集中的质量管理

（一）采血人员

血液采集人员必须具备医学专业技术资格，且经过专门培训，考核合格后方可上岗。严禁佩戴首饰采血，静脉穿刺严格遵守无菌操作。传染病患者和经血传播疾病的病原体携带者，不得从事血液采集工作。

（二）血液采集流程

1. 准确核对献血者身份后，选择适合穿刺的静脉及部位，做好穿刺部位消毒工作。

2. 静脉穿刺采血。如果使用带留样袋的采血袋，最先流出的15～20 ml血液流入留样袋，用作血液检测标本。若无需留样，血液直接流入采血袋，并以1次/90s的频率与抗凝剂轻摇混合。

3. 采用唯一性条码标识献血记录、采血袋、标本管、转移袋、血袋导管。采血结束时，采用计算机程序再次核查献血者身份、血袋、血液标本和相关记录，确保准确无误。献血记录至少保存10年。

4. 采血结束后留取献血者标本检测，嘱献血者休息 10～15 分钟。提醒献血者：①保留穿刺点上的敷料至少4小时。②献血后多补充水分，1～2小时即可恢复血容量。食用易消化的食物和水果，丢失的血浆蛋白由肝脏加速合成，很快能得到补充。献血后骨髓造血系统活跃，网织红细胞增多，若献全血200ml，7～10天红细胞和Hb就能恢复至献血前水平，通常男性较女性恢复稍快；白细胞和血小板体内生存期较短，更新换代快，献血后几天就可恢复至献血前水平。③献血后24小时内，不宜剧烈运动、高空作业和过度疲劳，避免饮酒，保证充足的睡眠。④若献血者感觉采血部位局部或全身症状异常，应及时与采血机构取得联系，根据具体情况进行适当处理。⑤全血献血后需要间隔6个月以上才能再次献血。单采血小板后进行全血献血，需间隔4周以上；全血献血后再单采血小板，需间隔3个月。

三、血液检测管理

（一）血型检测

ABO 血型正反定型和 RhD 血型鉴定为强制性的血型检测项目。血型筛查常用平板法和微板法，血型鉴定常用试管法和微板法。按照试剂说明书和《全国临床检验操作规程》进行具体操作和质量控制。如有必要，可增加血型基因检测。

（二）输血相关传染病标志物检测

1. 检测项目　包括ALT、HIV、HBV、HCV、梅毒螺旋体等传染病标志物。其中HIV、HBV、HCV 标志物可以通过血清学检测抗原或抗体，也可以通过全自动核酸检测仪器（图 15-1）检测DNA或RNA。

（1）ALT：采用速率法检测。

（2）梅毒螺旋体：采用两个不同厂家试剂通过ELISA方法检测梅毒螺旋体特异性抗体。

（3）HBV标志物：任选其一：①采用两个不同厂家的ELISA试剂平行检测HBsAg。②采用一种ELISA试剂检测HBsAg，另一种试剂检测HBV-DNA。

（4）HCV标志物：任选其一：①采用两个不同厂家的ELISA试剂平行检测HCV抗体，或联合检测HCV抗原和抗体。②采用一种ELISA试剂检测HCV抗体或联合检测HCV抗原和抗体，采用一种试剂检测HCV-RNA。

（5）HIV标志物：任选其一：①采用两个不同厂家的ELISA试剂平行检测HIV-1和HIV-2抗体，或者联合检测HIV-1和HIV-2抗原和抗体。②采用一种ELISA试剂检测HIV-1和HIV-2抗体，或者联合检测HIV-1和HIV-2的抗原和抗体，采用另一种试剂检测HIV-RNA。

2. 质量控制

（1）建立完善的实验室信息管理系统，涉及标本接收、试验项目选择、试验数据记录与汇总、试验数据计算、试验结果判定、血液筛查结论的判定、血液筛查结论传输等功能。

（2）标本交接：与送检单信息对应，核查标本来源、采集时间、唯一性标识（条形码）、标本类型、标本量、标本的质量等，以及检测报告信息的传输与报告时限。信息缺失或不符、标本管上无标识或标识不清、标本管选用错误、标本量不足或被稀释、不符合试剂说明书要求的标本，均应拒收。

（3）选择敏感性和特异性高的试剂进行检测，结合质控品的检测值以保证检测结果准确、有效。选择试验中的一个试验结果为阳性，就应视为阳性。

（三）血液合格标准

HIV、HBV、HCV、梅毒感染标志物等的检测结果为阴性或无反应性，ABO/RhD 血型正确定型，以及 ALT 测定值符合国家相关标准的血液才为合格血液。只有检测合格的血液方可放行供临床使用，不合格的血液不得放行。发现血液检测结论报告有误，应迅速启动血液检测报告和血液收回程序。血液中心或中心血站应当建立和实施血液检测最终结论的计算机判定程序。如果需要人工判定，应由双人复核。

四、血液储存和发放管理

（一）血液隔离管理

待检测、待制备等尚未被判定合格的血液和不合格血液应被物理隔离，防止不合格的血液被误发放。血液储存空间内应设立有明显标识的合格品区、隔离区和不合格品区。对外观不合格、检测不合格、异常采集和符合保密性弃血等的血液应进行标识，并移入不合格品区。进出血液隔离区域的血液应做好交接和记录，记录至少包括血型、品名、数量、时间、交接人员及签名等。

（二）血液放行管理

1. 合格血液或其成分只能印制唯一的合格血液标签或唯一的条形码。通过唯一的条形码可以追溯到献血者、受血者以及血液采集、检测、保存、发放等全过程。

2. 经过培训考核的被授权人员才能承担放行工作。

（三）血液储存管理

1. 血液存放区 应设置有待检测血液隔离存放区、合格血液存放区和报废血液隔离存放区，标识清晰、明确。血液存放区空间应整洁、卫生和有隔离，具有双路供电或应急发电设备和防火、防盗、防鼠等安全设施。

2. 血液储存设备要求 血液和血液成分应储存于专用的血液储存设备中，血液储存设备应有可视温度显示，有温度超限的声、光报警装置，能 24 小时连续监测温度。血液储存温度监控记录至少应保存至血液发出后 1 年，以保证可追溯性。

3. 血液成分的保存条件

（1）红细胞：常规保存温度为 4±2℃，在 ACD、CPD、CPDA 保存液中分别能保存红细胞 21 天、28 天、35 天。红细胞甘油冷冻保存可延长达 10 年。

（2）血小板：20～24℃环境下保持不间断的振荡状态，振荡频率控制在 60 次/min，振荡幅度为 4cm。一般保存袋保存期限为 1 天。

（3）粒细胞：在 pH 值为 7.2 左右情况下，于 20～24℃静置保存。粒细胞保存期间，6 小时内趋化性正常，24 小时内杀菌功能正常，但随着保存时间延长粒细胞功能降低。因此，粒细胞在采集后 6 小时内进行输注。

（4）FFP：是指采血后 6 小时内分离并冻结的血浆。在–20℃下可保存一年。

（四）血液运输管理

1. 血液运输需要带有温度控制的血液运输专用车辆或血液专用运输箱。

血液运输车车厢内应有温度指示装置，车厢内平均温度与实际平均温度允许误差在±1℃。血液运输箱要求整体密闭，能防尘、防摔、防晒、防雨、防滑，易于消毒和清洁。

2. 血液运输箱标识应完整清晰，包括采供血机构名称、最大承重量、放置方向、最多叠放层数、血液产品名称、起始地和目的地、血液保存温度等。

3. 运输温度要求：①全血及红细胞应维持在 2～10℃。固定冰点应放置血液最上层，不得与血液直接接触。②冰冻血浆、冷沉淀应维持在冰冻状态。③运输血小板要控制在 20～24℃。④运输冰冻红细胞应维持在－65℃以下。

4. 血液运输过程中应有可供溯源的记录，包括血液品名、数量、规格，血液发放地和运输目的地，血液发放日期、具体时间、发放人员签名，血液接受日期、时间、接收人员签名和运输温度等。

（吕先萍　王　林）

第四节　血液成分制备的质量管理

用于血液成分制备的起始血液应符合《全血及成分血质量要求》（GB18469-2012）的要求。严格按照操作规程在无菌环境下制备各种血液成分，要求各种成分符合国家规定的标准。

一、血液成分制备要求

血液成分制备前应目视检查血液有无渗漏、标签是否完整、血液外观是否正常，确认符合质量要求后方可接收血液并用于成分制备。根据所制备血液成分要求和离心机操作手册，确定离心转速、离心时间和温度等参数，其中制备血小板、粒细胞的离心温度为 22±2℃，在 0℃条件下离心制备冷沉淀，其他血液成分的离心温度为 4±2℃。离心结束后目视观察离心效果，血袋及其导管有无渗漏，离心杯中有无血迹。若血袋有破漏应做好消毒和报废处理。根据需要，最大限度地转移、收集目的成分（如红细胞、血小板、血浆等）至密闭系统的转移联袋中。分离原袋和转移袋之前，应采用计算机系统进行核对和检查每个血袋上献血条码是否一致。

制备 FFP 和冷沉淀凝血因子，应当快速冻结，最好在 60 分钟内将血浆中心温度降至－30℃以下。

血液成分制备必须具备有完整的记录，包括血液交接、制备、设备使用与维护、制备环境控制、医疗废物处理等整个过程。制备记录应可追溯到起始血液、制备人员、制备方法、制备环境、使用设备和物料等。

二、各种血液成分的质量管理

（一）红细胞类成分血

1. 全血　从无偿献血者体内采集的血液，直接抗凝处理即为全血。见表 16-1。

表 16-1 全血的质量控制

项目	质量要求
外观	肉眼观察应无色泽异常、溶血、凝块、气泡及重度乳糜等情况；血袋完好，并保留注满全血经热合的导管至少 35cm
容量（ml）	标示量±10%
血红蛋白含量	200ml 全血中≥20g，300ml 全血中≥30g，400ml 全血中≥40g
储存期末溶血率	<红细胞总量的 0.8%
无菌试验	无细菌生长

2. 去白细胞全血 使用白细胞滤器清除全血中几乎所有的白细胞。见表 16-2。

表 16-2 去白细胞全血的质量控制

项目	质量要求
外观	肉眼观察应无色泽异常、溶血、凝块、气泡及重度乳糜等情况；血袋完好，并保留注满全血经热合的导管至少 35cm
容量（ml）	标示量±10 %
血红蛋白含量	200ml 全血中≥18g，300ml 全血中≥27g，400ml 全血中≥36g
白细胞残留量（个）	200ml、300ml、400ml 全血中分别≤2.5×10^6、≤3.8×10^6、≤5.0×10^6
储存期末溶血率	<红细胞总量的 0.8%
无菌试验	无细菌生长

3. 悬浮红细胞 采用特定的方法将多联塑料血袋内全血中的大部分血浆分离移出后，向剩余物中加入添加液即可（详见第五章表 5-3）。

4. 去白细胞的悬浮红细胞 通过白细胞过滤器清除全血中几乎所有白细胞，然后再分离去除大部分血浆，向剩余物内加入红细胞添加液即可（详见第五章表 5-7）。

5. 洗涤红细胞 将保存期内的全血、悬浮红细胞用大量等渗溶液洗涤，去除几乎所有血浆成分和部分非红细胞成分，再在红细胞中加入生理盐水或红细胞添加液即可（详见第五章表 5-8）。

6. 冰冻解冻去甘油红细胞 冰冻红细胞融解后清除其中的甘油成分，并将红细胞悬浮在一定量的生理盐水中即可（详见第五章表 5-9）。

（二）血小板类成分血

1. 浓缩血小板 全血采集后室温下保存和运输，6 小时内分离出血小板并悬浮在一定量血浆内即可（详见第五章表 5-11）。

2. 单采血小板 使用血细胞分离机在全封闭条件下自动制备（详见第五章表 5-12）。

（三）血浆类成分血

1. FFP 采集后储存于冷藏环境中的全血，最好在 6 小时（保养液为 ACD）或 8 小时（保养液为 CPD 或 CPDA-1）内，但不超过 18 小时将血浆分离并速冻呈固态即可（详见第五章表 5-14）。

2. 冰冻血浆 从 FFP 中分离出冷沉淀凝血因子，再将剩余部分冰冻呈固态即可（详见第五章表 5-15）。

3. 冷沉淀凝血因子 将保存期内的 FFP 在 1～6℃融化后，分离出大部分血浆，并将剩余的不溶解物质在 1 小时内速冻呈固态即可（详见第五章表 5-16）。

（四）单采粒细胞

使用血液单采机在全封闭的条件下自动分离献血者血液中的粒细胞，并将其悬浮在一定量的血浆中即可（详见第五章第四节）。

（庞桂芝）

第五节　临床用血管理

为加强医疗机构临床用血管理，推进临床科学合理用血，保护血液资源，保障临床用血安全和医疗质量，要求采供血机构建立完善的血液出入库统计程序，认真做好血液出入库核对、检查等工作，有关资料需保存十年。临床用血单位加强用血管理，推动临床合理用血，负责血液预订、入库、储存、输血相关免疫血液学检查和临床输注工作。

一、临床用血组织机构

临床用血管理贯穿整个临床用血过程，需要医疗机构多个单位参与，包括临床用血管理委员会、医务部、输血科、临床用血科室等，各个部门在临床用血中均发挥着重要作用。

（一）临床用血管理委员会

1. 认真贯彻临床用血管理相关法律、法规、规章、技术规范和标准，制订本机构临床用血管理的规章制度并监督实施。

2. 评估确定临床用血的重点科室、关键环节和流程。

3. 定期监测、分析和评估临床用血情况，开展临床用血质量评价工作，提高临床用血水平。

4. 分析临床用血不良事件，提出处理和改进措施。

5. 指导并推动开展自体输血等血液保护及输血新技术。

6. 承担医疗机构交办的有关临床用血的其他任务。

（二）医务部

临床用血管理的职能部门，负责临床用血管理的具体工作。

（三）输血科

1. 建立临床用血质量管理体系，推动临床合理用血。

2. 负责制订临床用血储备计划，根据血站供血的预警信息和医院的血液库存情况协调临床用血。

3. 负责血液预订、入库、储存、输血相关免疫血液学检查和发放工作。

4. 参与推动自体输血等血液保护及输血新技术。

5. 参与临床用血不良事件的调查和特殊输血治疗病例的会诊，为临床合理用血提供咨询。

6. 根据临床治疗需要，参与开展血液治疗的相关技术。

7. 承担医疗机构交办的有关临床用血的其他任务。

（四）临床医务人员

认真执行临床输血技术规范，严格掌握临床输血适应证，根据患者病情和实验室检测指标，综合评估输血指征、制定输血治疗方案和实施输血治疗。

二、血液预订与储存

科学合理预订和储存血液是医疗用血机构正常运转的重要保证，既能保证临床有充足的血液使用，又能最大限度控制血液的过期报废，能很好地调节临床需求与血站供应的矛盾。

（一）血液预订

1. 血液预订内容 医疗机构根据不同血型、各类血液品种日均使用量制定出合理的库存量，包括应急血液库存量、安全血液库存量、周转血液库存量。A 型、B 型、O 型、AB 型血一般按 3：3：3：1 的比例进行储备。

2. 血液预订的注意事项 医疗机构只能向当地卫生行政部门指定的血站预订血液。在保证治疗效果的前提下，输血科按采血日期“先进先出”的原则发放血液，防止血液过期报废。输血科要建立血液预警机制，当库存血液低于应急库存警戒线，而血站又不能及时补充血液时，输血科应及时调整临床血液使用量。

（1）用血计划：根据血液库存量和临床用血需求量，医疗机构制定用血量计划，包括年度、月份和日用血计划。

（2）应急血液库存量：输血科中某种类型血液的库存量一般不少于 1 天常规医疗用血量。

（3）安全血液库存量：一般为 1～3 天常规医疗用血量，能保证医疗机构急诊和手术用血。

（4）周转库存量：血液供应充沛，能够提供临床需求的所有品种、规格的血液，库存量一般为 3～7 天常规医疗用血量。

3. 血液预订方式 可通过电话、传真或网络形式完成。

（二）血液入库与储存

输血科需要对血站提供的血液进行核对、验收，按不同血液品种的贮存条件分血型储存，并做好监控和出入库统计。

1. 血液核对和入库 血液送达输血科后，应认真核对验收，尽快办理入库手续，尽量缩短室温下的暴露时间。核对验收内容：运输条件、外观、血袋封闭及包装是否合格，标签内容（如供血机构名称及其许可证号、血袋编码、产品码、血型、血液品种、容量、采血日期、血液成分制备日期及时间、有效期、贮存条件等）是否标准齐全。

2. 血液储存管理 血液入库时要按不同血型、不同血液品种分别储存于输血科专用储血设备内，避免因保存不当造成的血液报废。不同血液成分贮存条件见表 16-3。

3. 血液出库管理 在不影响临床治疗效果前提下，按采血日期“先进先出”的原则发放血液，防止过期报废。

4. 血液运输管理 血液必须贮存在具有保温功能的专用储血容器内进行运输，尽量缩短血液入库的运输时间。运输过程中的温度要求：全血及红细胞类 2～10℃、血小板 22±2℃、血浆及冷沉淀（冰冻类）≤−20℃，在运输过程中尽量保持平稳，避免剧烈震荡；放入和取出时应轻拿轻放。

5. 储血设备管理 输血科必须使用血库专用储血设备，贮血冰箱要有温度显示和报警提示，并且配备电子冷链监控系统，每天至少观察和记录冰箱温度 4 次，当温度自动控制记录和报警装置发出报警信号时，要立即查找原因，及时解决并记录。贮血冰箱内严禁存放其他物品，每周消毒一次；冰箱内空气培养每月一次，要求无霉菌生长或培养皿（90mm）细菌生长菌落＜8CFU/10min 或＜200CFU/m^3 为合格。贮血环境应符合卫生标准和要求。

表 16-3　各种血液成分保存条件和时间

品种	保存温度	保存期
浓缩红细胞（CRBC）	4±2℃	ACD：21 天；CPD：28 天；CPDA：35 天
少白细胞红细胞（LRRBC）	4±2℃	ACD：21 天；CPD：28 天；CPDA：35 天
悬浮红细胞（SRBC）	4±2℃	ACD：21 天；CPD：28 天；CPDA：35 天
洗涤红细胞（WRBC）	4±2℃	24 小时
冰冻红细胞（FRBC）	4±2℃	解冻后 24 小时
浓缩血小板（PC-1）	22±2℃	24 小时（普通袋）、5 天（专用袋制备）
机采血小板（PC-2）	22±2℃	24 小时（普通袋）、5 天（专用袋制备）
机采白细胞悬液	22±2℃	24 小时
新鲜液体血浆	4±2℃	24 小时
新鲜冰冻血浆（FFP）	−20℃以下	1 年
普通冰冻血浆（FP）	−20℃以下	4 年
冷沉淀（Cryo）	−20℃以下	1 年
全血	4±2℃	ACD：21 天；CPD：28 天；CPDA：35 天

三、临床输血过程管理

临床输血过程是指血液从血站发出到输入患者体内的整个过程，涉及临床医生、护士和输血科技术人员开展患者输血前评估和输血后疗效评价，如输血告知、申请、审批，患者标本的采集、送检、接收、传染病标志物检测、输血相容性检查，以及血液发放、血液输注、输血不良反应处理、血袋处理等内容。

（一）输血前评估与输血申请

1. 患者评估　根据临床表现及实验室检测结果认真评估患者的输血指征。用替代方法不能治疗或不能缓解患者病情的，不输血可能危及患者生命或影响预后情况的才能输血，进而决定是采取异体输血或自体输血。

2. 患者告知

（1）输血治疗前，经治医师告知患者或其亲属是选择自体输血还是同种异体输血，说明同种异体输血有发生输血不良反应和经血传播疾病的风险，征得患者或其亲属同意后，在《输血治疗同意书》上签名后方可输血。

（2）生命垂危的患者需要紧急输血，无法取得患者或其近亲属意见，经医疗机构负责人批准后，立即实施输血治疗，并记入病历。

（3）患者自愿选择输血，有权知道输血的必要性、风险及可能的替代方法，也有权拒绝输血。

3. 输血申请

（1）填写输血申请单，包括：患者姓名、性别、年龄、病案号、科室、床号、临床诊断、输血目的、输血史、妊娠史，申请输血日期、血液成分、血量，以及患者血型、经血传染病标志物的检测结果等内容。

（2）输血申请单由中级以上医师填写，输血量在 800ml 以下由上级医师核准并签名，800～1600ml 需要科主任审核签字，超过 1600ml 的需要医疗机构医务主管部门审批。输血申请单填写应完整和清晰，经血传染病标志物检测结果要填写成“阳性”或“阴性”。

（3）输血前患者必须检测经血传染病标志物，如 ALT、HBsAg、Anti-HCV、Anti-HIV1/2、梅毒等，并且检测结果须填入“输血申请单”和“输血治疗同意书”中。对于不能及时检验的急诊患者，输血前要留取检测标本。患者每次入院都要进行经血传染病标志物检测，长期住院患者需要定期检测，间隔时间不能超过 2 个月。

（二）血液标本采集与运送

1. 血液标本采集 临床护士应认真核对输血申请单和患者个人信息，确认无误后开始采集血液。临床用于传染病标志物和输血相容性检测的标本，要求是 3 天内的有效性标本，能代表受检者当前的免疫状况。

合格标本的要求：①EDTA-K_2 抗凝，采血量不少于 2ml。②不能从输液管中直接留取标本，如果必须留取，要先用生理盐水冲洗管道，并弃去最初抽取的 5ml 血液后再留取标本。③肝素、右旋醣酐等大分子药物可以干扰交叉配血试验，若患者需要使用这些药物治疗，应在使用之前采集标本。④稀释血液、溶血、脂血、乳糜血等标本不能用于交叉配血试验。⑤为保证标本的准确和唯一性，一位采血护士不能同时采集两位以上患者的血液标本。采血试管上粘贴的标签或条形码必须包含必要的和唯一的患者信息。

2. 血液标本运送 血液标本采集完成后，临床医护人员应核对试管标识（或条形码）与输血申请单信息是否一致，准确无误后由医护人员及时送至输血科。送达输血科的标本再次被输血科人员进行信息核对、质量检查，符合要求的合格标本才可以进入检测程序。

3. 血液标本处理 检测后的标本至少在 2～8℃冰箱放置 7 天，以便后续原因分析，然后再进行无害化处理。

（三）血液标本检测

1. 传染病标志物检测 由于病毒检测存在“窗口期”，输血存在感染病毒的风险，由此引发的血源性传播疾病和医疗纠纷时有发生。所以，患者输血前必须进行 HBsAg、Anti-HCV、Anti-HIV1/2、梅毒等输血相关的传染病标志物检测，对于传染病感染的辅助诊断、区分责任、减少医疗纠纷、提醒医务人员有针对性地加强自我防护、防止或减少职业感染等具有十分重要的意义。

2. 输血相容性检测 主要包括 ABO、RhD 血型鉴定、不规则抗体筛查和交叉配血试验，目的是使供血者和受血者血液相容，输血治疗安全有效。

（1）ABO 血型鉴定：以试管法为例，具体质控要求详见第二章。①室内质控：对于抗-A、抗-B 标准血清，每批次使用前、每天试验前都要进行室内质控，与受检标本同步操作。质控结果与预期靶值相符，提示结果在控，受检结果可信；质控结果与预期靶值不相符，提示结果失控，受检结果不可用。②室间质评：在国家或省级输血相容性检测室间质量评价活动中，ABO 正、反定型项目成绩至少达到合格以上，若成绩不合格实验室需要停止检测，认真查找原因，制定整改和预防措施，并在评估满意后方可重新开展相应检测。

（2）Rh 血型鉴定：①Rh 血型抗原检测，需要设置空白对照（生理盐水），防止红细胞自身凝集误定为假阳性。②如果标准血清为 IgG 型，应采用抗人球蛋白法鉴定血型抗原，避免弱 D、不完全 D 等弱抗原漏检。③对于献血者，RhD 抗原初筛阴性时需要进一步确认。

（3）不规则抗体筛查：①要求每套筛选红细胞试剂由 2～3 个细胞株来源的 O 型红细胞组成，至少要包含 D、C、E、c、e、M、N、S、s、P、Le^a、Le^b、K、k、Fy^a、Fy^b、Jk^a、Jk^b 等血型抗原。②在盐水介质、凝聚胺介质、抗人球蛋白介质中按操作规程要求开展试验，具体操作详见第二章。③每次试验同步进行阳性对照（采用 IgG 型抗-D 试剂致敏的 RhD 阳性红细胞）、阴性对照（采用 AB 型血清致敏的洗涤红细胞）室内质控，阳性质控品最好选择“2+”的反应强度。

（4）不规则抗体鉴定：①抗体筛查阳性结果需进一步鉴定抗体特异性。②当抗体强度弱，或血清中含有两种及以上抗体时，应结合吸收放散试验，分析抗体特异性。③自身对照试验为阳性的标本，还需要排除有无同种抗体的存在。④临床上很难找到完全覆盖所有抗原的谱红细胞，因此，应选择不同厂家来源的谱红细胞鉴定不同的特异性抗体。⑤临床上出现的不规则抗体主要来自于 Rh、MNS、Kell、Kidd、Duffy 等血型系统，其中 Rh 血型抗体最为常见，出现的频率：抗-E>抗-D>抗-c>抗-C>抗-e。

（5）交叉配血：具体操作要求详见第二章。

1）室内质控要求：①针对 IgM 抗体：含有 IgM 抗体的血清质控品，一个阳性供者质控品和一个阴性供者质控品。②针对 IgG 抗体：含有 IgG 抗体的血清质控品，一个阳性供者质控品和一个阴性供者质控品。每天试验前或者试验中途更换试剂时，需要进行质控试验，与受检标本同步进行，质控结果在控，受检结果可用；质控结果失控，受检结果不可用，需要查找原因，纠正影响因素后，重复检测。

2）室间质量评价：组织者和参与者均应按照要求参与此项活动，可以有助于识别不同实验室之间的差异，客观评价实验室的检测能力，提高分析能力、试验方法和检验质量，帮助实验室识别存在的问题并采取相应的改进措施，保证为患者提供安全、有效的血液。

（四）血液发放

交叉配血结果相合，填写输血记录单后可随时发血。配血结果不相容，如 ABO 血型不同的骨髓移植患者、HDN 换血治疗者等，要根据临床申请需要和患者情况决定是否发血。由于库存血液不足或紧急用血，按医疗机构临床用血相关规定执行。血液一经发出不得退回输血科。

1. 红细胞　目视检查合格血液可以从输血科发放到临床进行应用。不合格的血液不能发放，如①血袋有破损、漏血，标签破损、字迹不清。②红细胞层呈紫红色。③血液中有明显凝块、呈乳糜状或暗灰色。④未摇动时血浆层与红细胞的界面不清或交界面上出现溶血。⑤血浆中有明显气泡、絮状物或粗大颗粒。⑥过期或其他须查证的情况。

2. 血浆　冰冻血浆与冷沉淀发放前需要在 37℃融化，然后才可发往临床，并尽快完成输注。

（五）血液输注

临床医护人员取血、输血前都要认真核对输血相关信息，检查血液质量，确保无误后方可实施输血治疗。由两名医护人员参与输血治疗，输血开始前询问患者输血史和血型，核对准确无误后，用符合标准的输血器进行输血。

输血过程中的注意事项和护理要求详见第十七章。

（六）输血后疗效评价

针对急性失血或慢性贫血患者，输注红细胞后缺氧状态是否改善、血红蛋白是否达到预期的水平，凝血功能障碍者输注 FFP 和（或）冷沉淀凝血因子后出血是否停止或凝血指标是否改善等，临床医师应评价输血治疗效果，及时调整输血治疗方案。对于未达到治疗效果者，要查找原因，积极治疗原发病。

四、特殊情况的输血

（一）紧急用血管理

《医疗机构临床用血管理办法》要求卫生行政部门制订临床用血保障措施和应急预案，保证自然灾害、突发事件等大量伤员、特殊患者、稀缺血型患者等应急用血的供应和安全，可以临时采集血液。

1. 医疗机构采血　医疗机构临时采集血液必须同时符合以下条件：①危及患者生命，急需输血。②所在地血站无法及时提供血液，且无法及时从其他医疗机构调剂血液，而其他医疗措施不能替代输血治疗。③具备开展交叉配血及 HBsAg、Anti-HCV、Anti-HIV1/2 和梅毒螺旋体抗体的检测能力。④遵守采供血相关操作规程和技术标准。⑤医疗机构应当在临时采集血液后 10 日内将情况报告县级以上人民政府卫生行政部门。

2. 用血审批 生命垂危的患者，需要紧急输血又不能取得患者或其近亲属同意，可由医疗机构负责人或者授权的负责人批准后，立即实施输血治疗。

3. 紧急输血 为抢救患者生命，赢得手术及其他治疗时间必须实施的紧急输血治疗。临床上无论采取何种发血程序，必须确保输血安全。①急诊输血，输血科应在 30 分钟内完成血型鉴定和交叉配血试验，保证血液 ABO、RhD 同型相容性输注。②病情危急，来不及采集标本、鉴定血型和交叉配血，或者 ABO 同型血液的贮存量不足等原因不能满足紧急输血需要时，可以采用非同型相容性输血，首选 O 型红细胞和 AB 型血浆，尽量避免输注全血。

（二）特殊输血

受疾病种类、个体免疫差异和血液供应制约等因素的影响，患者输血治疗前需要制定输血方案，选择合适的血液成分和输注方式。在特定情况下，也可以进行 ABO、RhD 血型不同的相容性输血。见表 16-4。

表 16-4 ABO、RhD 血型不同的相容性输血原则

ABO	悬浮红细胞		血浆	
	供者	受者	供者	受者
	O	A、B、AB	AB	A、B、O
	A	AB	A	O
	B	AB	B	O
Rh	RhD 阴性	RhD 阳性	RhD 阳性血浆、机采血小板、冷沉淀	RhD 阴性
	RhD 阳性	RhD 阴性（抗 -D 阴性）	RhD 阴性血浆（抗 -D 阴性）	RhD 阳性

ABO、RhD 血型不同的相容性输血的具体要求：①ABO 不同型的相容性输血：若需要继续输血治疗，必须在停止输血 2～3 周后才可输入与患者 ABO 同型的血液。②RhD 不同型的相容性输血：抗-D 阴性的 RhD 阴性患者，处于重症或危急且无有效治疗时，可一次性输注足量 ABO 同型、RhD 阳性的血液成分。但对有输血史、未成年女性、育龄女性、有妊娠史或移植后的受血者，应慎重选择输注 RhD 阳性红细胞。

（黄吉娥　张绍基）

本 章 小 结

血液安全保证和临床输血安全管理至关重要，是使患者得以及时、有效、安全治疗的重要保证，也关系到医疗质量、社会稳定及国计民生。血液作为一种特殊的药品，依据国家法律法规，结合采供血机构和临床用血的特点，从无偿献血者招募、血液采集、血液成分制备、实验室检查、血液隔离与放行，以及血液储存、发放、运输和临床输血治疗等全过程等必须进行严格监控和规范管理，以保证血液质量和安全供给。随着医学检测新技术不断推广和应用，通过免疫学技术和核酸扩增技术的综合应用，可明显缩短窗口期，大大降低输血传播性疾病的危险性。血液中心应具备血液预警系统，加强输血规范化管理，合理使用血液资源。随着计算机应用的普及，临床医疗机构作为临床用血单位，做好输血前的实验室各项检查和血液输注工作，可利用计算机软件施行现代化管理，使得输血全过程管理系统化和可溯源，保证临床输血安全有效。同时，循证医学的理念也应引入到临床输血实践中，可以让医生有据可循地进行个体化输血治疗。

第十七章 输血护理

输血是临床风险较大的一项技术操作，在整个输血治疗过程中，规范护理起着关键的作用。护理人员参与整个输血过程，从患者输血准备、标本采集与送检、血液领取与输注，直至输血后护理，整个流程链涉及多个环节且相互关联，任何一个环节出现问题都会影响到医疗安全，甚至危及患者生命，造成不可挽回的严重后果，同时也容易引起医疗纠纷。整个输血流程中，护士既是具体输血工作的执行者，又是输血过程的监督者，要求护理人员应具过硬的专业知识，高度的责任心，严格按照输血操作规范实施输血治疗和输血护理，确保输血安全、有效。

第一节 输血前的护理

护理人员遵照《临床输血技术规范》，输血前严格查对患者信息、血液信息，检查标本和血液质量，掌握患者疾病史、输血史等相关信息，正确运用自己的专业知识，详细解释患者及其家属关注的输血问题，给予必要的心理疏导，消除他们对输血的恐惧心理，增强对输血治疗的信心，同时也要说明输血可能诱发的不良反应及并发症，让患者及家属有一定的思想准备。

一、患者输血前的知情同意

输血前，护士必须检查患者有无签署《输血治疗同意书》，是否已完成输血前乙肝、丙肝、艾滋病、梅毒等传染病标志物的检查，了解患者是否清楚输血相关内容，如输血治疗制剂种类、适应证，以及输血治疗的利弊等。在充分的医患沟通情况下，既尊重患者的知情同意权，也明确了责任，一旦出现输血纠纷，可作为有力的医疗证据进行责任划分。

二、血液标本采集与交叉配血

血液标本是安全输血的源头，一旦受血者标本标识错误，所有的安全输血防范措施都将无效，这就要求责任护士必须遵照医嘱，严格执行《安全输血护理操作规范》，仔细核对输血申请单与患者病历资料是否一致，核对无误后方可采集患者标本，并正确标识患者个人信息在采血管的标签上或者条形码上，连同输血申请单一并送至输血科（或血库）进行血型鉴定与交叉配合试验。

1. 标本采集前，护理人员先向患者做好解释，以便取得患者的配合。若遇神志不清的患者或幼儿患者，需反复仔细核对，必要时争取家属协助或配合。

2. 严格遵守采血程序，1 次只为 1 位患者采集血液标本。

3. 直接从静脉中抽取血标本，原则上避免在已经输血或输液的同侧静脉采集血液标本，避免血液稀释影响结果测定。

4. 用于交叉配血的标本，必须能代表患者输血前的免疫状况，应为 3 天内未开展输血治疗的血液标本，标本量不少于 2ml。

5. 近期因反复大量输血出现的疑难交叉配血患者，要求采集 2 管血液标本，1 管不抗凝，1

管 EDTA-K_2 抗凝；进行 HDN 检查应同时采集新生儿及其父母的血液。

6. 患者应用肝素、右旋糖酐和羟乙基淀粉等药物治疗时，血液标本上必须标记并说明。

三、血液及其制剂领取

血液领取是输血科与临床科室之间血制品转运过程。输血科接到临床用血申请后，挑选合格的血液或血液制剂，严格按《临床输血技术规范》执行交叉配血程序，并把供受者相合的血液提供给临床输血相关科室，临床医护人员亲自到输血科领取血液，双方共同检查-核对-确认后，方可把血液或其制剂运达至临床科室，确保患者及时输血。

（一）领取程序

1. 医护人员应携带患者身份信息资料、临床输血取血单和血液制剂保存箱，前往输血科取血。

2. 输血科人员应认真核对患者身份信息，并根据患者信息发放配血相合的血液制剂。

3. 收、发血液人员需要共同核对患者姓名、性别、年龄、病案号、科室、床号、血型、血袋号或条形码、血液有效期及配血试验结果，以及血液外观质量等，准确无误后双方共同签字，然后发出血液。

4. 合格血液或其制剂由接收人员按要求运到临床各科室，准备输血治疗。

（二）注意事项

1. 临床拒收的血液或其制剂：①血袋标签破损，字迹不清。②血袋出现渗漏或不符合国家规定的质量标准。③血液制剂出现明显凝块、气泡、絮状物或粗大颗粒物。④血浆出现浑浊或颜色呈乳糜状、红色或暗灰色。⑤血液制剂未摇动时血浆与红细胞分界不清或界面上出现溶血。⑥红细胞呈暗紫色。⑦过期血液或其他需要查证情况。

2. 领取血液的储存箱要求隔热性能、密闭性能良好，不同种类的血液制剂分别存放在不同储存箱内。

3. 血液制剂在转运过程中动作要轻而稳。血袋不能震荡，避免造成红细胞大量破坏引起溶血或凝血因子活性下降。

4. 血液或其制剂领取后，应在规定时间内由责任护士完成输注。若不能及时输注，应按血液制剂保存条件，短期妥善保存。

四、输血前查对

输血是一种重要的临床治疗抢救措施，但有一定的危险性，输血前严格的检查与核对是保证安全输血的前提条件。

（一）血液和输血器具质量检查

1. 血袋标识检查 血液包装应当符合《血站质量管理规范》的要求，无破损和渗漏，血袋包装袋条形码或标签内容应当清晰可见，明确标识血站名称及其许可证号、献血编号或者条形码、血型、血液品种、采血日期及时间、血液制备日期及时间、储存条件。

2. 血液质量检查

（1）正常库存血：肉眼观察主要分两层，上层为淡黄色、半透明的液体血浆，下层为均匀暗红色的红细胞，上下层界限清楚，无血凝块或异物。

（2）异常库存血：血浆变红，甚至浑浊或有泡沫，红细胞呈暗紫色，细胞和血浆界限不清，或有较明显的血凝块等，血液可能已变质或者被细菌污染。

3. 输血器具检查　观察输血器具是否在有效期内，其包装是否完整无损，有无漏气、破损等现象。

（二）患者信息核对

1. 输血前，护士应掌握患者的相关信息，如疾病诊断、输血史、过敏史、妊娠史、药物过敏史、传染病史、有无肝肾衰竭等。若有输血史、妊娠史需要进行不规则抗体筛查。

2. 根据医嘱，核对患者姓名、性别、病案号、床号、血型、血袋条形码、申请血量、用血时间、血液制剂种类（如全血、血浆、红细胞、粒细胞、血小板、某些凝血因子、冷沉淀等）、血型鉴定及交叉配合试验单的各项内容，也包括献血者条形码或者献血码、血型等，一并详细记录在输血护理单上。这些资料有助于护士在输血前合理安排血液制剂输注的顺序、速度和时间，预测输血过程中可能发生的潜在危险。

（卢金海）

第二节　输血中的护理

根据患者病情需要，严格掌握输血适应证，在输血科工作人员的指导下，临床医护人员按《临床输血技术规范》要求开展输血治疗，最大限度地保证输血安全。

一、输血流程和护理要求

输血中的护理包括输血器的选择和患者的输血速度、时限、药物禁忌、加压、加温、静脉通道和输血监护等，对执行临床输血工作的护理人员来讲，准确掌握血液制剂输注流程和方法尤显重要。

（一）输血流程

1. 输血相关物品准备就位，如一次性带过滤装置的输血器、输血针头（成人一般用 8 号）、静脉用生理盐水、血袋、交叉配合试验单和患者病历。

2. 责任护士在床边与患者“查对”无误后，按静脉输液操作方法，先通过静脉输入少量生理盐水，待静脉滴注通畅后换上血袋开始输血。而后责任护士在配合单上签名，并将其存入病历。

3. 责任护士严格掌握输血速度，宜先慢后快，在开始输血的 5～15 分钟内密切观察。

4. 血液输完时，可更换生理盐水少量滴注冲洗血袋和输血器，以减少残血。

5. 拔针后，用无菌敷料及胶布按压针孔止血。

6. 填写有关记录或输血卡。

7. 输血后的采血袋须保留 24 小时，然后按医疗废弃物管理要求进行处理。一次性输血器和注射器，经浸泡消毒毁形后，由专门机构集中处理。

（二）输血中的护理要点

1. 严格执行查对制度，按操作规程进行无菌操作是保证安全输血的重要措施之一。每次更换需要输入的血液时，也必须严格查对。

2. 由输血科（血库）取回到临床的血液，室温可放置 10～20 分钟，不宜超过 30 分钟，防止血液变质或被污染，常温下 1U 全血（200ml）应在 2～4 小时内输完。如需要输入血量较多或室温较高，在患者病情许可的情况下，可适当加快滴速，防止血液成分变质或损耗。

3. 在同时输注不同品种的血液制剂时，输注顺序依次为血小板、粒细胞、红细胞、血浆。在输血过程中，加强巡视，严密观察患者病情变化，监测患者的临床表现、体温、脉搏、血压、呼吸，排尿情况，注意倾听主诉。开始输血时，速度应较慢，观察 15 分钟后，若无不良反应可根据需要调整滴速。

4. 输血管道扭曲、受压等可导致输注不通畅，针头分离、移位或阻塞，影响输注速度，需要及时排除故障。所以，护士要全程严密观察输血过程，直至输血结束，防止输血管道与针头分离，或者血液快速输完时空气进入静脉造成栓塞。同时还需注意患者局部是否出现肿胀、疼痛、血液外渗等现象，密切观察有无发生心力衰竭、肺水肿、穿刺部位渗漏等情况。

5. 除白蛋白制品外，血液或血液制剂必须使用一次性带过滤装置的输血器进行输注。输血器连续长时间使用后，部分血液成分可能在过滤器上粘着沉淀，易造成细菌繁殖、细胞破坏、纤维蛋白析出等，还可诱发 DIC，故需更换新的输血器。

6. 避免在输血器具或输血管道系统中给药，也避免其他溶液混入血液。输注不同供血者血液时，在两袋血液输注的时间空隙，需用少量生理盐水冲洗输血器内的血液，以免发生血液凝集现象。

7. 冷凝集素综合征患者输血时，血液制剂需要适当加温，但不能超过 37℃。不能随意将血袋及输血管道直接加温，防止血液溶血、变性。

8. 血液或其制剂输注完成后，须用生理盐水冲洗血袋和输血器。

（三）输血中的护理评估

1. 血液制剂输注过程中，应使患者感觉安全、舒适。

2. 通过合适的血液制剂、输注速度和血液剂量的有效治疗，使患者输血后症状改善，生命体征平稳。

3. 通过密切监测输血过程，及早发现并迅速处理输血不良反应。

4. 有完整的、正确的输血记录。

二、成分输血护理

（一）血浆输注的护理

目前临床常采用混合血浆制备方法，血浆中不含有红细胞，但含有血型物质，血浆中血型物质可以中和血浆中的相应抗体。因此临床进行血浆输注前，需要开展反定型试验，无需进行交叉配血。

1. 输血科（血库）工作人员在 37℃水浴条件下融化冰冻血浆，其水面应与冰冻血浆面持平，保持水浴温度，以避免因融化时间过长发生纤维蛋白析出。

2. 正常血浆、融化后的冰冻血浆为半透明、淡黄色液体，如颜色异常或内有异物（如絮状物）不能进行临床输注。

3. 冰冻血浆融化后凝血因子稳定性差，应尽快输注，如不能及时输注，应 4℃保存不超过 24 小时。一次未输完的剩余血浆不可再次冻存输注。

4. 成人输注速度为 4～10ml/min，儿童输注速度为 10～20ml/（kg · h）。

（二）红细胞制剂输注的护理

红细胞输注必须保证献血者与受血者的 ABO 血型、RhD 血型相同，或者交叉配血相容。

1. 常温下输注 1U 悬浮红细胞应控制时间在 90～120 分钟，严禁超过 4 个小时。

2. 洗涤红细胞制成后，需尽快输注，最好在 2 小时内输完。若因不能及时输注，应 4℃保存不超过24小时。

3. 红细胞制剂输注速度容易随输注时间增加而减慢，必要时可轻轻摇匀，如有阻塞需更换输血器，不可强行挤压针头内的凝血块。

4. 动态监控红细胞输注速度。①成人每分钟2～3ml（40～60滴），前15分钟可控制在1～2ml/min。②新生儿、婴儿和儿童血液输注速度应控制在5ml/（kg·h）。一般新生儿小于0.5ml/min（8～10滴），婴幼儿0.5～1ml/min（10～20滴），儿童酌减。③年老体弱、严重贫血和心功能不全的患者，限制输血量和输血速度，一般0.5～1ml/min，防止循环超负荷副反应的发生。④大量出血的患者，由于需要快速恢复血容量，应选择粗针头快速输血，一般要求5～10分钟输注1U红细胞，必要时也可加压输血。

（三）粒细胞输注的护理

粒细胞寿命非常短，离体后极易丧失功能。浓缩粒细胞需要进行ABO、RhD同型输注，条件允许情况下尽量选择HLA配型相符的粒细胞制剂。

1. 浓缩粒细胞采集后，最好在6小时内完成输注（6小时后粒细胞趋化功能衰减），最长不能超过24小时。

2. 医护人员运送或输注粒细胞过程中，动作要轻柔，避免振荡引起粒细胞激活。

3. 选用带滤器的输血器输注，并控制输注速度。

4. 护士应严密观察输注过程，如发生严重发热、过敏甚至急性肺损伤等临床症状，应立即停止输血。

（四）血小板输注的护理

血小板制剂包括全血制备的浓缩血小板和单采血小板，二者血小板含量及质量存在着明显的差异。浓缩血小板，一般要求ABO同型且交叉配血相合后才能实施输注治疗；但单采血小板只要求ABO同型输注。

1. 输注前应观察血小板制剂外观，是否为均匀一致的混悬液，有无肉眼可见的血小板聚集现象。外观异常的制剂应停止输注。

2. 血小板制剂运送或输注过程中，应保存一定幅度的轻柔晃动，防止血小板聚集。过度振荡，可使血小板发生不可逆的破坏。

3. 血小板制剂领取后应尽快输注，减少或避免细菌污染的风险。若不能及时实施输注，应速返回输血科在血小板恒温振荡保存箱中保存，在极短时间内可在临床科室常温（22±2℃）放置，每隔10分钟左右轻轻摇动一下血袋，防止血小板聚集。

4. 血小板功能随着保存时间的延长而降低，应尽快输注。输注速度宜快，成人以患者能够耐受的最快速度输注，一般为4～10ml/min。新生儿、婴儿和儿童输注速度应控制在10～20ml/（kg·h）。

5. 由于血小板输注速度较快，血小板制剂内残留的血浆成分可以引起ABO不同型的免疫反应，也可以引起TRALI、循环超负荷和过敏反应，因此需要护士严密观察输注过程。

6. 血小板制剂严禁冷藏，以防止血小板损坏，失去功能。

（五）冷沉淀输注的护理

冷沉淀的主要成分为浓缩Ⅷ因子、XⅢ因子、Fg等。输注前不需要进行交叉配血，但要求ABO、RhD同型输注。

1. 冷沉淀在输血科融化后，应在4小时内输完，若因故不能及时输注，不宜再次冻存。

2. 融化后的冷沉淀一般为澄清液体，允许有微量细小的蛋白颗粒存在。若血袋内有大量或大块不溶物，或者产生泡沫（蛋白质变性和凝血因子消耗），则不宜输注。

3. 一般采用 10～20ml /（kg·h）的输注速度进行冷沉淀输血治疗，或以患者可以耐受的最快速度输注，1U 冷沉淀应于 10 分钟左右输注完毕，以达到最大疗效。

4. 冷沉淀输注过程中，护士及时更换或增加输注量，严密观察冷沉淀的止血效果及不良反应，避免大量输注引起的肺水肿。心功能不全者应慎用。

（六）凝血因子输注的护理

1. Fg、抗血友病球蛋白和 PCC 等产品，使用产品规定的溶剂溶解，溶解时不得剧烈摇动，避免产生泡沫导致凝血因子变性和活性减低。完全溶解后应为澄清液，如有大块不溶物则不可使用。

2. 凝血因子随时溶解随时输注，输注速度宜控制在 10～20 ml/（kg·h），30～60 分钟内输完。一次性未用完的应弃去。

3. 输注 Fg、PCC 治疗时容易引起栓塞疾病，大量反复输注抗血友病球蛋白可以诱发过敏反应和产生因子Ⅷ抗体等，临床应引起重视并做好护理工作。

（七）其他血浆蛋白制品输注的护理

白蛋白和 IVIG 制品在制备过程中已清除了血型抗体，这两种物质输注时无须考虑 ABO 血型。

1. 白蛋白和丙种球蛋白制品均只能单独输注，不能与血液或其他药物混合使用。

2. 血液制品开瓶后 4 小时内输注完毕，并且一次性输完，不可分次使用。

3. 白蛋白、丙种球蛋白制品快速输入可以引起不良反应，临床应采取缓慢滴注的方式，如 5%白蛋白一般为 1～2ml/min，不能超过 4ml/min。25%白蛋白制品不应超过 1ml/min。IVIG 制品在其输注的前 30 分钟建议为 0.01ml/（kg·h），如无明显不适，可调整输注速度为 0.03～0.06ml/（kg·h）。

4. 输注过程中，密切观察，注意过敏反应。IVIG 制品输注治疗时，在开始输注的第 1 小时内，每 15 分钟测量一次生命体征指标，1 小时后每 30～60 分钟再次测量，直至输注结束。

5. 白蛋白及 IVIG 等血液制品，制备过程中虽然经过严格筛检和病毒灭活，依然不能完全排除血源传播疾病的可能，护士及临床医师对患者应有告知义务。

三、输血中的不良反应护理

输血有风险，输血可以引起患者出现溶血性输血反应、发热、过敏、空气栓塞、循环超负荷、TRALI 等急性不良反应（见第十五章）。所以，输血治疗过程中，护士应密切观察患者的生命体征变化，一旦发现异常症状或体征，应立即停止输血，及时与临床医生取得联系，采取相应的处理或抢救措施，减轻患者症状，阻断副反应的发展，甚至挽救患者生命。

（一）发热反应的护理

1. 轻者减慢滴速继续观察，严重发热反应必须立即停止输血，保持静脉通道畅通，并密切观察生命体征变化，患者注意保暖，并给予解热镇痛药物或静脉注射地塞米松等。

2. 采取措施后，观察体温变化。间隔 0.5～1 小时检测患者体温一次，并保持衣、褥干燥。

3. 安抚患者和家属，消除恐慌和焦虑。

（二）过敏反应的护理

1. 轻者减慢滴速继续观察，根据医嘱应用抗过敏药；重者立即停止输血，保持静脉通路，配合抢救，立即应用肾上腺糖皮质激素治疗。有过敏史者，输血前可预防性应用异丙嗪等抗组胺药物。

2. 严密观察患者生命体征，尤其是呼吸与血压，备好急救物品，如气管切开包等。

3. 注意保暖。

（三）溶血性输血反应的护理

1. 立即停止输血，用生理盐水维持静脉通路，保持静脉畅通，配合抢救。

2. 严密观察患者生命体征，尤其是每小时尿量、尿色，血压，有无腰背疼痛、黄疸和（或）出血等情况，按特别护理要求记录出入液体量及病情。

3. 热水袋热敷肾区（热敷时应防止烫伤），防止血红蛋白结晶阻塞肾小管，必要时依据医嘱给予碳酸氢钠制剂碱化尿液。

4. 按照医嘱输注胶体液维持血压，预防休克。

5. 重新核对患者及血液制剂信息，及时送验未输完的血液、输血反应后采集的血标本和第一次尿标本。

（四）循环超负荷的护理

1. 根据患者的心、肺功能及血容量情况，确定输血量，宜选用多次、小量、缓慢的输血治疗方法。

2. 对心力衰竭的贫血患者，必须进行小量换血，即用等量悬浮红细胞置换出患者血浆。

3. 患者注意保暖，防止心脏负荷过重。

4. 取半坐位输血，必要时根据医嘱使用利尿剂和强心剂。

5. 记录输血、输液量和排尿量，注意出入量平衡。

（五）细菌污染的护理

1. 立即停止输血，保持静脉通路，配合抢救。

2. 按无菌操作要求送检血袋中剩余血和患者抗生素使用前的血标本，进行细菌培养和药敏试验。

3. 严密观察患者生命体征及尿量，及早发现休克先兆症状，并给予相应治疗和护理。

4. 安抚患者及家属，缓解紧张、恐惧及焦虑情绪。

（六）空气栓塞的护理

由于操作不当导致输血管道内的空气进入患者体内，若诱发空气栓塞，立即让患者头低足高、左侧卧位，配合医师积极抢救。对患者进行大流量氧气吸入，严密观察生命体征及病情变化，做好各种记录。

临床输血可出现多种并发症，如大量输血可导致心脏负荷过重、急性肺水肿，甚至诱发心功能衰减；也可导致血液稀释、凝血功能障碍，出现出血倾向。枸橼酸钠中毒引起低血钙、高血钾和加重酸中毒。大量库存血输入可使患者体温过低，导致室颤等心律失常。针对不同的输血并发症，临床护士协助医生实施积极救治同时做好相应的护理工作，以便患者早日康复。

【案例 17-1】

护理失误导致的输血事故

病例资料

患者，夫妇二人，均 36 岁，因车祸外伤急诊入院，送治途中大量失血，需立即输血。护士遵医嘱准备给夫（A 型）、妇（B 型）各输悬浮红细胞 2U，但自己突然腹痛不能自控，于是把手头工作移交另外一位实习护士继续完成。实习护士在操作过程中不小心把两位患者的输血袋挂错，输血 8 分钟后两名患者均发生了溶血性输血反应。

1. 案例解析

（1）责任护士责任心不强，工作太过随意，将一项非常重要的工作交给一个没有资格证的实习护士继续完成，没有做到“一人一单一盘一管”、“三查八对一注意”和双人核对制度，导致医疗事故的发生。

（2）输血前，须有资质的两名护士应仔细核对配血单及血袋标签等内容，检查血袋有无破损渗漏，血液颜色是否正常，准确无误后均需在配血单上签名。并将血袋条码粘贴在配血单上备查。

（3）床旁两名医护人员需要再次查对病历、输血单、患者腕带及床头牌，询问患者血型，按静脉输血操作程序才能输血，严格执行无菌操作技术。

（4）严格遵守先慢后快的输血原则，输血的前 15 分钟密切观察，如无不良反应再根据病情调整滴速，认真做好输血各项记录。

2. 拓展问题及讨论

（1）患者成分输血的护理事项有哪些？

（2）HSCT 和血浆置换如何正确开展输血护理工作？

【案例 17-2】

输血不良反应的护理

病例资料

患者，男性，因车祸大失血需紧急输血，护士为尽快将血输入，就把从 4℃冰箱中取出的血袋放入热水中加温 15 分钟，患者输血 10 分钟后即出现头部胀痛，四肢麻木，腰背部剧烈疼痛的症状。

1. 案例解析

（1）患者可能出现了溶血反应，原因是未测量热水水温，血袋在加温过程中可能出现了血浆蛋白凝固变性及红细胞受热损伤。

（2）不合格的成分血液极易造成输血不良反应。

（3）患者出现了输血不良反应，临床应紧急实施救治，并做好输血后的护理工作。采取的护理措施：①立即停止输血，吸入氧气，建立静脉通道，遵医嘱给予升压药或其他药物治疗。②两侧腰部封闭，并用热水袋热敷两侧肾区。③静脉注射碳酸氢钠注射液碱化尿液，预防血红蛋白对肾小管的损伤，避免造成肾功能破坏。④密切观察生命体征和尿量，送检新采集标本、未输完的剩余血液，并做好记录。⑤若出现休克症状，应进行抗休克治疗（对症治疗）。⑥必要时进行换血疗法，去除血浆中有害物质。⑦安慰患者，消除其紧张、恐惧心理。

2. 拓展问题及讨论

（1）本案例发生的根本原因是什么？如何操作才能避免输血不良反应的发生？

（2）输血不良反应的护理方法有哪些？

（卢金海　黄吉娥）

第三节　输血后的护理

虽然输血治疗活动已完成，但医务人员仍需加强输血后的护理工作，密切观察患者输血后的个人情况，若有异常症状、体征出现，应及时与临床医师联系并采取相应的处理措施。

一、常 规 护 理

输血后的常规护理主要包括输血后对伤口的处理、对患者的关爱、迟发性输血反应的观察、输血记录和输血相关医疗废物处理等。由于输血穿刺针头较粗，拔出针后应压迫局部3～5分钟，以防止出血，如有出血倾向应适当延长按压时间，直至不出血为止。输血后，护士仍需对患者进行关心和询问，有助于及时发现因输血引起的异常情况，也有益于提高患者对输血的认识，增强战胜疾病的信心。

二、输血后的不良反应护理

输血过程中发生的急性不良反应，临床应立即采取救治措施，中止输血反应的继续和进展，而血液输注完成后出现的急性或迟发性不良反应，临床护理人员仍需要密切关注和及时处理。临床迟发性输血反应，如TA-GVHD、输血致免疫抑制、白细胞输注无效、PTR、输血相关的感染性疾病等，多发生在输血后24小时，甚至数日，虽然患者已完成输血治疗，临床护士仍需加强巡视，认真倾听患者主诉，记录尿液的颜色、量及性质，观察患者有无出血和贫血情况，有无瘙痒、荨麻疹和眼、面部血管神经性水肿等症状，并做好各种输血不良反应记录，如不良反应开始的时间、临床症状和体征、终止时间等，以及血液成分及其输注量记录、临床用药记录等，并完整妥善保存各种资料。

迟发性不良反应TA-GVHD重在预防，临床输血治疗前先把血液制剂经γ射线照射，灭活其中的淋巴细胞，防止TA-GVHD的发生。对于已发生TA-GVHD的患者，应根据血常规及肝功能检查结果对症治疗。

三、输血记录的保存

输血治疗结束后，护士整理输血全过程的详细记录，随病历妥善保存，注意保持其完整性和真实性。这既是对患者、单位、医护人员的有效保护，也是输血纠纷得以客观、公平、公正解决的有力证据。

（武其文）

第四节　特殊输血治疗的护理

临床上恶性血液病、免疫系统疾病多选择HSCT治疗，移植过程中患者机体造血功能的改变必然影响其外周血液细胞数量，输血治疗不可避免，甚至采取血浆、血细胞去除等特殊的治疗方式，改善患者临床症状。为保证疾病治疗效果，治疗过程中的精心护理也起着十分重要的作用。

一、造血干细胞移植的输血护理

HSCT是治疗造血系统、免疫系统功能障碍性疾病的重要手段，临床治疗效果很好，经HSCT治疗急性白血病、慢性粒细胞白血病、淋巴瘤和重型AA的长期生存率和治愈率大大提高，明显高于常规化疗。近年来，该技术的潜在治疗价值正在被越来越多地挖掘，甚至用于帕金森病、糖尿病和乳腺癌等疾病的治疗中。

（一）移植前的护理

1. 供者选择 从中国造血干细胞捐献者资料库中选取 HLA 相合的供者，或者选取部分 HLA 相合的具有血缘关系的亲属作为供者，通过骨髓、外周血采集干细胞，要求供者血常规、尿常规、粪便常规、血型、肝肾功能等检查正常，以及经血液传播疾病的标志物（如 HBV、HCV、HIV、梅毒螺旋体）检验阴性。供者确定后，移植前两周对供者进行循环采血。

2. 无菌层流室准备 室内所有物品需经清洁、消毒、灭菌处理，室内不同空间空气标本经细菌检测合格后患者方可进入。

3. 患者准备

（1）心理护理：移植前医护人员主动与患者及家属沟通，详细讲解 HSCT 的方法、过程和相关知识，详细介绍无菌层流病房的设施环境、饮食注意事项及治疗过程中可能出现的副反应，使患者及其家属有充分的思想准备和经济准备，鼓励患者建立战胜疾病的信心。

（2）全面检查：移植前必须对患者心脏、肝脏和肾脏等全身体检，控制原发病，清除常见的口腔及肛周的感染，进行移植前的细胞配型试验，如 ABO、RhD 血型检查，供、受者间异体移植的 HLA-A、B、C 和 DR、DQ 和 DP 位点相容性试验。

（3）无菌护理：进行口、眼、耳、肠道的无菌准备，进行药浴，更换无菌衣裤后方可进入无菌室。进入层流病房后，用氯己定液、硼酸水和碳酸氢钠液交替漱口，每日 3 次，每天清洁皮肤表面 1 次。75%乙醇棉签每天擦外耳道 3 次。

（4）移植前一天行中心静脉插管。

（5）预处理：使用免疫抑制剂和全身射线照射，其目的是杀灭受者体内的免疫活性细胞，使之丧失排斥外来细胞的能力，允许供者 HSC 植入患者骨髓，重建患者造血系统，同时还可消灭患者体内的异常细胞。执行预处理方案时，需密切观察患者病情变化，鼓励患者多饮水，每天饮水超过 4000ml，防止尿酸性肾病的发生。

（二）术中护理

1. 正确采集骨髓或外周造血干细胞，并保证足够的细胞数量。

2. 在无菌层流病房输注 HSC，并于 6 小时输注完毕。每袋 HSC 液输注至最后的 5ml 时应保留在袋中并弃去，以防脂肪颗粒进入血液循环引起肺栓塞。外周血干细胞不需要过滤。

3. 由于 HSC 液中的 DMSO 防冻剂可引起输血不良反应，HSC 输注过程中，护士应密切观察患者有无胸闷，气促等情况，有无循环超负荷、急性溶血反应和急性过敏反应，监测患者生命体征的变化。如果发现不良反应，应立即减慢或暂停输注，配合医生做好相应处理。

（三）移植后护理

1. 心理护理 护士应多与患者交谈，调节患者情绪，传递家属信息，以解除患者的恐惧心理和孤独感，充分调动患者的治疗积极性。

2. 并发症的护理

（1）感染：感染是最常见的并发症，对骨髓移植患者实行全环境保护。严格执行无菌环境清洁及消毒隔离制度；严格落实患者各项无菌护理；加强患者扩胸运动，防止肺部感染；严密观察患者生命体征及病情变化。

（2）出血：每天监测患者 PLT，观察其皮肤、胃肠道、颅内有无出血倾向，必要时输注浓缩血小板。

（3）排异反应：移植后每天或隔天需要检查患者血常规，观察有无排斥反应情况。排斥反应表现为血细胞逐渐上升而后又下降，骨髓 HSC 由增生好转又返回原有水平。

（4）GVHD 护理：使用环孢素和甲氨蝶呤等药物预防急性 GVHD，用药过程中要严密观察药物的不良反应，定期检测肝、肾功能及血药浓度。血液制剂需经射线 25～30Gy 照射后方可输入。密切观察患者全身皮肤有无斑丘疹、水疱、脱削等情况。

3. 饮食护理　给予患者高蛋白、高热量、高维生素、易消化的无菌食物，食物经微波炉或高压蒸汽消毒后，并根据患者口味调节烹饪方法，以增进食欲。

4. 健康教育及出院指导　①保证患者充足的休息与睡眠，进行适宜的活动与锻炼，保持乐观和良好的情绪。②饮食富有营养，维持饮食平衡，保证足够的水分摄入。③患者注意自我防护，防止感染。④定期复查患者血常规，检查骨髓，若有不适，及时就医。

二、血浆置换治疗的护理

血浆置换是通过血液成分分离机将患者血液中的血浆分离，去除其中有致病作用的抗原、抗体、免疫复合物、机体代谢产物及其他有害因子，并补充异体 FFP 或血浆代用品的治疗方法。在置换过程中，严格执行操作规范、细心护理、防止并发症的发生，是治疗成败的关键。

（一）术前准备

1. 心理护理　术前要耐心、细致地向患者做好解释工作，详细介绍血浆置换的治疗过程、目的及可能发生的副作用，消除患者的顾虑、担心，开导患者以积极乐观的态度面对疾病和治疗。良好的心理疏导与沟通可提高患者依从性，提高治疗成功率。

2. 环境准备　治疗环境必须定期消毒，保证环境清洁卫生。每日紫外线照射 1 小时，地面、桌面、床栏等环境表面每日用消毒液擦拭 1～2 次。医护人员进入前穿工作服、戴口罩和帽子、更换清洁拖鞋，保证室温 25～30℃，湿度 50%～60%。操作过程中减少不必要人员的走动。

3. 用物准备　①血液成分分离机及其专用的一次性耗材。②同型血浆、生理盐水、葡萄糖酸钙溶液，以及非那根、地塞米松等常规用药及急救药品。③穿刺针 2 个，穿刺盘 1 个。④肝素盐水 2000ml，用以冲洗血浆分离器及回路。

4. 静脉通路建立　一般采用桡动脉与肘中静脉穿插建立血液回路，穿刺困难者采取中心静脉插管，一般采取锁骨下静脉及颈内静脉穿刺置单针双腔管。

（二）术中护理

1. 规范操作整个过程。先检查分离机及连接是否密闭、有无破损及漏气，然后打开流量泵进行血浆置换，控制血流速度 100～120ml/min，2～3 小时内完成置换治疗，以确保治疗效果。

2. 置换用血浆必须是同型 FFP，应含有全部的凝血因子，采用现取、现融、现用的方法保证凝血因子活性。融化血浆控制水温在 37℃，融化后的血浆在 10℃放置不超过 2 小时，在 4℃放置时不超过 24 小时。

3. 密切观察患者生命指征变化，持续监护心电、血压、血氧等项目。患者取仰卧位，注意保暖，必要时予以吸氧。随时观察有无出血、凝血等情况。

（三）常见并发症的护理

1. 过敏反应　术中常见的并发症，多与血浆蛋白成分和供者血浆中抗白细胞抗体有关。为防止过敏反应的发生，术前应了解患者有无药物及食物过敏史，常规给予地塞米松 5mg 静脉推注，非那根 25mg 肌肉注射，注意观察患者有无荨麻疹、寒战发热、皮肤瘙痒及神经血管性水肿等表现。若有过敏反应发生，应及时通知临床医生，并根据医嘱给予抗组胺药或糖皮质激素类药物及时治疗，防止过敏性休克的发生。

2. 血压下降 多在治疗开始时出现的一过性反应，主要与体内血液进入治疗管路致使外周血容量减少和体内缩血管反应有关，故在开始治疗时血流量不宜过大，约在 70ml 左右，然后缓慢阶梯性增加至目标流量，以减少低血压的发生。部分患者过于紧张、疼痛等刺激也可造成血压一过性下降，充分做好患者的心理护理工作。术中每 15 分钟监测血压 1 次，发现血压偏低及时报告医生，并根据医嘱处理。

3. 低钙血症 血液离体进入治疗管路中需要枸橼酸钠抗凝处理，枸橼酸钠螯合血液 Ca^{2+}，致使血 Ca^{2+}降低。尤其肝功能衰竭时，枸橼酸代谢迟缓更易发生枸橼酸中毒，中毒患者可出现口周、舌、手足麻木及针刺感，重者手足抽搐，可于术前遵医嘱静脉推注 10%葡萄糖酸钙 10～20ml，以减少低钙血症的发生。

4. 出血倾向 经过肝素化过程及大剂量血浆置换，常引起血浆大量凝血物质及血小板丢失，出现出血症状或原有的出血症状加重。治疗前应根据患者的 PT 值，在保证管路畅通情况下尽量减少肝素用量，治疗后应用鱼精蛋白中和肝素。术中及术后避免创伤性检查及治疗，减少患者出血概率。

5. 感染 患者白蛋白及白细胞减少，机体抵抗力下降。血浆置换又造成免疫球蛋白丢失，进一步降低患者对病原微生物的抵抗力，使患者极易在置换过程中及术后并发感染。因此，术前要全面了解患者情况，治疗中严格执行无菌操作。

（四）术后护理

血浆置换治疗在清除患者体内有害物质的同时，也造成血浆部分活性物质丢失，故术后应密切观察患者病情变化，预防出血和感染的发生。

1. 术后穿刺部位局部压迫 10 分钟，至穿刺点无渗血为止。必要时可采用弹力绷带加压包扎，或沙袋压迫止血。

2. 做好口腔、皮肤等生活护理。要求术后早期卧床休息，恢复期适量活动。

3. 做好治疗用车及治疗仪器表面消毒。

4. 按要求处理滤出的血浆和使用后的血浆袋等医疗垃圾。

（张绍基　黄远帅）

本 章 小 结

在整个输血治疗过程中，精心细致的护理对疾病恢复和避免输血医疗差错事故起着非常重要的作用。输血前，护理人员做好输血治疗前的各项准备工作，如正确采集血液标本，认真核对、及时领取和输注血液制剂，输血过程中严格把控输血流程，严格按照输血操作规程输注各种血液制剂，并做好患者的心理、身体护理，及时处理各种输血不良反应，输血完成后妥善保管患者的各项输血记录，有效规避临床医疗纠纷。

参考文献

陈小伍，于新发，田兆嵩. 2012. 输血治疗学[M]. 北京：科学出版社.

陈孝平，汪建平. 2014. 外科学[M]. 8 版. 北京：人民卫生出版社.

高东英. 2011. 血液管理学基础[M]. 北京：人民卫生出版社.

胡丽华. 2012. 临床输血学检验[M]. 3 版. 北京：人民卫生出版社.

胡丽华. 2015. 临床输血学检验技术[M]. 北京：人民卫生出版社.

刘景汉，汪德清. 2011. 临床输血学[M]. 北京：人民卫生出版社.

田兆嵩，何子毅，刘仁强. 2011. 临床输血质量管理指南[M]. 北京：科学出版社.

王憬惺，严力行. 2013. 输血技术[M]. 3 版. 北京：人民卫生出版社.

魏亚明，吕毅. 2011. 基础输血学[M]. 北京：人民卫生出版社.

张之南，郝玉书，赵永强，等. 2011. 血液病学[M]. 2 版. 北京：人民卫生出版社.

中华人民共和国国家监督检验检疫局. 2011. 全血及成分血质量要求，GB18469—2011[S]. 北京：中国标准出版社.

中华人民共和国国家监督检验检疫局. 2012. 献血者健康检查要求 GB18467—2011[S]. 北京：中国标准出版社.

中华人民共和国卫生部. 2000. 临床输血技术规范[S].

中华人民共和国卫生部. 2012. 血站技术操作规程[S].

中华人民共和国卫生部. 2012. 医疗机构临床用血管理办法[S].

中华人民共和国卫生部. 2013. 血液储存要求，WS399—2012[S]. 北京：中国标准出版社.

Abbas AK，Lichtman AH. 2011. Cellular and Molecular Immunology[M]. 5th ed. Melbourne：Elsevier.

Daniels G. 2013. Human Blood Groups[M]. 3rd ed. New Jesey：Wiley-Blackwell.

Fung MK，Grossman BJ，Hillyer CD，et al. 2014. Technical Manual[M]. 18th ed. Bethesda：American Association of Blood Banks（AABB）.

McCullough J，2011. Transfusion Medicine[M]. 3rd ed. New Jesey：Wiley-Blackwell.

附　表

附表 1　接受华法林治疗患者的围手术期抗凝方案

患者类型	抗凝方案
低危患者择期手术前	术前 5d 左右停药，并使 INR 降至 1.5 以下
低危患者急诊手术前	若 INR＞1.5，口服小剂量（1～2mg）维生素 K，使 INR 尽快恢复正常
中度血栓栓塞风险患者术前	应用低剂量（5000U）UFH 皮下注射或预防剂量的 LMWH 皮下注射
中度血栓栓塞风险患者术后	再开始低剂量 UFH（或 LMWH）与华法林重叠
重度血栓栓塞风险患者术前	当 INR 下降时（术前 2d），开始全剂量 UFH 或 LMWH 治疗。术前持续静脉内应用 UFH，至术前 6 小时停药；或皮下注射 UFH 或 LMWH，术前 24 小时停用
重度血栓栓塞风险患者术后	根据手术出血情况，在术后 12～24h 重新开始抗凝治疗，出血风险高的手术，可延迟到术后 48～72h 再重新开始抗凝治疗。术后起始可用 UFH 或 LMWH 与华法林重叠。华法林抗凝达标后，停用 UFH 或 LMWH
牙科手术患者术前	可用氨甲环酸、氨基乙酸漱口，无须停用抗凝药物或术前 2～3 天停华法林

附表 2　接受肝素抗凝治疗者的围手术期抗凝方案

患者类型	抗凝方案
择期手术患者	术前 6 小时停用肝素，手术前监测 APTT，术后一旦条件允许重新开始应用肝素
急诊手术患者	静脉注射鱼精蛋白使之逆转：1～1.5mg 鱼精蛋白中和 1mg 肝素
接受小剂量肝素治疗者	术前用于预防深静脉血栓形成和肺栓塞的小剂量肝素无须停用

附表 3　心脑血管疾病患者围手术期抗血小板治疗建议

手术出血风险	心脑血管风险		
	低危 A	中危 B	高危 C
低危 1	行择期手术，继续阿司匹林和（或）波立维治疗	行择期手术，继续阿司匹林和（或）波立维治疗	择期手术：推迟 急诊手术：继续阿司匹林和（或）波立维治疗
中危 2	行择期手术，继续阿司匹林和（或）波立维治疗	择期手术：推迟 急诊手术：继续阿司匹林和（或）波立维治疗	择期手术：推迟 急诊手术：继续阿司匹林和（或）波立维治疗
高危 3	行择期手术，停用阿司匹林和（或）波立维治疗（7d）	择期手术：推迟 急诊手术：继续阿司匹林治疗，停用波立维	择期手术：推迟 急诊手术：继续阿司匹林，停波立维，改用 GPⅡb/Ⅲa 拮抗剂或肝素替代治疗

附表 4　部分欧美国家输血管理的法规体系

国家	管理体系	具体文件
美国（FDA）	法律、法规、规章、规范	21CFR Part-606 血液和血液成分的 GMP、采供血机构质量保证准则（1995.7）、血液和血液成分统一标签标准的应用准则（2006.9）、血液和血液成分献血者 HBsAg 试剂准则（2006.7）、血液和血液成分献血者筛选问卷的应用准则（2006.10）、血液和血液制品机构检查指导手册（2006.10）

续表

国家	管理体系	具体文件
美国（AABB）	标准、指南、手册	机采血小板方法准则（2005.9）、输注用血液和血液成分储存前白细胞滤除准则（2001.1）、血站和输血服务标准、输血服务技术手册、血液目测检查指南、临床输血规范与实践、红细胞输注与储存临床实践指南（2016）、血小板输注临床实践指南（2014）、血小板预防性输注指南（2014）、限制输血原则
欧盟	法律、法规、规章、规范、标准（COE、PIC/S）	DIRECTIVE 2002/98/EC、RECOMMENDATION No.R（95）15、DIRECTIVE 2004/33/EC、DIRECTIVE 2005/62/EC、血液成分制备应用和质量保证指南、采供血机构GMP指南（欧洲药品检查协会PIC/S）、严重创伤出血处理指南

附表5　中国输血管理的法律法规

输血管理的行业标准	通过日期实施日期	主要内容
《血液制品管理条例》中华人民共和国国务院令第208号*	1996-12-30 1996-12-30	从总则、原料血浆的管理、血液制品生产经营单位管理、监督管理、罚则等几个方面阐述了如何加强血液管理，预防和控制经血液途径传播的疾病，保证血液质量，以及违规者将受到处罚或依法追究其刑事责任
《中华人民共和国献血法》中华人民共和国主席令第93号#	1997-12-29 1998-10-01	以法律形式确定了无偿献血制度，明确规定了地方各级人民政府及卫生行政部门在献血工作中的职责
《临床输血技术规范》卫医发[2000]184号&	2000-06-01 2000-10-01	对输血申请、采集受血者血样、送检、交叉配血、血液入库、核对、贮存、发血、输血等临床输血操作环节的流程制定了技术规范及标准，并附有成分输血指南、自身输血指南、手术及创伤输血指南、内科输血指南、术中控制性低血压技术指南、输血治疗同意书、临床输血申请书、输血记录单、输血不良反应回报单等附件
《血站基本标准》卫医发[2000]448号&	2000-12-14	对血站科室设置、人员配置、血站建筑设施、设备、工作制度、岗位职责和技术操作规程、质量控制等制定了部门行业标准，并附有全血及成分血质量标准（1993版同时废止）
《血站管理办法》卫生部令第44号&	2005-11-17 2006-03-01	对一般血站和特殊血站的设置、执业制定了管理规范，促进血站的建设与发展，并要求各级人民政府卫生行政部门履行监督管理职能，违规者将进行处罚，构成犯罪的依法追究刑事责任（1998暂行版同时废止）
《艾滋病防治条例》中华人民共和国国务院令第457号*	2006-01-18 2006-03-01	规定血站、单采血浆站等采集的血液均必须进行艾滋病检测，不得向医疗机构和血液制品生产单位供应未经艾滋病检测或者艾滋病检测阳性的人体血液、血浆。对进口人体血液制品，需接受出入境检验检疫机构的检疫，未经检疫或者检疫不合格的不得进口
《血站质量管理规范》卫医发[2006]167号&	2006-04-25 2006-06-01	适用于一般血站，针对血站建设要求，必须建立和持续改进质量体系，并负责组织实施和严格监控。质量体系覆盖了一般血站所开展的采供血和相关服务的所有过程。并附有血站关键岗位工作人员资质要求
《血站实验室质量管理规范》卫医发[2006]183号&	2006-05-12 2006-06-01	针对血站实验室的建设，规范质量管理职责、组织与人员配备资格、覆盖实验室检测全过程的质量管理体系文件的建立、实验室建筑及基本设施、基本仪器设备要求、试剂材料选购使用及库存管理要求、建立安全与卫生管理制度、建立计算机信息管理制度等
《血站技术操作规程》卫医政发[2012]第1号&	2011-12-31 2012-06-01	针对血站的所有操作技术制定操作标准和规范要求，并附有献血者血红蛋白检测（硫酸铜目测法）、血液检测方法的确认、血液检测试剂（酶联免疫/核酸试剂）进货验收与放行记录表、血液检测室内质控方法、微板法ABO血型定型试验、血液质量控制检查方法、血袋标签确认方法等。《中国输血技术操作规程（血站部分）》（1997版同时废止）
《献血者健康检查要求》GB18467-2011&	2011-11-30 2012-07-01	规定了献血者体格检查和血液检验的项目和要求，适用于全国各级血站（血库），并用于该机构的管理和评审（2001版废止）
《全血及成分血质量标准》GB18469-2012&	2012-05-11 2012-07-01	规定了一般血站提供的和临床输注用的全血及成分血的质量标准
《医疗机构临床用血管理办法》卫生部令第85号&	2012-03-19 2012-08-01	对医疗机构临床输血过程的规范化、临床用血管理的组织建设和责任做出了明确规定，并要求各级人民政府卫生行政部门监督管理，将医疗机构临床用血情况纳入医疗机构考核指标体系，作为评审、评价重要指标，违规者将进行处罚，构成犯罪的依法追究刑事责任（1999版同时废止）

续表

输血管理的行业标准	通过日期实施日期	主要内容
《血液储存要求》卫生部 WS399-2012 &	2012-12-03 2013-06-01	规定了血液的储存设备要求、血液保质期限、全血及各成分血的储存要求。为强制性卫生行业标准，适用于一般血站和医疗机构的血液储存
《血液运输要求》卫生部 WS/T 400-2012&	2012-12-03 2013-06-01	规定了临床输注用血液的运输要求，并附有血液运输箱保温性能的验证方法、血液运输箱（或冷藏运输车）箱体温度的测定方法。为推荐性卫生行业标准，适用于全国采供血机构之间、采供血机构与采供血场所之间、医疗机构之间的血液运输
《献血场所配置要求》卫生部 WS/T 401-2012&	2012-12-03 2013-06-01	对献血场所数量、选址、布局、设施、设备及关键物料等配置制定的基本要求。为推荐性卫生行业标准，适用于行政区划设置献血场所

#为法律；*为行政法规；&为部门法规和标准规范

中英文名词对照索引

H

J

K

L

M

N

X

Y

Z

其　他